James Clement mit Kristin Loberg

DER
GESUND
SCHALTER

Bibliografische Information der Deutschen Nationalbibliothek
Die Deutsche Nationalbibliothek verzeichnet diese Publikation in der Deutschen Nationalbibliografie.
Detaillierte bibliografische Daten sind im Internet über http://d-nb.de abrufbar.

Für Fragen und Anregungen
info@rivaverlag.de

Wichtiger Hinweis
Dieses Buch ist für Lernzwecke gedacht. Es stellt keinen Ersatz für eine individuelle medizinische Beratung dar und sollte auch nicht als solcher benutzt werden. Wenn Sie medizinischen Rat einholen wollen, konsultieren Sie bitte einen qualifizierten Arzt. Der Verlag und der Autor haften für keine nachteiligen Auswirkungen, die in einem direkten oder indirekten Zusammenhang mit den Informationen stehen, die in diesem Buch enthalten sind.

1. Auflage 2020
© 2020 by riva Verlag, ein Imprint der Münchner Verlagsgruppe GmbH
Nymphenburger Straße 86
D-80636 München
Tel.: 089 651285-0
Fax: 089 652096

Die amerikanische Originalausgabe erschien 2019 bei Gallery Books, einem Imprint von Simon & Schuster, Inc. unter dem Titel *The Switch. Ignite Your Metabolism with Intermittent Fasting, Protein Cycling, and Keto* © 2019 by James W. Clement. All rights reserved.

Übersetzung: Ronit Jariv
Redaktion: Stephanie Kaiser-Dauer
Umschlaggestaltung: Marc-Torben Fischer
Umschlagabbildung: Shutterstock/tovovan
Layout und Satz: Müjde Puzziferri, MP Medien, München

Druck: Florjancic Tisk d.o.o., Slowenien
Printed in the EU

ISBN Print 978-3-7423-0945-7
ISBN E-Book (PDF) 978-3-7453-0570-8
ISBN E-Book (EPUB, Mobi) 978-3-7453-0571-5

Weitere Informationen zum Verlag finden Sie unter

www.rivaverlag.de

Beachten Sie auch unsere weiteren Verlage unter www.m-vg.de

James Clement mit Kristin Loberg

DER GESUND SCHALTER

Wie Sie Ihren Stoffwechsel maximieren und Ihre Zellen durch Autophagie verjüngen

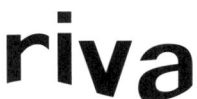

*Für Durk Pearson und Sandy Shaw, deren Newsletter und
Life-Extension-Bücher aus den frühen 1980er-Jahren mich dazu
inspirierten, mich mit diesem Themengebiet zu beschäftigen.
Und für Professor George Church und Professor David Sinclair, die mich
ermutigten, meine wissenschaftlichen Notizen über Autophagie
in ein Buch für Laien zu verwandeln.*

INHALT

VORWORT

A ls Biologe habe ich mich auf das menschliche Genom spezialisiert – das ist die genetische Information oder DNA, die wir alle in unseren Zellen tragen, sozusagen die individuelle Bedienungsanleitung unseres Körpers. Meine Mission besteht nicht nur darin zu lernen, wie dieser wunderbare, einstmals geheimnisvolle Code funktioniert und mit unserer Umwelt interagiert, sondern auch darin, seine Kraft dafür zu nutzen, Menschen ein längeres und jugendliches Leben zu bescheren. Dieser Forschungsbereich hat sich im Laufe meines Lebens enorm ausgeweitet, vor allem in den letzten zehn Jahren mit dem Aufkommen von ökonomischen DNA-Sequenzierungstechniken und Genbearbeitungsmethoden, die in den menschlichen Körper eingreifen und die Art und Weise verändern, wie wir gesundheitliche Probleme behandeln und verhindern. Wir befinden uns an der Schwelle zu einer völlig neuen Ära in der Medizin; täglich, manchmal sogar stündlich erscheinen Studien, die uns neue Erkenntnisse über den menschlichen Körper liefern und uns Hinweise geben, wie wir den Alterungsprozess verlangsamen können.

Eine der interessantesten Entdeckungen in jüngerer Zeit war ein faszinierender Prozess namens Autophagie. Obwohl wir Wissenschaftler schon seit Jahrzehnten diese biologische Aktivität erforschen, wurde der Vorgang erst 2016 vollständig entschlüsselt und brachte dem japanischen Zellbiologen Yoshinori Ohsumi den Nobelpreis ein. Der Begriff »Autophagie« bedeutet wörtlich »sich selbst verzehren«, aber Sie werden in diesem Buch erfahren, dass das nicht so schlimm ist, wie es sich anhört. Autophagie ist schlicht und einfach die natürliche Methode des Körpers, seine Bestandteile zu recyceln und zu erneuern, um Krankheiten und Fehlfunktionen zu vermeiden. Der Prozess ist seit Jahrmilliarden im genetischen Code verankert, existierte also bereits lange vor uns Menschen. Wir würden alle gut daran tun, darauf zu achten, dass unsere Autophagie gut funktioniert, und ich kenne niemanden, der qualifizierter wäre, Ihnen diese wichtige Botschaft zu übermitteln, als James Clement. Auf den folgenden Seiten werden Sie alles erfahren, was Sie über Autophagie wissen müssen und darüber, wie Sie die Fähigkeit Ihres Körpers, seine Zellen bis hinein in die DNA zu reparieren, maximieren können.

Ich lernte James im Juni 2009 kennen, als ich ihm im Harvard Club in Boston sein Genom erklärte, und zwar im Rahmen von Knome, der ersten, damals gerade von mir mitbegründeten Direct-to-Consumer-Firma, die das gesamte Genom eines Menschen sequenzierte. Später stiftete er sein Genom dem Harvard Personal Genome Project (PGP), wo ich als Hauptforschungsleiter tätig bin. Ich initiierte das PGP 2005 mit dem Ziel, einen Fundus an menschlichen Genomen aufzubauen, der die Erforschung von individueller Genomik und personalisierter Medizin erlaubt. Wir möchten es Wissenschaftlern ermöglichen, humangenetische Informationen mit Informationen über menschliche Eigenschaften und Umwelteinflüsse zu koppeln. James war ein Befürworter der ersten Stunde und erst der zwölfte Mensch weltweit, der sein komplettes Genom sequenzieren ließ. Mir gefiel sein Antrieb, so viel wie irgend möglich über die Biologie des Menschen zu lernen und die Grenzen einer gesunden Lebensdauer nach hinten zu verschieben. Ich wusste, dass er früher einmal als Steueranwalt gearbeitet hatte und dann Besitzer einer Mikrobrauerei sowie Braumeister gewesen war, aber ich spürte, dass er im Bereich der biomedizinischen Forschung seine wahre Berufung gefunden hatte. Und ich unterstütze gerne die wissenschaftlichen Bestrebungen innovativer, kluger Menschen mit unterschiedlichstem Background und unerwarteter Expertise.

Im Jahr 2010 stellte James mir eine provokante Frage: Können wir unsere eigenen Stammzellen bearbeiten, um sie schrittweise zu verbessern, damit wir länger leben? Ich antwortete ihm, dass ich das für eine großartige Idee hielte, wir aber einfach nicht wüssten, welche Gene Menschen ein längeres, gesünderes Leben ermöglichen. Ein paar Monate später kam er mit einer Idee zu einer anderen interessanten Frage – an der ich mich einfach beteiligen musste: Was können wir von den kompletten Genomen von Menschen lernen, die über 100 Jahre alt und dabei noch ungewöhnlich gesund sind? Wir konzentrierten uns schließlich auf Menschen, die 106 Jahre und älter waren. Ich wurde das erste Mitglied des wissenschaftlichen Beirats seiner Supercentenarian Research Study, half ihm später dabei, weitere Beiratsmitglieder zu rekrutieren, war sein Mentor und leitete die kostenfreie komplette Genomsequenzierung der letzten 35 Proben von Veritas Genetics ein, einer Firma, die ich mitbegründet hatte. Von seiner Suche nach Antworten angetrieben, überredete James mich und seine Investoren im Anschluss, diese Genome für Forscher weltweit frei zugänglich zu machen. Zum jetzigen Zeitpunkt arbeitet er mit über einem Dutzend renommierter Institutionen zusammen, die ihre Daten austauschen, um wertvolle Erkenntnisse über gesundes Altern zu gewinnen. Aus diesem Projekt haben sich weitere entwickelt, an denen auch ich beteiligt bin, darunter Studien, die darauf abzielen, die gesunde Lebensdauer radikal zu verlängern, Krankheiten zu eliminieren, die kognitiven Fähigkeiten des Menschen und sein Wohlbefinden zu steigern, und die uns diejenigen biologischen Eigenschaften verbessern lassen, die uns wichtig sind.

Ich finde es bemerkenswert, dass James' Mission darin besteht, Menschen darüber aufzuklären, wie sie lange und gut leben können, auch wenn sie in der Genlotterie nicht das große Los gezogen haben. Seit Jahren ermutige ich James, ein Buch über Autophagie für Laien und ihre Ärzte zu schreiben, damit sie gemeinsam über dieses Wissen diskutieren können. In diesem praktischen Buch teilt er nun seine Erkenntnisse darüber, wie man das Altern verlangsamen oder sogar rückgängig machen kann, indem man zwischen einer Aktivierung von Autophagie und mTOR hin- und herschaltet, zwei sehr wichtigen Zellprozessen, über die Sie hier mehr erfahren werden. Dies ist zurzeit der beste Anti-Aging-Schalter, den wir kennen, und er steckt bereits in Ihrem Körper. Erfahren Sie nun, wie man diesen Schalter anstellt – und wann man ihn ausgeschaltet lassen sollte. Die Strategien dafür sind einfach, leicht zugänglich und erschwinglich.

James ist einer der wenigen Forscher, die wie ich von der Dringlichkeit überzeugt sind, die Forschung möglichst schnell voranzutreiben und dadurch menschliches Leid zu verringern und es Menschen zu ermöglichen, jenseits der 100 in jugendlicher Gesundheit zu leben. Zwei Jahre nach dem Start der Supercentenarian

Research Study, als er kurz vor seinem 60. Geburtstag stand, fragte mich James, ob er eine Auszeit nehmen solle, um in einem PhD-Programm seine Kenntnisse zu erweitern und zu einem besseren Wissenschaftler zu werden. Ich antwortete ihm, dass er doch bereits in einem Programm arbeite, wofür die meisten Doktoranden ihn beneiden würden, dass er pro Tag so viele Fachartikel lese wie nur irgend möglich und dass vor allem ein Doktortitel noch keinen Wissenschaftler mache. Er folgte meinem Rat, blieb bei seinen Recherchen und hat seine Anti-Aging-Forschung seitdem auf weitere Bereiche ausgedehnt. Er ist zudem Co-Autor einer stetig wachsenden Zahl an wissenschaftlichen Abhandlungen und hat meine Vorhersage bestätigt, dass aus ihm ein guter Wissenschaftler wird.

Ich glaube, dass dieses Buch komplexe Biologie verständlich und interessant macht. Sie werden mehr über sich selbst erfahren und hoffentlich genauso viel Gefallen an der Biologie finden wie James und ich. Autophagie ist einer der Gesundheitscodes des Körpers – und je besser wir ihre Kraft nutzen können, desto besser geht es uns.

George M. Church
Professor für Genetik, Harvard Medical School

EINLEITUNG

DER GESUNDSCHALTER

*»Die Tragödie des Lebens besteht darin, dass wir zu früh
alt und zu spät weise werden.«*

Benjamin Franklin

V or ein paar Jahren gelang in der Medizin ein Durchbruch, der zwar in wissenschaftlichen Kreisen Aufsehen erregte, von der Allgemeinheit aber kaum zur Kenntnis genommen wurde. Woran denken Sie, wenn es um die »Geheimnisse« eines guten, langen Lebens geht? Ich wette, bei dieser Frage gehen Ihnen Dinge wie ein ausgeglichener Blutzuckerspiegel, ein gesundes Gewicht und körperliche Fitness durch den Kopf. Das sind natürlich alles erstrebenswerte Ziele, aber sie gehen am Kern vorbei – sie sind lediglich ein Mittel, um einen wesentlichen Anti-Aging-Prozess auszulösen: Autophagie. Bei diesem Prozess entfernt und recycelt der Körper gefährliche beschädigte Organellen* und Partikel sowie Krankheitserreger aus den Zellen, stärkt damit das Immunsystem und senkt das Risiko, an Krebs, Herzerkrankungen, chronischen Entzündungen, Osteoarthritis sowie psychischen und neurologischen Erkrankungen – von Depression bis Demenz – zu erkranken. Autophagie kann ausgelöst werden, wenn ein bestimmter chemischer

---

* Alle möglichen Arten von organisierten oder spezialisierten Strukturen innerhalb einer lebenden Zelle

Vorgang namens mTOR innerhalb unserer Zellen *eingeschränkt* wird. Ich nenne den mTOR-Komplex den »Gesundschalter«.

Unser Körper besteht aus Billionen von Zellen,* von denen die meisten ähnlich strukturiert sind und ähnliche Aufgaben erfüllen. Und nicht nur, dass die Zellen innerhalb des menschlichen Körpers einander ähneln, sie entsprechen auch denen sämtlicher Tiere auf unserem Planeten und sind in weiten Teilen vergleichbar mit den Bakterien, aus denen wir uns entwickelt haben. In Zellen finden ständig zahlreiche chemische Reaktionen statt, die nötig sind, um die Zelle – und dadurch den ganzen Menschen – gesund und am Leben zu erhalten. Diese chemischen Reaktionen stehen in wichtigen Beziehungen zueinander und sind oft durch verschiedene Wege miteinander verbunden – die Gesamtheit der chemischen Reaktionen innerhalb einer Zelle wird als der »Stoffwechsel« der Zelle bezeichnet. Der mTOR-Komplex ist ein solcher Weg, ein Vorgang, der in fast jeder Zelle stattfindet. Praktisch alle gesundheitsfördernden und lebensverlängernden Eingriffe, die wir kennen, wirken, weil sie diesen Vorgang unterdrücken können, also sozusagen den Schalter umlegen. In einem Großteil dieses Buchs geht es darum, wie diverse Maßnahmen oder Vorgänge (einige, von denen Sie vielleicht schon gehört haben, und andere, die Ihnen noch unbekannt sind) diesen wichtigen Schalter regulieren und dabei in Intervallen Autophagie auslösen.

Stellen Sie sich den Schalter als eine Art Dimmer vor: Wenn Sie ihn in eine Richtung drehen, wird es heller, wenn Sie ihn in die andere Richtung drehen, dunkler. Obwohl dieser biologische Schalter sich ständig zwischen Wachstum (mTOR) und Reparatur (Autophagie und manchmal längere Reparaturphasen) hin- und herbewegen sollte, dreht unser moderner Lebensstil ihn meist voll auf Wachstum und selten oder nie auf Reparatur. Im Wachstumsmodus bleibt diese zellulare Müllabfuhr aber stehen, und unsere Fähigkeit, biologischen Abfall – falsch gefaltete Proteine, Krankheitserreger und dysfunktionale Organellen – zu entsorgen, versagt. »Autophagie« bedeutet auf Griechisch »sich selbst aufessen« und bezeichnet die wirkungsvolle

---

* Die tatsächliche Zahl der Zellen in einem durchschnittlichen menschlichen Körper ist unter Wissenschaftlern umstritten, die meisten würden aber zustimmen, dass die Zahl zwischen 30 und 40 Billionen liegt. Nicht darin enthalten sind die Bakterien in und auf unserem Körper.

Selbstreinigung innerhalb der meisten Zellen. Informationen über dieses lebensnotwendige innere Zersetzungssystem werden seit Jahrzehnten dokumentiert, doch erst in den letzten Jahren haben Wissenschaftler herausgefunden, wie und warum es funktioniert. Die Aufdeckung der Mechanismen der Autophagie im menschlichen Körper brachte dem japanischen Zellbiologen Dr. Yoshinori Ohsumi vom Tokyo Institute of Technology 2016 den Nobelpreis für Medizin ein. Seine Forschung, die zeigte, wie Autophagie abläuft, hat zu einem neuen Paradigma in der Medizin geführt. Sie wird als *die* Entdeckung des 21. Jahrhunderts gefeiert.

Das Paradoxon des 21. Jahrhunderts

Wenn Sie über 25 sind, habe ich schlechte Nachrichten für Sie: Ab 25 »altern« Sie. Streng genommen tun Sie dies natürlich schon seit Ihrer Geburt, aber zweieinhalb Jahrzehnte nach Ihrer Geburt hat Ihre biologische Entwicklung bei bestimmten Vorgängen einen anderen Gang eingelegt und Sie auf den absteigenden Teil Ihrer Lebenskurve gebracht. Die zellularen Prozesse haben sich verändert, die Wachstumshormone haben die Ebene gewechselt – Sie schießen schließlich nicht mehr in die Höhe oder verändern die Schuhgröße –, Ihr Stoffwechsel hat sich etwas verlangsamt, Ihr Gehirn ist nun fast vollständig entwickelt und Ihre Muskel- und Knochenmasse ist beim Maximum angekommen. Wenn Sie die erste Falte bemerken, nicht mehr ohne Weiteres die Nächte durchmachen können, fünf Kilo schwerer sind als in der Schule oder unerklärte Symptome wie Müdigkeit und Schlafstörungen haben, sind das nur äußerliche Hinweise auf eine Entwicklung, die bereits seit Langem in Ihrem Körper stattfindet. Diese Phänomene tauchen nicht über Nacht auf, auch wenn es oft so scheint.

Aus medizinischer Sicht leben wir in aufregenden Zeiten, dank der Geschwindigkeit, mit der Analyse- und Diagnosetechnologien unser Wissen über den menschlichen Körper erweitern. Die kruden und oft teuren chemischen, molekularen und optischen Mittel, die im 20. Jahrhundert zum Einsatz kamen, wurden im 21. Jahrhundert durch hochpräzise, erschwingliche ersetzt. Ich habe ein Labor voll mit Material und Geräten, die noch vor wenigen Jahrzehnten für Privatlabore undenkbar waren. Fundierte Studien auf den Gebieten der Biologie und Medizin nehmen exponentiell zu. Und wir steuern mit Hochgeschwindigkeit auf ein neues Zeitalter zu, in dem wir unsere Krankheitsrisiken und unsere Lebenserwartung kontrollieren können. Wissenschaftler haben enorme Erkenntnisse darüber gewonnen, was in unseren Zellen vor sich geht. Diese wichtigen neuen Informationen, die unseren Lebensstil und unsere gesundheitlichen Entscheidungen maßgeblich beeinflussen sollten, sind den Menschen, die Gesundheitspolitik machen, und den Ärzten, die uns behandeln, jedoch größtenteils völlig unbekannt. Aber wir brauchen dieses Wissen, um die richtigen Entscheidungen für unsere Gesundheit zu treffen. Denn obwohl wir nicht mehr wie im Jahr 1900 Gefahr laufen, an ansteckenden Krankheiten zu sterben, leiden wir zunehmend an einem Überkonsum der falschen Lebensmittel und einem Rückgang an gesundheitsfördernden Aktivitäten. Doch diese altersbedingten Beschwerden lassen sich größtenteils durch eine Veränderung von Ernährung und Lebensstil und die Einnahme revolutionärer Medikamente und bestimmter Nahrungsergänzungsmittel verhindern.

2019 veröffentlichte eine der renommiertesten medizinischen Fachzeitschriften, *The Lancet,* eine alarmierende Studie, die aufzeigte, dass einer von fünf Todesfällen weltweit heute allein auf eine ungesunde Ernährung zurückzuführen ist[1]. Dies liegt nicht daran, dass wir keinen Zugang zu gutem, nahrhaftem Essen haben. Vielmehr essen wir zu viel Zucker, Salz und Fleisch, die alle zu Herzerkrankungen, Krebs, Diabetes und Demenz beitragen – den Hauptkrankheiten unserer Zivilisation im 21. Jahrhundert. Elf Millionen Menschen weltweit sterben also jedes Jahr vorzeitig, weil sie sich nicht richtig ernähren. Falsche Ernährung tötet mehr Menschen als Rauchen oder Bluthochdruck. Die Studie berücksichtigte Alter, Geschlecht, Land und sozioökonomischen Status und kam zu dem Schluss, dass Menschen *trotz* dieser Faktoren von schlechten Essgewohnheiten betroffen sind. Ernährung ist in der Welt von heute also die Hauptursache für chronische Krankheiten – eine Schande, wenn man bedenkt, dass wir nicht mehr mühsam auf Nahrungssuche gehen müssen.

Diese Studie erschien kurz nach einer anderen Studie, bei der die Gillings School of Global Public Health der University of North Carolina at Chapel Hill federführend war. Sie stellte fest, wie viel Prozent der Amerikaner metabolisch gesund sind.[2] Um als metabolisch gesund zu gelten, muss man bei fünf Parametern ohne Medikation Idealwerte erreichen: Blutzucker, Triglyzeride (Blutfette), High-Density-Lipoprotein-Cholesterin (HDL oder »gutes« Cholesterin), Blutdruck und Bauchumfang. Die Studie verwertete Daten aus dem National Health and Nutrition Examination Survey, einer Studie, die in den USA zwischen 2009 und 2016 mit 8721 Teilnehmern durchgeführt wurde. Ziel war es zu bestimmen, wie viele Erwachsene ein niedriges bzw. hohes Risiko haben, eine chronische Krankheit zu erleiden. Das Ergebnis, basierend auf einer komplizierten Berechnungsmethode, lautete: Nur 12,2 Prozent aller US-Amerikaner (einer von acht) befinden sich in einem Zustand optimaler metabolischer Gesundheit – eine weitere Schande, wenn man bedenkt, dass diese Faktoren kontrollierbar sind.

Und es sind nicht nur die falschen Lebensmittel, die uns umbringen, sondern auch die Portionsgrößen. Moderne Nahrungsmittel sind darauf ausgerichtet, Überkonsum zu fördern. Wir sind überfressen und unterernährt. Das Paradoxon der heutigen Zeit: Wir haben leichten Zugang zu einer großen Auswahl an nahrhaften natürlichen Lebensmitteln, und fortschrittliche Anbau- und Vertriebsmethoden erlauben es uns, das ganze Jahr über frisches Obst und Gemüse zu kaufen. Doch gleichzeitig wird unsere Ernährung ungesünder und in gefährlichem Maße kalorienreicher. Es schmerzt mich, wenn ich sehe, wie jemand einen Pfannkuchen, getränkt in Maissirup und mit Frühstücksspeck als Beilage, verzehrt, gefolgt von einer Pizza. Alles, was ich dann sehe, ist Diabetes als Hauptgang und eine Herzerkrankung zum Nachtisch. Wir verdienen etwas Besseres.

Hinzu kommt erschwerend, dass im Hinblick auf Ernährung eine große Verwirrung herrscht, die Menschen, die abnehmen und gesünder leben wollen, enorm verunsichert. Man nehme nur die Trends Low-Carb und Low-Fat oder vegane Ernährung und Carnivore-Diät als Beispiele. Wir werden von den Medien mit widersprüchlichen Botschaften sowie dubiosen Behauptungen der Lebensmittelindustrie bombardiert. Ich finde es erschütternd, wie polarisierend und politisch das Thema Ernährung geworden ist. Essen sollte ein Quell der Freude und des Lebens sein, nicht Angst und Krankheiten verursachen. Viel zu selten denken wir über den Zusammenhang nach zwischen dem, was wir essen, und dem Risiko, bestimmte Krankheiten zu erleiden. Wir wissen, dass Rauchen zu Lungenkrebs führen kann, aber inwiefern erhöht der exzessive Konsum von Softdrinks, Cheeseburgern oder Pommes die Wahrscheinlichkeit, Alzheimer, eine Herzerkrankung oder Darmkrebs zu bekommen? Die Verbindung ist in diesem Fall weit weniger offensichtlich.

Die moderne Lebensmittelindustrie und irreführende Werbung haben dazu beigetragen, uns zunehmend kränker zu machen. Aber ich habe gute Nachrichten für Sie: Wir können uns ändern.

Ein besorgter Bürger als Wissenschaftler

Ich wuchs in den 1960er- und 70er-Jahren im Mittleren Westen der USA auf, ein typischer Naturwissenschaftsnerd mit Interesse vor allem an Weltraum und Gehirnforschung. Im College waren Politikwissenschaften und Psychologie mit Schwerpunkt Neurophysiologie meine Hauptfächer. In meinem zweiten Studienjahr arbeitete ich mit einem Neurophysiologen zusammen an einem Projekt, wodurch ich Co-Autor einer wissenschaftlichen Abhandlung wurde, die in der Zeitschrift *Science* erschien. Nach meinem Collegeabschluss jobbte ich ein Jahr lang aushilfsweise für den Senatspräsidenten von Missouri und ging dann wieder an die Uni, um Jura zu studieren. In meinem letzten Jahr am Hastings College of the Law der University of California in San Francisco las ich Durk Pearsons und Sandy Shaws *Life Extension: A Scientific Practical Approach*, was einen tiefen Eindruck bei mir hinterließ. Meine Frau, die damals auch Jura studierte, redete es mir aus, das Fach zu wechseln und Molekularbiologe zu werden, aber dieser Traum lebte die nächsten zwei Jahrzehnte in mir weiter. Nachdem ich jahrelang als Jurist gearbeitet und danach diverse Unternehmen gegründet und geführt hatte (darunter einen legendären Brauerei-Pub in der Nähe des Campus der Cornell University in Ithaca/ New York), kehrte ich zu meinem Traum zurück.

In den frühen 2000ern engagierte ich mich in der aufkommenden Life-Extension-Bewegung. Ich arbeitete ehrenamtlich für einige auf Langlebigkeit ausgerichtete Organisationen und leitete später die World Transhumanist Association, eine Organisation, deren Anliegen es ist, unsere biologischen Grenzen mithilfe von Technologie zu überwinden. Mit meinem guten Freund Dan Stoicescu gründete ich die Zeitschrift *h+ Magazine,* die wir ein paar Jahre lang mit R. U. Sirius als Herausgeber führten. Dr. Stoicescu hat in medizinischer Chemie promoviert und war der zweite Mensch auf der Welt, der die vollständige DNA-Sequenz seines eigenen genetischen Codes kaufte – zum damaligen stolzen Preis von 350 000 Dollar. Mit Dans Unterstützung verbrachte ich die Jahre 2008 und 2009 größtenteils damit, an Biotech- und Medizinkonferenzen teilzunehmen, Labore von Wissenschaftlern zu besuchen, die über Stammzellen, Klonen und Gentherapie forschten, und wissenschaftliche Abhandlungen aus unterschiedlichen Gebieten zu lesen, die mit Gesundheit und Langlebigkeit zu tun haben. Ich hatte Blut geleckt.

Im November 2009 nahm ich an der Singularity University am allerersten Programm für Führungskräfte teil. Die Singularity University ist eine futuristisch orientierte Unternehmensschmiede, die von Peter Diamandis und Ray Kurzweil gegründet wurde, um die Probleme der Welt durch sogenannte exponentielle Technologien zu lösen. Das sind Technologien, die sich sehr schnell verbreiten und Hauptindustriezweige sowie alle Bereiche unseres Lebens beeinflussen, darunter künstliche Intelligenz (KI), erweiterte und virtuelle Realität, Big-Data-Naturwissenschaften und -Medizin, Robotik und autonome Fahrzeuge. Diamandis und Kurzweil ermutigten ihre Studenten, sich für ein Projekt ihrer Wahl zu engagieren, das potenziell 10^9 (eine Milliarde) Menschen hilft. Ich beschloss an Ort und Stelle, mich in Zukunft mit ganzer Kraft dafür einzusetzen, die Lebenserwartung aller Menschen zu erhöhen.

Anfang 2010 initiierte ich die Supercentenarian Research Study, um herauszufinden, wie Menschen, die über 106 Jahre alt waren, lebensbedrohliche Krankheiten wie Krebs, Herzerkrankungen und neurodegenerative Erkrankungen vermieden hatten. Dabei konnte ich die Unterstützung von Spitzenwissenschaftlern gewinnen, darunter George Church von der Harvard Medical School und João Pedro de Magalhães von der University of Liverpool, die heute noch als wissenschaftliche Berater für mein gemeinnütziges medizinisches Forschungsunternehmen tätig sind. Im Laufe der folgenden Jahre reisten ein Kollege und ich durch Nordamerika und Europa und sammelten über 60 Blutproben von Menschen, die 106 Jahre oder älter waren.

Ab Dezember 2009 fing ich an, täglich fünf bis zehn wissenschaftliche Abhandlungen zur Biologie des Alterns zu lesen. Im Juni 2019 hatte ich bereits über 18 000 solcher Beiträge gelesen. 2013 beschloss ich, mich intensiver mit der Wissenschaft der Nahrungseinschränkung (Kalorien und Eiweiß), des Fastens (mit Unterbrechungen und länger anhaltend) und der ketogenen Diät (sehr wenig Kohlenhydrate) zu beschäftigen, da ich angefangen hatte, selber damit zu experimentieren. Dabei wollte ich Folgendes wissen: Was verursacht die positiven Effekte dieser Diäten? Und verbessern die drei Praktiken Gesundheit und Lebensdauer mit ähnlichen oder unterschiedlichen Mechanismen?

Das vorliegende Buch versucht, diese Fragen zu beantworten, denn nach der Lektüre von 500 wissenschaftlichen Arbeiten zu diesem Themenbereich wurde mir klar, dass der intrazellulare Komplex namens mTOR und der Prozess, der in Gang gesetzt wird, wenn mTOR heruntergefahren wird (Autophagie), die Schlüssel zu einem längeren und gesünderen Leben sein könnten. Ich fand heraus, dass das Drehen an diesem Stoffwechselregulator der Hauptgrund ist, warum Kalorienrestriktion, Intervallfasten und extreme Low-Carb-Diäten sich so positiv auf die Lebensdauer auswirken. Ich las weitere 500 Artikel, um zu versuchen, diese Hypothese zu widerlegen. Im Dezember 2013 präsentierte ich meine Erkenntnisse meinem Mentor Dr. George Church, Professor für Genetik an der Harvard Medical School, und Dr. David Sinclair, einem Freund und ebenfalls berühmten Professor an derselben Universität. Beide bestätigten, dass ich etwas Interessantem auf der Spur war, und rieten mir, meine Recherchen so weit wie möglich fortzusetzen. David ermutigte mich, dieses Buch zu schreiben und mein Wissen mit anderen Wissenschaftlern, Menschen in medizinischen Berufen und der Allgemeinheit zu teilen. Inzwischen schoss die Anzahl der Publikationen über mTOR und Autophagie explosionsartig in die Höhe, und ich war bald bis über beide Ohren mit Artikeln und Abhandlungen eingedeckt. Übrigens: Ich bin Teilnehmer Nr. 145 des Harvard Personal Genome Project, und meine PGP ID ist hu82E689. Wenn es Sie interessiert, können Sie mein komplettes Genom, meine Mutationen und Gesundheitsdaten unter my.pgp-hms.org/profile/hu82E689 herunterladen. Dass ich der zwölfte Mensch weltweit war, der Anfang 2010 sein ganzes Genom sequenzieren ließ, macht mich ein bisschen stolz.

Zurzeit leite ich eine gemeinnützige 501(c)(3)-*Organisation für medizinische Forschung namens Betterhumans (betterhumans.org), deren Ziel es ist, die gesunde Lebensdauer des Menschen zu verlängern und das Erkrankungsrisiko zu verringern. Außerdem bin ich der Hauptuntersuchungsbeauftragte mehrerer von Ethikkommissionen abgesegneter klinischer Studien am Menschen und betreibe ein eigenes Labor, in dem ein breites Spektrum an Anti-Aging-Experimenten und grundlegende Forschung durchgeführt werden. Seit ich mich ausschließlich der Erforschung der Lebensverlängerung widme, hat sich die Anzahl meiner Projekte drastisch erhöht, viele davon sind Kollaborationen mit einigen der weltweit angesehensten Wissenschaftlern in renommierten Laboren in Harvard, Yale, dem Scripps Research Institute, der UCLA, der University of New South Wales, dem Mount Sinai Hospital, Princeton und dem University of Texas Southwestern Medical Center.

Ich glaube fest daran, dass die aktuellen Erkenntnisse in der Medizinwissenschaft eine revolutionäre Lebensverlängerung mit sich bringen werden – ein gesundes Leben bis weit über 100 –, und ich möchte dazu beitragen, dass es so schnell wie möglich so weit ist, damit meine Eltern, beide Ende 80, meine älteren Freunde und sogar die wunderbaren und lebenslustigen Supercentenarians, also Menschen über 110 Jahre, die ich kennengelernt habe, die Chance haben, viel länger und dabei wirklich gesund zu leben – so gesund wie in ihren 30ern. Ich habe keinen Zweifel, dass dies die Gesellschaft verändern wird, und bin keineswegs wie manch

---

* Eine US-Kategorisierung für gemeinnützige Organisationen [Anm. d. Ü.]

anderer davon überzeugt, dass die Zukunft unserer Gesellschaft dystopisch und malthusianisch* sein wird.

Ich möchte aber auch die jüngeren Generationen erreichen. Wir wissen inzwischen, dass bereits Menschen in ihren 30ern oder 40ern Demenz, Krebs und Herzerkrankungen in einem Frühstadium entwickeln, auch wenn es manchmal noch Jahrzehnte dauert, bis sie oder ihre Ärzte dies erkennen. Mit der richtigen Lebensführung können Menschen, die jetzt in ihren 50ern sind, sich noch mit 70 oder 80 so fühlen, als hätten sie gerade erst ein halbes Jahrhundert auf dem Buckel. Früher dachte man, dass nur etwa 65 bis 75 Prozent der Lebensdauer etwas mit der Lebensweise zu tun habe und der Rest genetisch bedingt sei. Laut neuerer Forschung liegt dieser Prozentsatz jedoch bei über 90 Prozent.[3] Für die meisten Menschen (die nicht das Glück haben, die Gene von Supercentenarians geerbt zu haben) ist das eine gute Nachricht, weil es bedeutet, dass wir gesund sehr alt werden können, wenn wir nur zielstrebig und diszipliniert genug sind.

Weniger als 50 Prozent der Menschen, die heute in den USA leben, werden das durchschnittliche Lebensalter von 82 erreichen, und zwei Drittel davon werden an Krebs oder einer Herzerkrankung sterben, während viele der »glücklichen Hälfte« an Sarkopenie (Abbau von Muskelgewebe), Osteoporose (Abbau der Knochendichte), Bluthochdruck, Demenz, Parkinson oder Alzheimer erkranken werden. Krebs, Herzerkrankungen und Alzheimer sind in vielen weniger weit entwickelten Regionen der Welt und selbst in manchen Landesteilen von Industrienationen immer noch selten. In diesen »Oasen der Langlebigkeit« werden bis zu dreimal so viele Menschen 100 und älter und behalten dabei ihr Gedächtnis und ihre Gesundheit viel länger als der Rest. Ich betrachte es als meine Mission, Schluss zu machen mit dieser Diskrepanz und den Menschen, die an Zivilisationskrankheiten leiden, wieder Gesundheit und ein langes Leben zu bringen.

Derzeit laufen weltweit zahlreiche klinische Studien zu dem Thema, dem ich dieses Buch gewidmet habe: dazu, wie wir auch ohne Langlebigkeitsgene durch die Kraft der Autophagie unser Leben verlängern können – ein Prozess, der in Ihrem

---

* Die Malthusianische Falle (nach der Theorie von Thomas Robert Malthus) geht davon aus, dass die Bevölkerung in stärkerem Maße wächst als die entsprechende Nahrungsmittelproduktion. [Anm. d. Ü.]

Körper täglich ablaufen sollte, aber wahrscheinlich ausgeschaltet und seit Jahren nicht mehr aktiviert wurde. Ich werde Ihnen zeigen, wie Sie ihn wieder einschalten können.

Zu diesem Buch

In diesem Buch werde ich erklären, wie eine Forschungsreise von Wissenschaftlern der kanadischen McGill University auf die entlegenen Osterinseln in den 1970er-Jahren die ursprünglichen Hinweise auf diesen wichtigen zellularen Schalter lieferte. Ich werde zeigen, wie wissenschaftliche Experimente mit Hefe, Würmern und Fruchtfliegen bewiesen haben, dass Autophagie ein wesentlicher Faktor bei den positiven Auswirkungen im Bereich Gesundheit und Langlebigkeit ist, die sich aus Kalorienrestriktion, Intervallfasten und Sport ergeben. Sie werden erfahren, wie genetisch modifizierte Mäusestämme und Menschen mit seltenen mutierten Genen aufgrund ebendieses Selbstreinigungsschalters vor Krebs, Herzerkrankungen, Diabetes und neurologischen Erkrankungen geschützt sind. Ich werde auch erklären, warum die Ernährungswissenschaften diese wichtigen Daten bisher ignoriert haben und warum Kommerz und Politik weiterhin im Schulterschluss Ernährungsweisen empfehlen, die nicht unserer Gesundheit dienen. Sogar die beliebte Paleo-Diät* oder eine vegane Ernährungsweise sind aus Gründen, auf die ich noch näher eingehen werde, problematisch. Jedes Kapitel dieser hoffentlich spannenden Entdeckungsreise behandelt einen wichtigen Aspekt dieses biologischen Phänomens.

Am Ende des Buchs bündele ich alle zuvor dargelegten Ideen zu einem praktisch anwendbaren Aktionsplan. Es wird Phasen geben, in denen in Ihrem Körper keine auf Hochtouren laufende Autophagie stattfinden sollte, und ich werde erkläre, warum. Alle Strategien dienen lediglich dazu, den natürlichen Prozess nachzuahmen,

---

* Die paläolithische Diät (meist Paleo-Diät genannt) basiert auf der Ernährungsweise der Menschen von vor 2,6 Millionen Jahren bis zum Beginn des Ackerbaus vor circa 12 000 Jahren.

den Lebewesen (darunter Menschen) durchlaufen, wenn sie in einer natürlichen Umgebung leben. Unsere modernen Anbaumethoden und Lebensmittelkonservierungstechnologien haben paradoxerweise zu einer beschleunigten Alterung geführt, was daran liegt, dass uns unbegrenzte Mengen an leicht verdaulicher Nahrung zur Verfügung stehen, vor allem Zucker, darunter Maissirup mit hohem Fruktosegehalt, einfache Kohlenhydrate, Fleisch von mit Getreide gefütterten Tieren (voller falscher Fette) und viele Milchprodukte (voller Proteine, die den Schalter in die falsche Richtung gedreht halten). Hinzu kommt der erhebliche Mangel an Ballaststoffen in unserer Ernährung, der die Gesundheit unseres Verdauungssystems und unserer mikrobiellen Freunde, kollektiv als Mikrobiom bezeichnet, beeinflusst. Unser Darm spielt beim Stoffwechsel und beim Erkrankungsrisiko eine enorme, lange unterbewertete Rolle. Die Informationen in diesem Buch sollen dazu beitragen, diesen beschleunigten Alterungsprozess rückgängig zu machen und uns wieder zurück auf einen natürlicheren Weg der Ernährung und Bewegung zu führen, der den Schalter zwischen mTOR und Autophagie im Gleichgewicht hält und die altersbedingten Krankheiten verhindert, die vor Jahrhunderten selten waren und heute weit verbreitet sind.

Obwohl es auf diesem neuen Gebiet noch viel zu erforschen gibt, vor allem im Bereich der Stimulierung und Optimierung dieser zellularen Aktivität, lautet die gute Nachricht, dass Sie ab sofort bereits von dem, was wir bisher entdeckt haben, profitieren können. In diesem Buch erhalten Sie Empfehlungen dazu, was Sie im Hinblick auf Ihre Ernährung, die Einnahme von Medikamenten und Nahrungsergänzungsmitteln sowie Ihre allgemeine Lebensweise tun und nicht tun sollten. Einige der Empfehlungen werden Sie überraschen. Oder wussten Sie, dass winzige Mengen gewisser Giftstoffe gut für Sie sein können und dass eine bestimmte Nuss ein besonderes Lob verdient? Oder dass populäre Versionen der Paleo-Diät, die heutzutage im Trend liegen, zu einem hohen Blutzuckerspiegel, Gewichtszunahme, Knochenabbau, Nierenproblemen und Tumoren führen können?

Wie viele andere Forscher auf diesem Gebiet bin auch ich der Überzeugung, dass die Entdeckung der Mechanismen, die den Schalter kontrollieren, zu den wichtigsten Entdeckungen der modernen Medizin gehört. Die Anwendung dieser

Erkenntnisse auf unsere täglichen Lebensgewohnheiten kann Menschen ohne die einschränkenden und kostspieligen Auswirkungen von lebensstilbedingten Krankheiten altern lassen. Ich hoffe, dass eine Beleuchtung dieses wenig bekannten Prozesses auch Ärzte dazu ermutigen wird, ihre Patienten entsprechend zu informieren und zu beraten. Und ich hoffe, dass sich in Zukunft noch mehr Wissenschaftler damit auseinandersetzen werden und dadurch mehr private und staatliche Gelder für weitere Forschung zur Verfügung gestellt werden.

KAPITEL 1

DIE OSTERINSEL UND TRANSPLANTATIONSPATIENTEN

D as Konzept des Schalters kam mir zum ersten Mal in den Sinn, als ich einen Aufsatz von Professor Stephen Spindler von der University of California, Riverside, darüber las, wie Kalorienrestriktion (KR) bei Mäusen Krebs verhinderte.[1] Es war wahrscheinlich die 500. Abhandlung, die ich 2013 über KR, Fasten, Ketose und Langlebigkeit las, da mich die Frage nicht mehr losließ, wie ich meinen Eltern helfen konnte, über 100 Jahre alt zu werden, ohne an den Zivilisationsplagen Diabetes, Herzerkrankungen und Demenz zu leiden. Ich stieß auf die üblichen Ratschläge: industriell verarbeitete Nahrungsmittel meiden, besonders die mit viel Zucker, Fett und Salz, körperlich aktiv sein, gut schlafen, nicht rauchen und nicht zu viel Alkohol trinken. Aber in diesem ganzen wissenschaftlichen Material fand ich auch Informationen, die mir völlig neu und die sowohl unstrittig als auch überwältigend waren. Ob Sie es glauben oder nicht: Es gibt solide Beweise dafür, dass manche Nüsse gesünder sind als andere, dass zu viel Eiweiß schädlich sein kann und bestimmte tierische Proteine viel schlimmer sind als andere, dass es keineswegs ideal ist, im Laufe des Tages mehrere kleine Mahlzeiten zu sich zu nehmen, dass bestimmte Vitamine wie zum Beispiel Vitamin E das Krebsrisiko *erhöhen* können und dass das gelegentliche Rauchen einer Zigarre möglicherweise sogar dazu beiträgt, Ihr Leben zu verlängern!

Solche Daten regten mich dazu an, noch tiefer einzusteigen, um die Abläufe in unserem Körper – vor allem die Möglichkeiten, in zellularer Hinsicht jung zu bleiben – noch besser zu verstehen. Und eines Tages fiel es mir wie Schuppen von den Augen: Alle Recherchen, die ich persönlich gemacht, und all die vielen Abhandlungen, die ich gelesen hatte, lieferten eindeutige Hinweise für den Schalter, einen einzelnen Mechanismus im Körper, der einen bestimmten Prozess ankurbelt, während er einen anderen herunterfährt – und umgekehrt. Technisch gesehen ist der Schalter ein Proteinkomplex namens mTOR. Die Abkürzung steht für **m**echanistic (ehemals **m**ammalian) **T**arget **O**f **R**apamycin, auf Deutsch: mechanistisches Ziel von Rapamycin. Wie bereits erwähnt, ist mTOR ein Schalter, den mit Ausnahme von Blutzellen fast jede Zelle besitzt. Er aktiviert entweder den Selbstreinigungsmodus der Zelle (Autophagie), befreit den Körper von Giftstoffen, bekämpft Tumore und verbrennt Fett – oder er erlaubt es dem Körper, mehr Eiweiß zu produzieren, so viel Energie (Glukose und Fett) wie möglich einzulagern und mehr Zellen auszubilden. Manchmal möchte man zwar durchaus mehr Eiweiß produzieren, mehr Fett einlagern und mehr Zellen ausbilden – siehe Kapitel 9 –, aber nicht, indem man gleichzeitig die Zellreparatur und -selbstreinigung auf Dauer einstellt. Diese anabolen Prozesse können krank machen, wenn man sie auf ein extremes Maß hochschraubt, wie bei unserer modernen Lebensweise üblich.

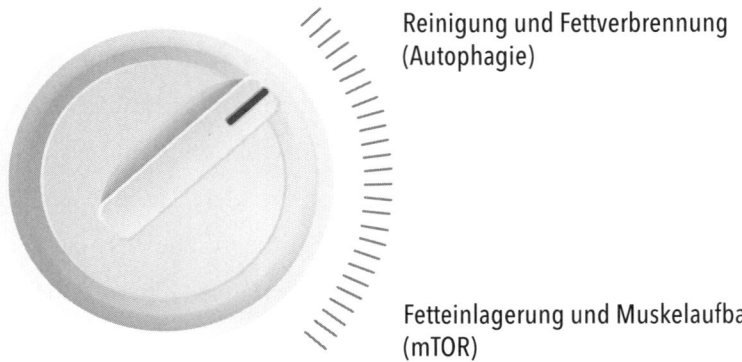

Reinigung und Fettverbrennung
(Autophagie)

Fetteinlagerung und Muskelaufbau
(mTOR)

Das *R* in mTOR steht für *Rapamycin*, eine Substanz, die von einem Bakterium produziert wird. Um mTOR besser zu verstehen und das Konzept eines zellularen Schalters in einen größeren Zusammenhang zu setzen, wollen wir nun eine kleine Reise in die Vergangenheit machen. Diese Geschichte beginnt mit einer wichtigen Erfindung: dem Elektronenmikroskop.

Das Unsichtbare sehen

Die Entwicklung des Elektronenmikroskops Anfang des 20. Jahrhunderts führte zu zahlreichen Paradigmenwechseln in der Medizin. Die Grundvoraussetzung dafür war die Herstellung von elektromagnetischen Linsen, die Elektronenstrahlen bündeln und ausrichten, deren Wellenlänge nur ein Hunderttausendstel der Wellenlänge von Licht beträgt. Mit solchen Linsen können Elektronenmikroskope eine bis zu zehnmillionenfache Vergrößerung erreichen. Mit ihnen können wir Dinge sehen, die unter einem normalen Mikroskop unsichtbar bleiben, zum Beispiel Bakterien, Viren und winzige Zellteile. 1955 entdeckten Christian de Duve, Wissenschaftler an der Katholischen Universität Leuven in Belgien, und Alex Novikoff vom College of Medicine an der University of Vermont mithilfe eines Elektronenmikroskops zum ersten Mal membranartige Barrieren in Zellen, die Substanzen ablösen und verdauen. Duve nannte diese Organellen »Lysosome« (was so viel wie »Körper lösen« bedeutet), um ihre Verdauungseigenschaften zu beschreiben, und bekam dafür 1974 den Nobelpreis für Physiologie oder Medizin.

1961 setzten Dr. Keith Porter, ein Pionier der Elektronenmikroskopie am Rockefeller Institute in New York, und sein Postdoktorand Thomas Ashford ein Elektronenmikroskop ein, um die Leberzellen von Ratten zu untersuchen, die von Glukagon überschwemmt waren. Glukagon ist ein von der Bauchspeicheldrüse produziertes Hormon, das unter anderem bewirkt, dass Glukose von der Leber produziert und in den Blutkreislauf entlassen wird. Porter und Ashford gelten als die ersten Wissenschaftler, die Autophagie entdeckten, obwohl es noch Jahrzehnte dauern würde, bis man diesen Vorgang verstand.

Zwei Hormone wie Yin und Yang

Das Hormon Glukagon wird von den Alphazellen in den Langerhans-Inseln in der Bauchspeicheldrüse produziert. Die Glukagonausschüttung wird durch die Aufnahme von Eiweiß, einen niedrigen Blutzuckerspiegel (Hypoglykämie) und Bewegung angeregt und durch die Aufnahme von Kohlenhydraten gedrosselt.

Das Hormon Insulin wird von den Betazellen in den Langerhans-Inseln nach der Nahrungsaufnahme, vor allem von Kohlenhydraten, produziert. Es dient dazu, den Blutzuckerspiegel zu senken und die Einlagerung von Glukose in Fett, Muskeln, der Leber und anderem Gewebe zu fördern.

Glukagon und Insulin verhalten sich wie Yin und Yang zueinander. Glukagon behindert die Wirkung des Insulins, es hebt den Blutzuckerspiegel, indem es den Abbau von Glykogen – die Form, in der Glukose in Leber, Muskeln und Fettzellen eingelagert wird – fördert und die Produktion von Glukose aus Aminosäuren und Glycerol in der Leber, die sogenannte Glukoneogenese, anregt. Indem es die Glukosekonzentration im Blut erhöht, übernimmt das Glukagon beim Fasten oder Sport im Wesentlichen die Aufgabe, den Blutzuckerspiegel auf einem bestimmten Level zu halten.

Sobald eine bestimmte Glukosekonzentration im Blut erreicht ist, alarmiert Insulin, das ja ebenfalls von der Bauchspeicheldrüse produziert wird, die Zellen, die von Insulin abhängig sind, sodass diese die Glukose aufnehmen und als Treibstoff verbrennen können. Dieser Vorgang findet in den Mitochondrien der Zellen statt. Wie ich später noch genauer erklären werde, sind Mitochondrien wichtige intrazellulare Organellen, die Energie produzieren. Insulin und Glukagon sind eng miteinander verbunden, operieren aber meist an den entgegengesetzten Enden eines Spektrums. Dabei entscheidet der Blutzuckerspiegel, welches Hormon ausgeschüttet wird: Ist er zu niedrig, wird Glukagon ausgeschüttet, um die Produktion von Glukose anzuregen; ist er hoch, wird Insulin ausgeschüttet.

Mithilfe eines Elektronenmikroskops konnten Ashford und Porter bestimmte Membrane in den Zellen beobachten, die sich in verschiedenen Stufen der Auflösung befanden. Sie stellten außerdem fest, dass in der medizinischen Fachliteratur jüngst dokumentiert worden war, dass Glukagon auf dieselbe Art und Weise Proteine zersetzt. Duve hatte gelesen, dass deutsche Wissenschaftler in den Zellen kleine, spezialisierte, Membran abbauende Strukturen namens Organellen beobachtet hatten, nachdem Zellen verletzt oder ausgehungert waren. Im folgenden Jahr prägte er den Begriff »Autophagie«, um den Prozess zu beschreiben, bei dem Membrane erzeugt, Stoffe abgespalten und verdaut werden.

Erst ein Jahrzehnt später rückte jedoch einer der zellularen Hauptmechanismen ins Blickfeld, der Autophagie abstellt – mTOR. Und zwar durch eine andere Entdeckung, die zufällig im Erdreich einer nur 22 Kilometer langen und 11 Kilometer breiten, weit entlegenen Insel gemacht wurde.

Die Entdeckung des Schalters

Die Osterinsel ist eine kleine Insel vulkanischen Ursprungs im südöstlichen Pazifik, die ursprünglich im ersten Jahrtausend nach Christus von Polynesiern besiedelt wurde und von den Einheimischen *Rapa Nui* (»Nabel der Welt«) genannt wird. Sie liegt über 3200 Kilometer von der Küste Südamerikas und über 1770 Kilometer vom nächsten polynesischen Nachbarn, der Insel Pitcairn, wo sich im 19. Jahrhundert Meuterer des berühmten britischen Segelschiffs *Bounty* versteckten, entfernt. Einst belief sich die Zahl der Ureinwohner auf 15 000, aber als der holländische Entdecker Jacob Rogeveen am Ostersonntag 1722 auf die Insel stieß, lebten dort nur noch ein paar Tausend Polynesier. Er nannte die Insel nach dem Datum Osterinsel. Heute ist sie ein Weltkulturerbe und gehört zu Chile. Berühmt ist sie für ihre archäologischen Stätten, darunter fast 900 monumentale Statuen namens *moai*, die zwischen dem 13. und 16. Jahrhundert von den Einheimischen geschaffen wurden.

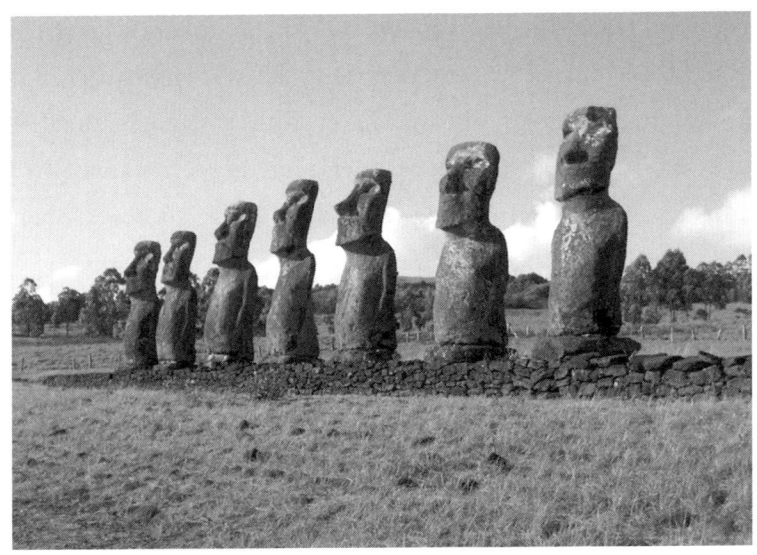

1972 entnahmen kanadische Wissenschaftler der McGill University auf der Oster-insel Bodenproben und entdeckten darin *Streptomyces hygroscopicus*, eine Bakterien-art, die einen Stoff absondert, der das Wachstum von Pilzen verhindert und so viele Nährstoffe wie möglich absorbiert. Die Forscher nannten diesen Stoff Rapamycin, in Anlehnung an den indigenen Namen der Insel. Es zeigte sich, dass »Rapamycin« ähnlich wie Antibiotika wirkt: antibakteriell, antimykotisch (gegen Pilze wirkend) und immunsuppressiv. Dr. Suren Sehgal von den Ayerst Research Laboratories in Montreal, wo Rapamycin im selben Jahr isoliert wurde, stellte fest, dass der Stoff Antitumoreigenschaften besitzt, und schickte eine Probe zum US National Cancer Institute (NCI).[2] Rapamycin zeigte sich so wirksam beim Eindämmen diverser Krebszellenstämme, dass das NCI dieser Substanz bei der weiteren Entwicklung Priorität einräumte.

Anfang der 1980er-Jahre begannen Labore damit, Rapamycin zu erforschen, und im Laufe des folgenden Jahrzehnts erschien eine Flut von Fachartikeln dar-über, wie es bei Hefe, Fruchtfliegen, Rundwürmern, Pilzen, Pflanzen und – für uns besonders wichtig – Säugetieren das Zellwachstum behindert. Erst 1994 ent-deckten Wissenschaftler dank der Arbeit von David Sabatini und seinen Kollegen an der School of Medicine der Johns Hopkins University und am Memorial Sloan Kettering Cancer Center in New York die Säugetierversion von TOR.[3] In all diesen Organismen beinhaltet dieser Behinderungsmechanismus eine Bindung an die Zielproteine, die kollektiv »target of rapamycin« (TOR) genannt werden. Einfach ausgedrückt, bindet sich Rapamycin an TOR, wie ein Schlüssel in ein Schloss passt, wodurch die TOR-Aktivität eingeschränkt wird.

Merke: Im Weiteren werde ich den präziseren Begriff »mTOR« verwenden, wobei »m« für »mechanistisch« steht, weil er auch in der Fachliteratur so verwendet wird und wir in erster Linie darüber reden, wie TOR in Menschen wirkt.

Die Entdeckung von Rapamycin, die zur Entdeckung von mTOR führte, ermöglichte es Wissenschaftlern, die biologischen Pfade aufzuzeigen, die zur Aktivierung oder Einschränkung von mTOR führen, sowie die sich daraus ergebenden Effekte. So fanden sie zum Beispiel heraus, dass Autophagie unterdrückt wird, wenn mTOR aktiviert ist, und Autophagie verstärkt wird, wenn mTOR ausgeschaltet ist. Dadurch wird in gewissem Sinne gesteuert, ob die Zelle sich in einer *anabolen* (Wachstums-)Phase befindet oder in einer *katabolen* (Reinigungs-)Phase. Man kann sich die mTOR-Funktionen als Kommandozentrale des Zellsignalsystems vorstellen. Nicht ohne Grund hat sich der mTOR-Komplex im Laufe von zwei Milliarden Jahren Evolution erhalten: Als Regulator des Zellwachstums und des Stoffwechsels ist er einer der Faktoren, die den Zellstoffwechsel – Leben – innerhalb der Zelle orchestrieren. Und er bestimmt quasi das Wesen des Schalters.

Heutzutage wird Rapamycin bei Organtransplantationen eingesetzt, um das Abstoßen des neuen Organs zu verhindern, und gilt als einer der vielversprechendsten Anti-Aging- und Antikrebswirkstoffe in der Testphase. Weil Rapamycin die Lebensdauer sämtlicher im Labor getesteten Lebewesen verlängert hat, wird es auch auf seine Eigenschaften erforscht, das Risiko für Diabetes, Herzerkrankungen und neurodegenerative Störungen zu senken sowie einen Abbau des Immunsystems zu stoppen und den Alterungsprozess zu verlangsamen. Ich selbst leite derzeit eine Reihe von klinischen Studien, um herauszufinden, ob eine langfristige Verwendung von Rapamycin mit Unterbrechungen (einmal pro Woche) bei älteren Menschen diese vor altersbedingten Krankheiten schützt. Zahlreiche weitere Studien werden weltweit durchgeführt, um die vielen positiven Effekte des Wirkstoffs auf die menschliche Biologie zu erforschen. Wir wollen im Folgenden einige der wichtigsten beleuchten, vor allem im Hinblick auf die Verlängerung der Lebensdauer.

Rapamycin und Alterung

Die Entdeckung, welchen Einfluss Rapamycin auf zellulare Prozesse hat, begann mit einem Rätsel. In den 1990ern untersuchte Zelton Dave Sharp, ein Pharmakologe am Sam and Ann Barshop Institute for Longevity and Aging Studies des Texas Health Science Center in San Antonio, Mäuse, die an einem seltsamen Zustand namens hypophysärer Zwergwuchs litten. Diese Mäuse erzeugen aufgrund eines Defekts in ihrer Hypophyse (Hirnanhangsdrüse) nicht genug Wachstumshormone.[4] Die Zwergmäuse kompensierten ihre geringe Größe jedoch mit einer eindrucksvollen Langlebigkeit, sie lebten länger als normale Mäuse. Gab es da einen Zusammenhang? Wie konnte ein genetischer Fehler, der bei einem Tier zu Kleinwüchsigkeit führte, gleichzeitig das Leben des Tiers verlängern?

Wir springen zum Jahr 1996, als Michael Hall, ein Molekularbiologe am Biozentrum der Universität Basel, eine Gruppe von Wissenschaftlern leitete, die in Hefe einen neuen biologischen Pfad entdeckten, der von den Proteinzielen von Rapamycin kontrolliert wurde.[5] Sie fanden heraus, dass beim Einsatz von Rapamycin zur Blockierung der Proteine in der Hefe derselbe Effekt entstand, wie wenn die Hefe ausgehungert worden wäre. Die Hefezellen lebten länger als normale Zellen und sie waren kleiner. Dr. Hall bekam übrigens für seine Arbeit 2017 den Albert Lasker Basic Medical Research Award.

Halls Entdeckung wiederum regte Sharps wissenschaftliche Fantasie an: Er fragte sich, ob mTOR ein Nährstoffreaktionssystem sei, bei dem es eine Korrelation zwischen Ernährungseinschränkungen und Wachstumsfaktoren gibt. Zur Erklärung: Wachstumsfaktoren sind Substanzen, die notwendig sind, um viele Aspekte der Zellularfunktionen zu stimulieren, darunter Vermehrung, Spezialisierung und Überleben. Und er sagte voraus, dass die Mäuse sehr lange leben würden, wenn sie

Rapamycin einnähmen. Doch wie konnte ein Wirkstoff, der seit Jahrzehnten eingesetzt wurde, um das Immunsystem zu dämpfen, gleichzeitig Leben verlängern?

Sharp ließ sich von diesem scheinbaren Widerspruch nicht beirren und trug weiter Daten zusammen. Anfang der 2000er zeigten Studien, dass Rapamycin das Leben von Würmern und Fruchtfliegen verlängern kann.[6] Die Forschung von Sharp und anderen deutete außerdem darauf hin, dass die mTOR-Signale in Zwergmäusen abgeschwächt wurden. Mit Signalen sind hier Ereignisketten oder Kommunikationsprozesse zwischen Molekülen oder Zellen gemeint. Es folgte eine Zusammenarbeit zwischen Sharp, Randy Strong, dem Hauptforscher im Interventions Testing Program des National Institute on Aging (NIA), und David Harrison, einem Wissenschaftler am Jackson Laboratory in Bar Harbor, Maine. Ihre Arbeit gipfelte in einer bemerkenswerten Mäusestudie, die Rapamycin als erste potenzielle Substanz ausmachte, die die Lebensdauer von Säugetieren verlängern kann. Die Studie, an der noch etwa ein Dutzend weitere Forscher von diversen Instituten in den USA beteiligt waren, wurde 2009 im renommierten Fachblatt *Nature* publiziert.[7]

Aufbau und Umfang dieser Studie machten das Resultat noch faszinierender. Während eine Gruppe von Forschern die Mäuse züchtete, bereitete eine andere das Rapamycin für das Experiment vor. Jedes Labor züchtete seine eigenen Mäuse aus einem Ursprungsbestand, den das Jackson Laboratory verteilte, wodurch die Möglichkeit ausgeschlossen wurde, dass der Wirkstoff nur für eine bestimmte Gruppe von Mäusen funktioniert und nicht für andere. Ursprünglich sollte die Therapie beginnen, wenn die Mäuse etwa vier Monate alt, also junge Erwachsene waren, doch die Menge an Rapamycin, die man brauchte, um den nötigen Spiegel im Blut der Mäuse aufrechtzuerhalten, erwies sich als extrem teuer, da ein Großteil des Mittels bereits im Magen zersetzt wurde, bevor es den Darm erreichte, wo es absorbiert werden konnte. Die Forscher versuchten deshalb, einen Weg zu finden, wie das Rapamycin die Magensäfte unbeschadet passieren konnte. Als sie endlich die Lösung fanden – sie füllten das Rapamycin in polymerbezogene Mikrokapseln, die sich erst im Darm der Mäuse auflösten –, waren die Mäuse bereits viel älter. Anstatt neue Mäuse für die Experimente zu züchten, beschlossen sie, weiterzumachen und zu sehen, was passieren würde, wenn den alten Mäusen – 20 Monate alt, was einem Menschenalter von etwa 70 entspricht – das Rapamycin verabreicht wurde.

Das Ergebnis: Die Lebensdauer der Männchen wurde um neun Prozent verlängert, das der Weibchen um 14 Prozent. Bei diesem Experiment wurde zum allerersten Mal gezeigt, dass ein Wirkstoff die Lebensdauer eines Säugetiers verlängern kann. Zuvor war das Leben von Mäusen nur durch Kalorieneinschränkung oder genetische Manipulation verlängert worden.

Da er befürchtete, dass Rapamycin die Produktion von mitochondrialer DNA oder den Proteinspiegel beeinflussen könnte, gehörte Harrison auch zu einem Team, das den Wirkstoff später erneut an Mäusen testete und dabei die Mitochondrien in ihren Skelettmuskeln untersuchte.[8] Die Wissenschaftler konnten keine relevanten Veränderungen im Proteinspiegel entdecken und stellten zudem fest, dass die Mäuse im Laufrad genauso ausdauernd waren wie die Kontrollgruppe – ein Hinweis darauf, dass ihre Mitochondrien genauso gut funktionierten wie die der nicht behandelten Mäuse.

2012 verabreichten Dr. Harrison und eine Gruppe von Wissenschaftlern von der Studie von 2009 – darunter dieses Mal Dr. J. Erby Wilkinson, ein Pathologe des Animal Care & Use Program der University of Michigan – mit einer magensaftresistenten Substanz beschichtetes Rapamycin an neun Monate alte Mäuse, bis diese 22 Monate alt waren und bevor die Mäuse der Kontrollgruppe oder die mit Rapamycin gefütterten aus der vorherigen Studie gestorben waren, und verglichen sie mit jungen, nur vier Monate alten Mäusen, um zu sehen, wie sie gealtert waren.[9] Die Resultate ergaben, dass mit Rapamycin behandelte Mäuse viele Formen von altersbedingten Krankheiten erst später entwickelten, darunter degenerative Veränderungen der Leber, des Herzens und der Gelenke. In ihren Schlussfolgerungen gingen die Wissenschaftler sogar so weit zu vermuten, dass Rapamycin einen Antikrebseffekt hat. Sie schrieben: »Rapamycin könnte durchaus sowohl zahlreiche Aspekte des Alterns verlangsamen als auch einen direkten Antitumoreffekt haben.« Sie verweisen darauf, dass die Antikrebswirkung sich möglicherweise auch automatisch aus dem verlangsamten Altern ergab, anstatt ein direktes Resultat des Wirkstoffs zu sein.

In der biomedizinischen Forschung sind bahnbrechende Testresultate nur dann nützlich und informativ, wenn sie von anderen Wissenschaftlern wiederholt werden können. 2009 wies eine unabhängige Gruppe unter Leitung von Chong Chen im Fachbereich Immuntherapie der University of Michigan ebenfalls nach, dass Mäuse, denen Rapamycin verabreicht worden war, länger lebten.[10] Mäuse aus einer anderen Zucht als der aus der NIA-Studie wurden ab dem Alter von 22 Monaten sechs Wochen lang jeden zweiten Tag mit Rapamycin behandelt. Im Laufe der darauffolgenden 30 Wochen zeigte sich bei diesen Mäusen eine signifikant erhöhte Überlebensrate, verglichen mit einer Kontrollgruppe, denen ein Placebo verabreicht wurde. Das Protokoll dieses Versuchs zeigte auch, dass die Funktion bestimmter Stammzellen in den alten Mäusen erhöht wurde und sie stärker auf einen Grippeimpfstoff reagierten, sodass sie vor einer potenziell tödlichen Infektion geschützt waren.

Als die von der NIA geführte Gruppe ihr Experiment wiederholte, dieses Mal mit einer dreimal höheren Rapamycin-Dosis, konnte sie die durchschnittliche Lebensdauer der männlichen Mäuse um erstaunliche 23 Prozent und die der Weibchen um 26 Prozent steigern.[11] Das war schon ziemlich aussagekräftig.

Inzwischen haben Wissenschaftler die Studie auf andere Tierarten ausgeweitet. Im Rahmen einer fortlaufenden Zusammenarbeit zwischen dem Healthy Aging and Longevity Research Institute der University of Washington und dem Texas A & M University College of Veterinary Medicine wird zum Beispiel die Wirkung von Rapamycin auf Hunde untersucht.[12] Noch ist nicht bekannt, ob das Mittel die gesunde Lebensspanne der Tiere verlängern wird, doch die Wissenschaftler haben bereits interessante Entdeckungen dokumentiert, zum Beispiel messbare Verbesserungen der Herzfunktion nach zehn Wochen der Einnahme. Kate Creevy, die leitende Amtsärztin des Dog Aging Project der Texas A&M University,[13] hofft, dass der Wirkstoff nach entsprechenden klinischen Studien als Veterinärmedikament zugelassen wird, damit sie ihre Untersuchungen fortsetzen können. Aber diese Studien werden auch zeigen, wie die Substanz Menschen helfen kann. Hunde können viel bessere Stellvertreter für den Menschen sein als andere Labortiere, da sie genetisch vielfältiger sind. Ich sollte in diesem

Zusammenhang auch Mikhail Blagosklonny erwähnen, einen Wissenschaftler, der inzwischen am Roswell Park Comprehensive Cancer Center in Buffalo, New York, arbeitet und sich auf Lebensverlängerung und Krebsprävention spezialisiert hat. Er trug wesentlich dazu bei, die Bedeutung von Rapamycin und mTOR in der Fachliteratur zu propagieren. Seine Abhandlung von 2006 war eine der ersten, in der festgestellt wurde, dass Altern ein Krankheitsprozess ist, der durch überaktives mTOR verursacht wird.[14]

Was bei all diesen bahnbrechenden Forschungen jedoch noch fehlt, ist ein tieferes biologisches Verständnis dafür, wie Rapamycin die Lebensdauer verlängert. Wie genau wirkt es eigentlich? Ein Teil des Problems besteht darin, dass der Signalweg, auf den es einwirkt, an zahlreichen biochemischen Prozessen beteiligt ist. Sein Ziel, mTOR, ist ein großer Proteinkomplex, der im Zytoplasma der Zelle sitzt, direkt neben dem Zellkern. mTOR kommuniziert eng mit dem Zellkern, registriert, was in der Zelle passiert, und gibt dem Kern dann ein Signal, wie er reagieren soll. mTOR kommt bei einer Vielzahl von Aktivitäten im ganzen Körper zum Einsatz – im Nervensystem, in den Muskeln und in allen Organen –, weshalb es eine enorme Herausforderung darstellt, die genauen Mechanismen seiner Auswirkungen beim Alterungsprozess zu analysieren. Doch zukünftige Forschungen werden diesem Geheimnis sicherlich auf die Spur kommen.

Obwohl es schwierig ist, klinische Studien an Menschen über gesunde Langlebigkeit zu finanzieren, nehmen Studien zu den diversen gesundheitlichen Vorteilen von Rapamycin für Menschen – primär die Senkung verschiedener Krankheitsrisiken – zunehmend an Fahrt auf. Das Thema ist zu wichtig, um es zu ignorieren. Aktuell laufen über 1300 klinische Studien, die Rapamycin im Zusammenhang mit unterschiedlichsten Krankheiten testen, von Morbus Crohn über Krebs bis zu Alzheimer. Was ursprünglich vorwiegend als Medikament für Transplantationspatienten gedacht war, verspricht Nutzen für alle Menschen. Vielleicht können wir damit Kräfte, die sonst unser Leben verkürzen würden, in uns so »transplantieren«, dass wir dadurch sowohl länger als auch besser leben können.

Vielleicht habe ich Rapamycin nun als Quell für eine ewige Jugend dargestellt. Sollten wir es also alle einnehmen, um unser Leben zu verlängern? Nicht unbedingt. Aber was wir tun sollten, ist, sein Potenzial in unserem Körper zu kontrollieren, das sich in Form der Autophagie zeigt.

Wenn Rapamycin das Risiko von degenerativen Krankheiten reduzieren und mithilfe der Autophagie unsere Gesundheit fördern kann, stellt sich folgende Frage: Was genau ist Autophagie und wie funktioniert sie?

KAPITEL 2

MÜLLAUTOS UND RECYCLINGSTATIONEN

Wie wir alle wissen, ist Übergewicht heutzutage in weiten Teilen der Welt ein großes Problem, vor allem in Industrieländern mit einem westlichen Ernährungsstil. Seit 1975 hat sich die Adipositasrate beinahe verdreifacht – Fettleibigkeit ist in allen Industrienationen eine Pandemie, über alle Altersgruppen hinweg, sowohl in Städten als auch in ländlichen Regionen. Im Gegensatz zur allgemeinen Vorstellung, dass die Urbanisierung in den letzten Jahrzehnten zum Übergewicht beigetragen habe, beweisen neue groß angelegte Studien, dass die Landbevölkerung inzwischen schneller an Gewicht zunimmt als Städter und zum Hauptträger dieser modernen Plage geworden ist. Obwohl bereits Unsummen in die Forschung und die Entwicklung von Medikamenten investiert wurden, hat sich das Risiko für Krebs, Herzerkrankungen und Alzheimer erhöht und scheint mit gefährlichem Übergewicht in Beziehung zu stehen. Alzheimer wird manchmal sogar auch als Typ-3-Diabetes bezeichnet.

Alles, was ich gelesen hatte, wies zudem darauf hin, dass diese Krankheiten auch mit dem Altern selbst verbunden sind. Nur wenige Menschen erkranken in jungen Jahren daran. Doch je mehr ich lernte, desto bewusster wurde mir, wie komplex das Problem ist. Zwei Aspekte gingen mir jedoch nicht mehr aus dem Kopf. Der erste war, dass Forscher vor fast 80 Jahren entdeckt hatten, dass sowohl eine Kalorienrestriktion (KR) als auch Intervallfasten (IF) das Leben von Testtieren wesentlich verlängert, häufig indem dadurch ihr Krebs- und Herzerkrankungsrisiko sinkt. Eine ketogene (sehr kohlenhydratarme) Ernährung, die häufig bei der Behandlung neurologischer Krankheiten eingesetzt wird, zeigte ähnliche Vorzüge in Bezug auf Krebs und Herzerkrankungen, obwohl sie weit weniger erforscht ist als KR oder IF. Der zweite Aspekt war, dass man bei Menschen über 100 Jahren zwei seltene Genvariationen entdeckt hatte, die sie vor Krankheiten zu schützen schienen. Diese Gene (FOXO3 und IGF-1) wurden durch die genannten Ernährungsweisen und deren Auswirkungen auf Blutzucker und Insulin beeinflusst.

Ich vertiefte mich daraufhin weiter in die wissenschaftlichen Daten und lernte, so viel ich konnte, über Kalorienrestriktion, Intervallfasten und ketogene Ernährung. Die Frage, die mich am meisten interessierte, war, wie schon oben erwähnt, ob diese Arten der Ernährung auf denselben Mechanismen basierten. Nachdem ich über einen Zeitraum von drei Monaten über 500 Fachartikel gelesen hatte, dämmerte mir, dass die vielen Abhandlungen über lebensverlängernde, krankheitsverhindernde Gene, Therapien, Medikamente, Vitamine/Nahrungsergänzungsmittel, Lebensstile etc. eines gemeinsam hatten: Sie kamen alle zu dem Schluss, dass diese Ansätze den zellularen mTOR-Mechanismus hemmen und den Autophagieprozess unterstützen. In den folgenden drei Monaten las ich weitere 600 Artikel, die sich speziell mit mTOR und Autophagie befassten und meine Vermutung bestätigten. Der hauptsächliche, wenn auch nicht einzige Weg, um die Autophagie anzukurbeln, besteht darin, den Effekt zu unterbinden, den Insulin und der insulinähnliche Wachstumsfaktor 1 (auch als IGF-1 bekannt) darauf haben, dass mTOR aktiviert bleibt und die Zelle im Produktionsmodus feststeckt.

In diesem Kapitel betrachten wir den Vorgang der Autophagie näher – den natürlichen, kontrollierten, destruktiven Mechanismus in der Zelle, der unnütze oder fehlerhafte Stoffe zersetzt, darunter beschädigte Organellen, falsch gefaltete Proteine und Pathogene. Wie ich schon erklärt habe, handelt es sich um den Vorgang, bei dem unser Körper sich kontinuierlich selbst entgiftet, repariert und letztlich regeneriert. Einige der Substanzen, die durch den Zersetzungsprozess entstehen, werden verwendet, um neue Proteine zu produzieren. Einige dieser Proteine wiederum werden dazu eingesetzt, um neue Organellen wie zum Beispiel Mitochondrien zu produzieren. Wissenschaftler kommen zunehmend zu der Erkenntnis, dass Autophagie vom Moment der Empfängnis an in vielen biologischen Prozessen eine Rolle spielt. Sie beeinflusst die Entwicklung, das Altern, die Zellerneuerung und das Immunsystem. Und wenn sie fehlerhaft funktioniert, scheint dies so unterschiedliche Krankheiten wie Entzündungen, Krebs und neurodegenerative Erkrankungen wie Parkinson und Alzheimer auszulösen. Obwohl der Begriff »Autophagie« vor über einem halben Jahrhundert von Christian de Duve geprägt wurde, um den Prozess zu beschreiben, mit dem Zellen ihre Bestandteile zersetzen und recyceln, haben Wissenschaftler den Vorgang erst kürzlich vollständig entschlüsselt. Es ist nicht weiter verwunderlich, dass das Forschungsfeld der Autophagie beständig wächst und Wissenschaftler »aller Couleur« umfasst, wie der Krebsbiologe Kay Macleod vom Ben May Department for Cancer Research an der University of Chicago es ausdrückt.[1] Alle wollen mitmischen.

Obwohl Autophagie ein komplexer Prozess ist, der in unserem Körper viele unterschiedliche Rollen spielt, können wir ihn uns der Einfachheit halber als inneren Recyclingprozess vorstellen – eine Art intrazellularer Hausputz. Autophagie macht uns physiologisch effizienter, indem sie defekte Teile entsorgt, einen gesunden Stoffwechsel befördert, Krebsgeschwüre stoppt und Stoffwechselstörungen wie Adipositas und Diabetes verhindert. Wenn Sie also die Autophagie Ihres Körpers anregen, senken Sie Entzündungen – eine wichtige Wirkung, auf die ich noch näher eingehen werde –, verlangsamen den Alterungsprozess, reduzieren das Risiko für bestimmte Krankheiten und optimieren Ihre biologischen Funktionen.

Die Anatomie der Autophagie

Das Leben ist ein ewiger Kreislauf aus Zerstörung und Aufbau. Schon der einfachste chemische Prozess, bei dem Moleküle getrennt und zu neuen Verbindungen zusammengesetzt werden, umfasst die Bildung, das Wachstum, den Erhalt und die Teilung von Zellen. Diese Aktivitäten kontrollieren sowohl Einzeller als auch aus vielen Zellen bestehende Organismen, von der Hefe bis zum menschlichen Körper. Behindert man einen Teil dieses Vorgangs – die Zerstörung oder den Aufbau – zu sehr, wird der Lebensprozess störungsanfällig und endet letztlich, wenn man die Störung nicht behebt.

Wie Sie inzwischen wissen, ist Autophagie ein wichtiger biologischer Prozess, bei dem Zerstörung innerhalb der Zelle stattfindet, damit bestimmte Bestandteile während des Aufbaus entsorgt oder recycelt werden können. Zellteile, die als defekt gekennzeichnet werden, weil sie einem bestimmten Muster nicht entsprechen – weil sie beschädigt, funktionsunfähig oder falsch gefaltet sind –, werden Ziel der Autophagie. Sie müssen die Zellfunktionen Ihres Körpers nicht in allen Einzelheiten verstehen, aber ich möchte, dass Sie einen groben Eindruck davon bekommen, wie Autophagie funktioniert, und dazu gehören einige biologische Schlüsselkonzepte.

Die zellularen Vorgänge während der Autophagie folgen in bestimmten Stufen aufeinander. Zuerst wird ein Vesikelvorläufer – Vesikel sind kleine Bläschen in der Zelle –, das sogenannte Phagophor, gebildet. Dabei handelt es sich um eine kleine halbmond- oder schalenförmige Membran, die Zellinhalte aufnehmen kann, während sie zu einer sphärischen Struktur mit Doppelmembran namens Autophagosom heranreift. Stellen Sie sich ein Pac-Man-artiges Gebilde vor, das Zellabfall umschließt, der sonst die Zelle zumüllen, zu Entzündungen beitragen und diverse Krankheiten verursachen würde. Entzündungen sind der gemeinsame Nenner aller möglichen chronischen Krankheiten, von Diabetes und Herzerkrankungen über Autoimmunerkrankungen bis hin zu Demenz und Krebs. Wenn sie kurz und sporadisch auftreten, sind Entzündungen eine Methode des Körpers, um sich bei einer Verletzung oder Infektion zu schützen. Aber viele Menschen haben chronische Entzündungen, was dem Körper nicht gefällt. Eine chronische Entzündung kann zu diversen Krankheiten führen, weshalb der Zellabfall entsorgt werden muss, bevor es zu einer Entzündung kommt.

Das Autophagasom kann man sich wie ein Müllauto vorstellen. Dieser fusioniert mit einem weiteren sphärischen Vesikel namens Lysosom, das Enzyme enthält, die viele Arten von Biomolekülen abbauen (oder verdauen) können. Lysosomen sind wie kleine Recyclingstationen im Körper; sie sind dafür zuständig, die von den Müllautos gebrachten Abfallprodukte zu entsorgen oder zu recyceln. Die Substanzen, die nach der Aktion der Lysosomen übrig sind, werden ins Zytoplasma entlassen, wo sie von der Zelle wiederverwendet werden können. Das Zytoplasma ist der Bereich innerhalb einer Zelle, der außerhalb des Zellkerns liegt. Zu diesen Restsubstanzen gehören Nukleotide, Aminosäuren, freie Fettsäuren und Zucker, die zur Proteinsynthese benutzt oder durch die Transportkette der mitochondrialen Elektronen oxidiert werden können, um Energie in Form von Adenosintriphosphat (ATP) zu produzieren. Über das komplexe Molekül ATP müssen Sie eigentlich nur wissen, dass es den Zellen die Energie gibt, die diese brauchen, um ihre Arbeit zu machen. ATP ist der zelluläre Treibstoff, der unsere Muskeln an- und entspannt, unsere Neuronen anregt und die zum Überleben notwendigen biochemischen Reaktionen ausführt. Wenn wir kein ATP produzieren können, sterben wir.

Dieses Recyceln von Proteinen und Lipiden hilft Zellen, bei Hungersnot zu überleben. Die Wissenschaft besagt inzwischen sogar, dass Autophagie die Funktion der Mitochondrien in den Zellen reguliert. Es ist wichtig, dieses Konzept zu verstehen, denn die Bedeutung unserer Mitochondrien wird oft unterschätzt. Mitochondrien sind Organellen, also winzige spezialisierte Strukturen, innerhalb der Zellen – mit Ausnahme von roten Blutkörperchen – und die Quelle von ATP. Sie verwenden innerhalb der Zelle Sauerstoff, um die chemische Energie aus Nahrung, zum Beispiel Glukose, in eine Energieform umzuwandeln, die die Zelle nutzen kann. Einfach ausgedrückt, dienen sie beim Umwandeln von Glukose in ATP als Brennofen: Sie »verbrennen«, das heißt, sie verbrauchen Sauerstoff und geben Kohlendioxid und Wasser ab. Weil Mitochondrien einen Großteil des Zellbedarfs an ATP generieren, werden sie auch oft als Kraftwerk der Zelle bezeichnet. Sie besitzen ihre eigene DNA und man vermutet, dass sie von uralten sogenannten Proteobakterien abstammen. Sie waren also einst unabhängige einzellige Organismen, die sich in unseren Zellen ansiedelten und es uns damit ermöglichten, eine neue Art von chemischer Energie zu produzieren.*

---

* Über Ursprung und Entwicklung der Mitochondrien könnte man ein ganzes Buch schreiben. Sie entstanden vor über 1,45 Milliarden Jahren – lange bevor der Mensch auf der Bildfläche erschien. Mitochondrien finden sich in verschiedenen Formen in diversen multizellularen Spezies, darunter auch Pflanzen. Als die Säugetiere und schließlich auch wir Menschen sich ausbildeten, waren Mitochondrien schon lange ein Teil unserer Biologie und generierten lebenserhaltende Energie. Sie sind darüber hinaus auch an zahlreichen anderen zellularen Funktionen beteiligt, auf die wir hier aber nicht näher eingehen, da sie für unser Thema nicht weiter relevant sind.

Der menschliche Körper enthält Billionen von Zellen mit durchschnittlich 100 Mitochondrien pro Zelle. Gesunde Mitochondrien sind Eckpfeiler der Gesundheit und der Krankheitsprävention. Beschädigte, dysfunktionale Mitochondrien werden mit jeder nur denkbaren Krankheit in Verbindung gebracht, von Autismus über Herzerkrankungen, Diabetes und Krebs bis hin zu Demenz und allgemeinen Alterserscheinungen. Die Biogenese sollte also dazu angeregt werden, die Anzahl der Mitochondrien zu erhöhen, doch gleichzeitig müssen defekte Mitochondrien durch Autophagie beseitigt werden.

Im Laufe der letzten 25 Jahre haben Forscher die molekularen Regulatoren des gesamten Autophagievorgangs entschlüsselt, der von zahlreichen unterschiedlichen Signalpfaden kontrolliert wird. Das folgende Diagramm zeigt Autophagie in Aktion: Zellmüll und giftige Stoffe werden zum Entsorgen und Recyceln aufgenommen.

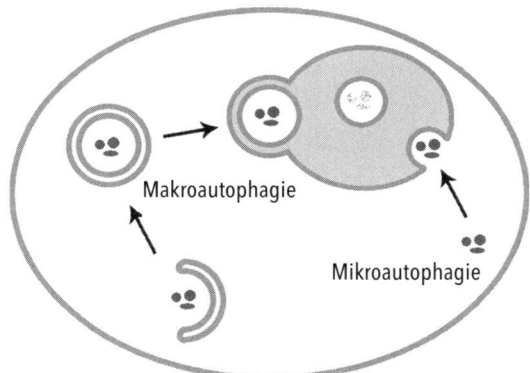

Die Frage ist, welche Teile der Zelle und wie viel der Zelle insgesamt »aufgefressen« werden kann, ohne dass sie stirbt. Die wissenschaftliche Hypothese lautet, dass der Autophagiegrad und das, was entsorgt oder recycelt wird, genau gemanagt werden muss, um einen unnötigen Zelltod zu vermeiden und Zellgesundheit zu gewährleisten. Wenn ausreichend Nährstoffe vorhanden sind, sollte der Autophagieschalter zum Beispiel nach unten, bei drohendem Verhungern jedoch nach oben »gedimmt« werden. Bei Säugetieren wird Autophagie nicht nur durch Hungern, sondern auch durch biologische Stimuli wie bestimmte Hormone und Wachstumsfaktoren sowie Infektionen eingeleitet. Generell dient die Autophagie dazu, unspezifische Komponenten aufzunehmen, aber sie kann auch selektiv defekte Zellteile und potenziell schädliche Bakterien zersetzen. Vermutlich entwickelte sich die Autophagie in der Evolution des Lebens auf der Erde als Schutzschild gegen die negativen Auswirkungen von Zellaushungerung. Anfangs diente sie wahrscheinlich auch als primitiver Immunschutz. Im jetzigen Stadium hat sie eine Doppelfunktion: Sie erhält Leben bei gefährlichem Nahrungsmangel und unter bedrohlichem Bakterienbefall.

Unter normalen Bedingungen läuft der Prozess der Autophagie kontinuierlich auf einem bestimmten Grundniveau ab, egal, ob die Zelle »hungrig« ist oder nicht. Bei diesem Vorgang werden defekte Proteine und Organellen entfernt, um eine Zellschädigung zu verhindern. Doch unter Stress – zum Beispiel bei Nahrungsmangel, Fehlen von Wachstumsfaktoren, um Zellwachstum anzuregen, oder bei Sauerstoffmangel – werden für die Autophagie mehr Akteure (Phagosomen) eingesetzt. Intrazellulare Moleküle werden verdaut, um die Zelle mit überlebenswichtigen Nährstoffen zu versorgen. Eine länger andauernde Autophagie kann zum Zelltod führen, wenn zu viele für das Überleben der Zelle maßgebliche Proteine und Organellen zersetzt werden. Es muss also eine biochemische Balance erreicht werden. Wie das komplexe Zusammenspiel genau aussieht, wird derzeit erforscht. Einer der Gründe, warum das Verhältnis zwischen Zelltod und Autophagie in solchem Maße die Neugier der Wissenschaftler weckt, liegt darin, dass sie glauben, Autophagie könne vielleicht helfen, einige unserer gefürchtetsten Krankheiten wie Krebs und neurogenerative Erkrankungen wie Alzheimer zu kurieren. Das Geheimnis liegt in der Fähigkeit der Autophagie, den Zelltod zu kontrollieren. Anders ausgedrückt, könnte Autophagie eine Art therapeutische Waffe werden, da sie gesunde Zellen schützt und schädliche entfernt.*

---

* Für eine hervorragende Bewertung von Autophagie siehe Susana Castro-Obregon, *The Discovery of Lysosomes and Autophagy,* Nature Education 3, Nr. 9 (2010): S. 49

Wächter des Genoms

Eine der ersten Studien, die einen Zusammenhang zwischen Autophagie und Krankheit dokumentierte, wurde 1999 durchgeführt. Beth Levine und ihre Kollegen vom Columbia University College of Physicians and Surgeons zeigten, dass sich Tumore entwickeln, wenn eines der beiden Exemplare des Beclin1-Gens in der Zelle entfernt wird.[2] Beclin1 ist die Säugetierversion eines Gens, das für die Autophagie notwendig ist. Bis zu 40 bis 75 Prozent der menschlichen Brust- und Eierstockkrebszellen fehlt ein Exemplar von Beclin1. In ihren Studien erhöhte Levine die Expression von Beclin1 in menschlichen Krebszellen und stellte daraufhin mehr Autophagie fest. Wenn diese manipulierten Zellen in Mäuse injiziert wurden, entwickelten die Mäuse weniger Tumore. Ein anderes Forscherteam unter der Leitung von Eileen White von der University of Medicine and Dentistry in New Jersey (heute Rutgers Biomedical and Health Sciences) fand heraus, dass Autophagie vor DNA-Schäden schützt.[3] Als sie die Autophagie bei Versuchsmäusen hemmten, beobachteten sie mehr chromosomale Anomalien, die typischerweise mit der Tumorbildung in Verbindung gebracht werden. Die Tatsache, dass Autophagie DNA-Schäden und chromosomale Instabilität begrenzen kann, hat Wissenschaftler dazu veranlasst, sie als »Hüter des Genoms« zu bezeichnen.

Diese Entdeckungen haben viele Wissenschaftler auf der ganzen Welt inspiriert, das breite Spektrum der physiologischen Funktionen der Autophagie zu untersuchen. Forscher konnten beobachten, wie Autophagie die Langlebigkeit fördern und sich auf praktisch jedes System im Körper – vom Nervensystem über das Immun- und Kreislaufsystem bis hin zum Stoffwechsel – positiv auswirken kann. Derzeit gibt es auf PubMed, der Datenbank der US-Regierung für Biowissenschaften und biomedizinische Fachpublikationen, mehr als 40 000 Referenzen zu Autophagie. Neuere Erkenntnisse haben diesen zellularen Prozess mit der Prävention von Immun- und Stoffwechselerkrankungen verknüpft. Die Forschungsergebnisse waren so überwältigend, dass die Autophagie nun als eine Art Zentralstelle bei der

Abwehr von Krankheiten wie Krebs, Neurodegeneration, Herzerkrankungen, Diabetes, Lebererkrankungen, Autoimmunerkrankungen und Infektionen gilt. Tatsächlich gibt es mehrere unterschiedliche Arten von Autophagie, aber die soeben beschriebene ist die wichtigste und diejenige, die der Körper verwendet, um sauber und aufgeräumt zu bleiben.

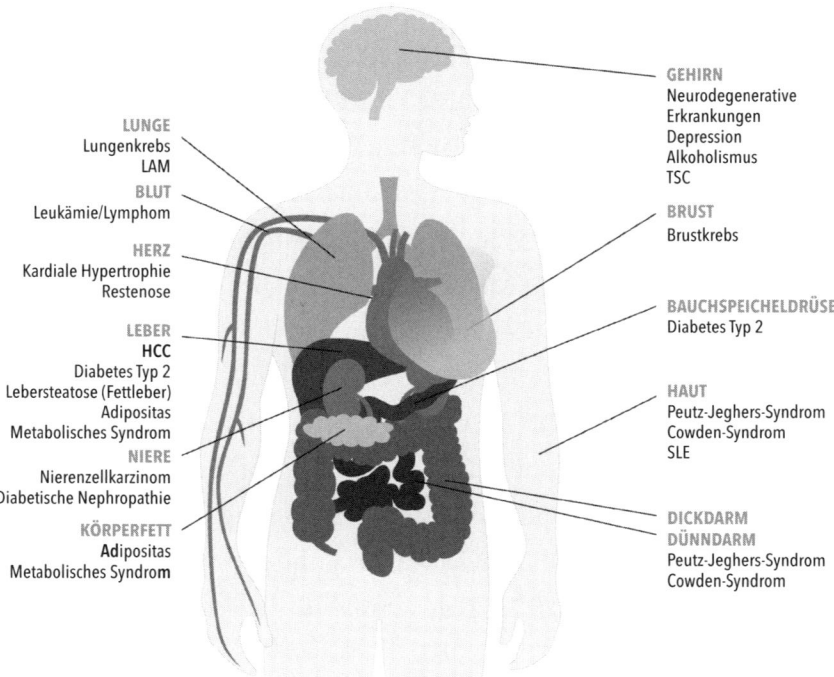

Krankheiten, die mit dysregulierten mTOR-Signalen in Verbindung gebracht werden, und die betroffenen Organe. Die aufgeführten Krankheiten wurden entweder durch klinische Proben von Patienten oder durch genetische Störungen der mTOR-Signalfaktoren bei Nagetieren mit dysregulierter mTOR-Signalisierung assoziiert. Der Einfachheit halber wurden die Krankheiten nur den Organen zugeordnet, die am häufigsten betroffen sind. Tumorsyndrome führen zu gutartigem Tumorwachstum in vielen Organen.

Wie bereits in Kapitel 1 erwähnt, sind wir nicht die einzige Spezies, die von der Autophagie profitiert. Sie hat sich im Laufe der Evolution in vielen Pflanzen und Tieren gehalten, darunter Hefe, Schimmelpilze, Würmer und Fliegen. Vieles, was wir über den Vorgang wissen, kommt vom Studium von Hefe, Mäusen und Ratten. Mindestens 32 verschiedene Gene, die mit Autophagie zu tun haben, wurden durch genetische Screeningstudien identifiziert. Wir wissen auch, dass sie zentraler Bestandteil unserer Überlebensmechanismen ist. Sie spielt eine große Rolle bei unserer Reaktion auf Lebensbedrohungen, vor allem Hunger und Stress – und das gilt nicht nur für Menschen, sondern für viele Arten. Wenn wir diesen Prozess wegen seiner Anti-Aging- und krankheitsvermeidenden Eigenschaften unterstützen wollen, müssen wir die beiden Antriebe Hunger und Stress also subtil einsetzen. Und es gibt Möglichkeiten, dies innerhalb gesunder Parameter zu tun.

Die lebensspendende Wirkung von Autophagie

Autophagie

- recycelt defekte Proteine, Organellen und andere zellulare Komponenten und schützt gleichzeitig vor falsch gefalteten, schadhaften Proteinen, die zu einer Reihe von auf Amyloiden basierenden Krankheiten wie Alzheimer führen können. Amyloid ist ein Protein, das sich in bestimmtem Körpergewebe abnormal bilden kann. Es wurde schon vor geraumer Zeit im Gehirn von Alzheimerpatienten festgestellt;
- versorgt Zellen mit lebenswichtigen molekularen Zutaten und Energie;
- reguliert die Funktionen der Zellenmitochondrien, die bei der Energieproduktion helfen;
- beschützt zahlreiche Systeme im Körper, um seine Funktionalität zu maximieren und zu verhindern, dass gesundes Gewebe und Organe Schaden nehmen. Im Nervensystem regt sie das Wachstum von Gehirn- und Nervenzellen an – und verbessert damit die Kognition, die Gehirnstruktur und die Fähigkeit des Gehirns, sich anhand neuer Netzwerke neu zu formieren (»Neuroplastizität«);
- tritt als »Hüter des Genoms« auf, beschützt die Stabilität von DNA und Chromosomen und verhindert potenziell Krankheiten wie Krebs und neurodegenerative Leiden.

Autophagie liefert eine Erklärung dafür,

- warum Krebs und neurologische Erkrankungen im 20. Jahrhundert dramatisch angestiegen sind;
- warum Alzheimer manchmal als Typ-3-Diabetes bezeichnet wird;
- dass Grönlandwale und Nacktmulle eine Gemeinsamkeit haben, die sie vor Krebs schützt (siehe Kapitel 8);
- dass Supercentenarians und die kleinwüchsigen Menschen mit Laron-Syndrom in Ecuador ebenfalls eine Gemeinsamkeit haben, die sie vor Krebs schützt (siehe Kapitel 4);
- warum bestimmte einzelne Gene so dramatische Auswirkungen auf die Lebensdauer haben;
- warum bestimmte Substanzen wie Rapamycin, Metformin, Resveratrol, Melatonin und zahlreiche andere, die die Auswirkungen der Kalorienrestriktion nachahmen, einen Anti-Aging-Effekt haben;
- warum die Einnahme bestimmter Antioxidantien wie Vitamin E das Krebsrisiko erhöht (siehe Kapitel 8).

Autophagie natürlich fördern

Wenn Autophagie der ultimative Entgiftungsmechanismus unseres Körpers ist und zu einem langen, gesunden Leben führt, möchten wir diesen Mechanismus selbstverständlich fördern. Und wie oben erklärt, können wir dies mithilfe gesunder Stressfaktoren erreichen. Dafür gibt es zwei zentrale Ansatzpunkte: Ernährung und Bewegung.

Ernährung

Nehmen Sie viel Fett und Ballaststoffe, wenige Kohlenhydrate und Eiweiß zu sich. Verzichten Sie ganz auf raffinierte Kohlenhydrate und Zucker und setzen Sie bevorzugt gesunde Fette und faserreiches Gemüse auf den Speiseplan. Sie sollten auch Intervallfasten in Erwägung ziehen, da dies ein starker Trigger für Autophagie ist. Aber keine Sorge: Ich verlange nicht, dass Sie hungern, sondern werde ein paar Vorschläge machen, die sich im Alltag umsetzen lassen. So können Sie mit einem sehr leicht machbaren Zwölf-Stunden-Fasten beginnen, indem Sie einfach nach 19 Uhr nichts mehr essen, auch keine Mitternachtssnacks! Allmählich können Sie die Zeit dann auf 16 Stunden ausdehnen, indem Sie aufs Frühstück verzichten und erst gegen 11 Uhr Ihre erste Mahlzeit einnehmen.

Intervallfasten – eine Form davon nennt sich zeitlich begrenztes Essen – funktioniert, weil es das Hormon Glukagon aktiviert, das, wie wir bereits gelernt haben, als Gegenpart zum Insulin unseren Blutzuckerspiegel im Gleichgewicht hält. Obwohl ich diesen Vorgang bereits im vorigen Kapitel beschrieben habe, möchte ich den Sachverhalt an dieser Stelle noch mit einem Bild verdeutlichen. Stellen Sie sich eine Wippe vor: Wenn eine Person oben ist, ist die andere unten. Mit dieser Analogie wird das Verhältnis von Insulin und Glukagon häufig beschrieben. Wenn der Insulinspiegel in Ihrem Körper steigt, sinkt der Glukagonspiegel – und umgekehrt. Wenn Sie Ihrem Körper Nahrung zuführen, steigt Ihr Insulinspiegel und der Glukagonspiegel sinkt. Aber wenn Sie nichts essen, passiert das Umgekehrte: Der Insulinspiegel sinkt und der Glukagonspiegel steigt.

Wenn der Glukagonspiegel steigt, wird Autophagie ausgelöst. Aus diesem Grund ist ein zeitlich begrenzter Nahrungsaufnahmestopp durch die sichere Praxis des Intervallfastens (OF) eine der besten Methoden, um Ihre Zellintegrität zu stärken. Nicht nur, dass die Zellen dadurch jung bleiben: Studien haben auch ergeben, dass IF mehr Energie erzeugt, die Fettverbrennung ankurbelt und das Risiko für Diabetes und Herzkrankheiten senkt. Und all das, weil die Autophagie aktiviert wird. In Kapitel 4 werden die biologischen Vorgänge bei dieser Art der Ernährung und beim Intervallfasten genauer erklärt.

Bewegung

Sie wussten sicherlich bereits, dass Bewegung Ihrem Körper guttut, den Stoffwechsel anregt und den Kreislauf in Gang bringt. Aber wahrscheinlich wissen Sie nicht, wie genau dieser gesunde »Stress« auf den Körper wirkt, um Autophagie auszulösen. Dieser Vorgang wird tatsächlich in zahlreichen Organen ausgelöst, die an unserem Stoffwechsel beteiligt sind, darunter Leber, Bauchspeicheldrüse, Muskeln und sogar Fettgewebe. Wir verbinden Sport oft mit Muskelaufbau, aber dabei wird auch Gewebe zersetzt, das dann repariert wird und stärker neu gebildet wird. In Kapitel 9 werde ich Sie dazu ermutigen, ein Fitnessprogramm zu starten, auch wenn es schon eine ganze Weile her ist, dass Sie ins Schwitzen gekommen sind.

Regelmäßige Autophagiepausen

Wie bei fast allen Dingen gilt es auch hier, die richtige Balance zu finden. Bewegung ist grundsätzlich gut, aber wenn Sie zum Beispiel über einen längeren Zeitraum ohne Pause intensiv Sport treiben, nehmen die Vorteile ab und die Risiken mehren sich. Marathonläufer und Ausdauerathleten sind dafür das beste Beispiel, sie können bei langen Überbelastungsphasen Herz- und Nierenschäden erleiden. Dasselbe gilt für Autophagie: Unser Körper braucht Ruhephasen, in denen er sich von seinem internen Reinigungsmechanismus erholt. Dadurch können Sie leichter Gewebe aufbauen, Ihr Gewicht unter Kontrolle halten, das heißt, nicht zu viel auf einmal abnehmen, und Ihr Immunsystem aufrechterhalten.

Im in Kapitel 9 vorgestellten Programm mache ich ein paar Vorschläge, wie Sie in bestimmten Phasen im Laufe des Jahres Autophagie reduzieren und Muskeln und Immunsystem stärken können. Es empfiehlt sich, acht Monate im Jahr Autophagie zu fördern und die restlichen vier Monate nicht. Wie Sie diese Monate verteilen, ist dabei egal – Sie können zum Beispiel zwei Monate mit Autophagie und einen Monat ohne leben und diese Abfolge dann ein Jahr lang wiederholen. Denken Sie daran: Autophagie ist ein Aktionsplan oder auch ein Instrument für zellulare Selbststärkung, aber wie so oft im Leben kommt es auf eine gesunde Balance an – zu viel oder nicht genug kann Ihren Zellen und damit Ihrem ganzen Körper schaden.

KAPITEL 3

ZWERGE UND MUTANTEN

»Das Tempo der wissenschaftlichen Entdeckungen
ist unglaublich hoch.«

James Watson (Mitentdecker der DNA-Struktur)

Wenn ich Sie fragen würde, was Sie tun müssen, um Ihre Jugend und Schönheit zu bewahren, Ihre Lebensdauer zu verlängern und dabei die unliebsamen Nebeneffekte des Alterns zu vermeiden, was würden Sie mir antworten? Vielleicht Folgendes:

- Ernährung optimieren und Sport treiben, um das Idealgewicht zu halten und körperlich fit zu sein.
- Regelmäßig gut schlafen.
- Stress und Ängste unter Kontrolle halten.
- Idealerweise Eltern mit Langlebigkeitsgenen haben.

Den letzten Punkt habe ich nicht nur zum Spaß eingefügt. Wie Sie inzwischen wissen, bin ich Hauptforschungsleiter der Supercentenarian Research Study, die die Genomik langlebiger Menschen erforscht. Seit 2010 habe ich 60 Menschen aus der ganzen Welt aufgesucht, die 106 Jahr und älter waren, und Blutproben von ihnen genommen. Die Älteste, Emma Morano aus Italien, wurde 117 Jahre alt. Ich bin überzeugt davon, dass fast jeder von uns 100 werden und dabei gesund bleiben kann, wenn er oder sie einen bestimmten Lebensstil führt – auch wenn man nicht zu den wenigen Individuen gehört, die in der Genlotterie das große Los gezogen haben. Es wird Sie vielleicht erleichtern zu hören, dass Ihre Gene im Hinblick auf die Lebensdauer viel weniger relevant sind, als Sie vielleicht glauben. Zu dieser Erkenntnis sind Wissenschaftler jüngst gekommen, nachdem sie große Datenmengen zur Ahnenforschung ausgewertet haben. Neue Berechnungen zeigen, dass unsere Gene lediglich zu unter 7 Prozent unser Alter bestimmen – zuvor ging man immer von 25 bis 35 Prozent aus. Für die große Mehrheit von uns gilt: Unsere Lebensdauer basiert auf unserem Lebensstil – was wir essen, wie viel wir uns bewegen, welcher Art Stress wir ausgesetzt sind und sogar auf anderen Faktoren wie der Qualität unserer Beziehungen, wen wir heiraten, wie stark unsere sozialen Netzwerke sind und welchen Zugang wir zu einem Gesundheits- und Bildungssystem haben.

Der erste Hinweis, dass in diesem Bereich Gene nicht der dominante Faktor sind, stammt aus einer Studie, die ich bereits kurz erwähnt habe.[1] Sie umfasste mehr als 400 Millionen Menschen, die vom 19. bis zur Mitte des 20. Jahrhunderts geboren wurden, und richtete das Augenmerk auf die Lebensdauer von Ehepaaren. Heraus kam, dass verheiratete Paare eine ähnliche Lebensdauer haben – ähnlicher als Geschwister. Dieses Ergebnis deutet auf einen starken Einfluss nichtgenetischer Kräfte hin, da Ehepartner normalerweise keine gemeinsamen Genvarianten besitzen. Andere Faktoren, die Ehepartner jedoch sehr wohl gemeinsam haben, sind Ess- und Bewegungsgewohnheiten, ob sie rauchen, Zugang zu sauberem Wasser haben, weit weg von Gebieten mit Epidemien leben oder gebildet sind. Wir neigen eben dazu, Menschen zu heiraten, die den gleichen Lebensstil wie wir haben. Ein Stubenhocker ist selten mit einem Triathleten liiert, ein Partylöwe selten mit einem Abstinenzler. Und ein gesunder Lebensstil führt zu einer entsprechenden Genexpression.

Wir können viel von Menschen lernen, die entgegen jeder Wahrscheinlichkeit ein Jahrzehnt oder länger als alle anderen gesund leben. Haben Sie sich jemals gefragt, ob es einen sicheren Weg gibt, *niemals* an Diabetes oder Krebs zu erkranken, auch wenn Sie übergewichtig oder fettleibig sind? Es stellt sich heraus, dass es auf der Erde Gruppen gibt, deren Mitglieder gegen diese Krankheiten resistent und vor einigen Aspekten des Alterns geschützt sind. Sie werden nicht unbedingt 100 Jahre alt, aber sie vermeiden zwei der gefährlichsten Leiden des modernen Lebens, die den Versuch von Millionen von Menschen zunichtemachen, ein langes und gutes Leben zu führen. Was ist ihr Geheimnis?

Das Laron-Syndrom und die Ecuadorianer

Wie bereits erwähnt, ist die Reduzierung des Insulin- und IGF-1-Spiegels mit der Absenkung von mTOR und dem Ingangsetzen der Autophagie verbunden. Der israelische Arzt Zvi Laron (der im Jahr 2019 92 Jahre alt wurde) ist auf pädiatrische Endokrinologie, also auf Kinder mit hormonellen Dysfunktionen, spezialisiert. 1958 kam eine jüdische Familie mit ihren drei jüngsten Kindern zu ihm. Die drei Kinder waren von Wachstumsstörungen betroffen, obwohl ihre fünf älteren Geschwister normal groß waren. Kleinwuchs hat viele verschiedene medizinische Ursachen, eine davon ist die geringe Produktion des Wachstumshormons (GH). GH ist eine Substanz, die das Wachstum, die Zellvermehrung und die Zellregeneration bei Menschen und Tieren stimuliert. Es wird von der Hirnanhangsdrüse an der Basis des Gehirns gebildet und ist für die Entwicklung so wichtig, dass Jugendliche im Vergleich zu Erwachsenen etwa die doppelte Menge dieses Hormons pro Tag produzieren – 700 Mikrogramm pro Tag gegenüber 400 Mikrogramm pro Tag bei Erwachsenen, meist in der dritten und vierten Schlafphase. GH unterstützt den jungen Körper nicht nur beim Wachsen, beim Erreichen der Pubertät und der Reifung zum Erwachsenen, sondern ist auch notwendig für die Stärkung des Gewebes (Verbesserung der Knochendichte, Muskelaufbau) und die Heilung (Haut, Knochen, Darmwand etc.). Wir produzieren und verwenden GH ein Leben lang, wenn auch in unterschiedlichem Maße, je nach Alter und Bedürfnissen. Dr. Laron ging davon aus, dass die ungewöhnlich kleinen Kinder dieser Familie einen biologischen Mangel an GH hatten, in der Medizin als GH-Defizienz bezeichnet. Doch als er sie mit GH behandelte, schien keine Besserung einzutreten.

In den nächsten Jahrzehnten suchten immer mehr kleinwüchsige Patienten Dr. Laron auf. Schließlich lag die Zahl seiner Patienten bei über 60, die Gruppe wurde als »Israelische Kohorte« bekannt. Bei den Individuen dieser Gruppe wurde dann das Laron-Syndrom diagnostiziert, benannt nach Larons Bericht über die Erkrankung im Jahr 1966 zusammen mit A. Pertzelan und S. Mannheimer, basierend auf den Erfahrungen mit diesen Patienten im Laufe der Jahre.[2] Erwachsene Männer mit Laron-Syndrom werden in der Regel etwa 1,37 Meter groß, Frauen können bis zu 1,22 Meter erreichen.

Weltweit scheint es zwischen 300 und 500 Menschen zu geben, die an diesem besonderen Syndrom leiden. 2014 machten Wissenschaftler genetische Tests, um die genealogische Herkunft von Menschen mit Laron-Syndrom aus einem halben Dutzend unterschiedlicher Länder zu bestimmen. Sie fanden heraus, dass all diese Menschen tatsächlich einen gemeinsamen Vorfahren hatten, der wahrscheinlich Jude war.[3] Einige seiner Nachkommen blieben im Nahen Osten oder emigrierten nach Osteuropa; andere zogen circa im zweiten Jahrhundert nach Christus nach Spanien oder Portugal. Etwa die Hälfte der getesteten Menschen mit Laron-Syndrom waren sephardische Juden (aus Spanien). Nach der Vereinigung Spaniens durch die Heirat der Katholischen Könige Ferdinand und Isabella erließen die Monarchen im Jahre 1492 das Alhambra-Edikt, das Juden zwang, entweder zum Katholizismus zu konvertieren oder auszuwandern. Zwischen 40 000 und 100 000 sephardische Juden verließen Spanien; viele siedelten sich in Nordafrika und dem Nahen Osten an, manche zogen in andere europäische Länder, in die Karibik, nach Südafrika und Amerika.

Ab 1987 erforschte Dr. Jaime Guevara-Aguirre, ein ecuadorianischer Arzt und Diabetesexperte, eine Gruppe von etwa 99 Dorfbewohnern in den Provinzen Loja und El Oro in Südecuador, die alle an Kleinwuchs des Laron-Typus litten. Diese »Ecuadorianische Kohorte«, wie sie später genannt wurde, bestand aus Nachkommen von sephardischen Juden, die Anfang des 15. Jahrhunderts aus Spanien geflohen und nach Ecuador emigriert waren. Da die katholische Kirche auch dort in großen Städten wie Lima und Quito Einfluss hatte, wurden sie gezwungen, sich an abgelegeneren südlichen Orten niederzulassen. Aus Angst vor Verfolgung blieben sie im Laufe der nächsten vier Jahrhunderte isoliert – die aktuellen Nachkommen leben alle in einem Gebiet von nur 150 Kilometer Durchmesser –, und weil ihre Gemeinschaft zu klein war, heirateten manche gelegentlich auch nahe Verwandte. Um zu zeigen, warum dies wichtig ist, gehe ich im Folgenden kurz auf die Vererbungslehre ein.

Genotypen und Phänotypen

Die Grundlagen der Mendel'schen Vererbungslehre helfen dabei zu verstehen, wie bestimmte Merkmale – oder in diesem Fall genetische Abweichungen – von einer Generation zur nächsten weitergegeben werden und schließlich in einer abgeschiedenen geografischen Region häufig, im Rest der Welt jedoch selten vorkommen. Die Mendel'schen Regeln beschreiben die Vererbung von Merkmalen auf der Grundlage von Genen. Benannt sind sie nach dem Augustinermönch Gregor Mendel, der als Vater der modernen Genetik gilt. Er stellte diese Regeln in den 1860er-Jahren auf, basierend auf seinen Experimenten mit der Züchtung von Erbsen in seinem Garten. Das war lange bevor wir etwas von DNA wussten, und doch entdeckte Mendel aufgrund seiner Beobachtungen grundlegende Gesetze der Vererbung.

Unser genetischer Code findet sich praktisch in jeder einzelnen der Milliarden Zellen unseres Körpers. Er liefert die Anleitung, die der Körper braucht, um zu funktionieren und die Grundfunktionen des Überlebens zu gewährleisten. Der Code ist in 23 Chromosomen verpackt, die man sich wie individuelle Informationsbände in der DNA-Bibliothek vorstellen kann. Die Chromosomen bestehen aus DNA-Strängen. Diese Stränge sind in Form eines Korkenziehers angeordnet, wodurch die DNA ihre berühmte Struktur einer verdrehten Leiter, der sogenannten Doppelhelix, bekommt. Die Sprossen dieser Leiter bestehen aus etwa drei Millionen Basenpaaren aus vier chemischen Basen namens Nukleotiden, die meist mit den Buchstaben A (Adenin), T (Thymin), G (Guanin) und C (Cytosin) bezeichnet werden. Die Sequenz dieser Nukleotide, die einen Teil eines Chromosoms bilden, bestimmt die Zehntausende von codierten Genen. Wie Sie wahrscheinlich schon wissen, sind es unsere Gene, die letztlich alles bestimmen, was uns ausmacht – von der Augenfarbe bis hin zum Risiko, an Alzheimer oder einer Herzkrankheit zu erkranken. Man kann sich die Nukleotide als Buchstaben in einem speziellen Alphabet vorstellen, deren Anordnung Sätze ergibt, die unsere Genexpression bestimmen.

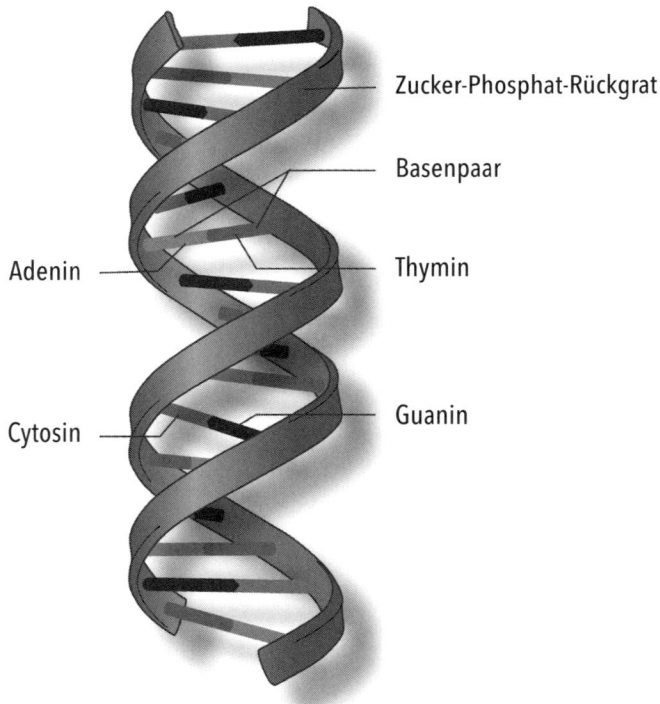

Adenin

Cytosin

Zucker-Phosphat-Rückgrat

Basenpaar

Thymin

Guanin

Unsere individuellen Charakteristika – vom Aussehen über Aspekte der Persönlichkeit bis hin zum Risiko, bestimmte Krankheiten zu bekommen – werden zu einem Großteil von den Genen bestimmt, die wir von unseren Eltern erben – ja, auch die Umwelt spielt dabei eine wichtige Rolle, aber im Rahmen dieses Buchs möchte ich mich auf die Genetik beschränken. Jeder von uns besitzt etwa 20 000 bis 25 000 Gene, aber nur ein Prozent davon macht aus uns einmalige Individuen, die sich von allen anderen Menschen unterscheiden. Über die Chromosomen erben wir von beiden Elternteilen einen Satz Gene. Jede generische Charaktereigenschaft wird von einem Paar Genvarianten namens Allelen produziert. Die individuellen Allele eines Paares können dabei in ihrer Expression unterschiedlich sein, eines kann dominant gegenüber dem anderen sein. Es ist reiner Zufall, wie diese Allele sich miteinander verbinden und an die nächste Generation weitergegeben werden. Praktischer ausgedrückt, für alle, die dieser ganze biologische Jargon verwirrt: Wenn eine Person mit blauen Augen leibliche Kinder mit einer braunäugigen Person hat, kann der Nachwuchs eine Kombination aus blau- und braunäugigen Kindern sein, je nachdem, wie die Allele sich mischen und ob der braunäugige Elternteil ein rezessives Gen für blaue Augen weitervererbt. Dieser braunäugige Elternteil könnte ein rezessives Gen für blaue Augen in sich tragen, das aber von dem dominanten Allel für braune Augen überdeckt wäre.

Eine Genmutation in einem der ersten 22 nicht geschlechtsbestimmenden Chromosomen kann zu einer Störung führen, die man »autosomal« nennt. Vererbte autosomale genetische Mutationen sind entweder dominant oder rezessiv. Wenn sie dominant sind, ist nur ein Exemplar des Gens von einem Elternteil vonnöten, damit sich die Störung bemerkbar macht; das nennt man »Phänotyp«. In diesem Fall wird auch mindestens ein Elternteil das Erscheinungsbild der Störung zeigen, also den Phänotyp. Eine rezessive Genmutation findet statt, wenn ein – von einem Elternteil vererbtes – abnormales Gen nicht dominant gegenüber dem – vom anderen Elternteil vererbten – normalen Gen ist. Die betroffene Person zeigt keinerlei sichtbare Spuren des abnormalen Phänotyps, trägt aber ein Exemplar des abnormalen Gens in sich, das sie an ihre Kinder weitergeben kann, weshalb sie als »Genträger« bezeichnet wird. Wenn das abnormale Gen von beiden Eltern weitervererbt wurde, wird das Individuum sichtbare Merkmale haben. Beim Laron-Syndrom handelt es sich um einer solche autosomal-rezessive Störung.

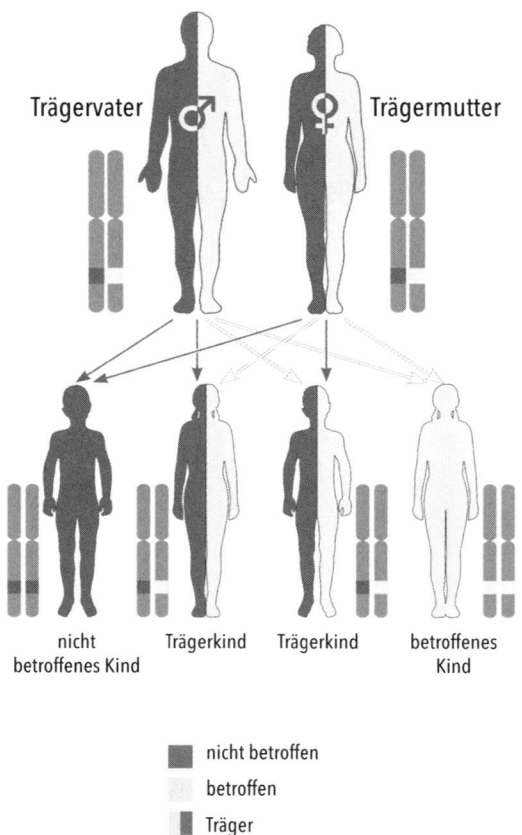

AUTOSOMAL-REZESSIVE VERERBUNG

Trägervater ♂

Trägermutter ♀

nicht betroffenes Kind

Trägerkind

Trägerkind

betroffenes Kind

■ nicht betroffen
▨ betroffen
▌ Träger

Wenn einer dieser kleinwüchsigen Menschen Nachwuchs mit einer Person zeugt, die das mutierte Allel nicht in sich trägt, können einige ihrer Kinder zu Trägern werden, aber nicht selbst kleinwüchsig sein. Wenn beide Eltern das Laron-Allel in sich tragen – wenn also jeder von ihnen nur ein Exemplar davon hat und nicht selbst an der Störung leidet –, liegt die Wahrscheinlichkeit, dass ein leibliches Kind auch ein Träger ist, bei 50 Prozent, dass es ein Nichtträger ist, bei 25 Prozent, dass es den Phänotyp zeigt, also kleinwüchsig ist, bei 25 Prozent. Wenn aber *bei-de* Eltern den Phänotyp zeigen, also kleinwüchsig sind, bedeutet dies, dass beide zwei Exemplare des mutierten Allels in sich tragen und somit *alle* ihre Kinder den Kleinwuchsphänotyp erben werden. Die Wahrscheinlichkeit, dass eine rezessive

Genmutation sich weitervererbt, steigt deutlich, wenn blutsverwandte Personen Kinder miteinander zeugen (Inzucht). Dies wird zwar im Allgemeinen durch soziale Tabus oder Gesetze unterbunden, kommt aber bei Menschen mit bestimmtem ethnischen Hintergrund häufiger vor, weil diese Personen dieselben Vorfahren haben. Im Fall der sephardischen Juden in Ecuador und Israel verstärkten ihre Isolation und der starke Wunsch, innerhalb der eigenen Religion zu heiraten, die Wahrscheinlichkeit der Inzucht und führten dazu, dass viele Individuen das Laron-Syndrom erbten. So waren zum Beispiel in der ersten Familie, in der Dr. Laron das nach ihm benannte Syndrom entdeckte, die Großeltern der Eltern Cousins und Cousinen ersten Grades.

An diesem Punkt wird es interessant. Obwohl es wie ein Fluch erscheinen mag, mit der genetischen Disposition für Kleinwuchs geboren zu sein, haben diese Menschen noch eine weitere, diesmal aber sehr erstrebenswerte Eigenschaft gemeinsam: Sie erkranken nicht an Diabetes oder Krebs. Niemals. Sie haben auch ein deutlich niedrigeres Risiko, an Alzheimer oder kardiovaskulären Krankheiten zu erkranken. Welche biologischen Geheimnisse stecken hinter diesem diabetes- und krebsfreien Leben? Ist es das dörfliche Leben im Gebirge, oder hängt es vielleicht mit der genetischen Störung zusammen?

Acht Jahre nachdem Dr. Laron zum ersten Mal die kleinwüchsigen Kinder dokumentiert hatte, die nicht auf eine Hormonbehandlung ansprangen, kam eine Labortechnologie namens Radioimmunoassay auf, mit der man den Spiegel des Wachstumshormons (GH) in einzelnen Personen messen kann. Zu seiner Überraschung fand Dr. Laron heraus, dass der GH-Spiegel seiner Patienten nicht zu niedrig, sondern sogar *erhöht* war. Er und seine Kollegen entdeckten, dass diese Kinder einen Defekt in einem speziellen Rezeptor in der Leber hatten, der GH binden und das Hormon Insulinähnlicher Wachstumsfaktor 1 (IGF-1) produzieren soll. Wenn Sie kein Biochemiker sind, gehört IGF-1 nicht zu Ihrem täglichen Sprachschatz, aber Sie werden noch viel über diese Substanz erfahren, weil sie viel mit Ihrer Lebensdauer zu tun hat – sowie mit Ihrer Fähigkeit, gut auszusehen und sich auch so zu fühlen. Der Blutspiegel von IGF-1 bei den Personen, die das Laron-Syndrom von beiden Elternteilen geerbt hatten, betrug weniger als 20 Nanogramm pro Millimeter (20 ng/ml). In der Pubertät liegt der übliche Spiegel, der eine normale Entwicklung gewährleistet, zwischen 100 und 600 ng/ml; nach der Pubertät bewegt er sich in einem Spektrum zwischen 30 und 200 – also viel niedriger als während der Wachstumsphasen des Körpers. Doch bei vielen Menschen ist aufgrund einer schlechten Ernährung der Spiegel dieses Hormons erhöht, was sich negativ auf die Gesundheit auswirken kann. Wie wir noch sehen werden, halten zu viel tierisches Eiweiß und raffinierte Kohlenhydrate den IGF-1-Level hoch.

Schutz vor Diabetes und Krebs

Im Jahr 2011 veröffentlichte eine Gruppe von Wissenschaftlern, darunter Guevara-Aguirre aus Ecuador, Rafael de Cabo vom National Institute on Aging und Valter Longo, ein Biogerontologe vom Longevity Institute der University of Southern California, einen Fachartikel, in dem sie aufzeigten, dass es in den 22 Jahren, in denen sie der Ecuadorianischen Kohorte gefolgt waren, keinen einzigen Fall von Diabetes gegeben hatte. Und das, obwohl über 20 Prozent der Personen fettleibig waren und ungefähr denselben Nüchternblutglukosespiegel hatten wie Einheimische ohne die Mutation.[4] Und in der mehrere Hundert Personen umfassenden Ecuadorianischen Kohorte hatte es nur einen einzigen Fall von Krebs gegeben, der darüber hinaus nicht tödlich war. Dies wich drastisch ab von den Zahlen anderer Bewohner der Region, die nicht diese Genmutation aufwiesen: 5 Prozent von ihnen waren an Diabetes, 20 Prozent an Krebs verstorben. Eine Dorfbewohnerin, die nach wie vor in die Studie einbezogen ist, ist eine Frau um die 50, die nur 1,07 Meter groß ist – die Durchschnittsgröße eines Erstklässlers. Sie wiegt aber 58 Kilogramm, ist also eindeutig adipös. Ihre Ernährung ist kohlenhydrat- und fettreich, aber ihr Blutdruck ist perfekt. Sie zeigt keinerlei Anzeichen von Diabetes oder anderen Krankheiten, und trotz ihrer Fettleibigkeit bestätigten die Wissenschaftler, dass sie gesund ist.

Zuvor hatte Dr. Laron eine Studie veröffentlicht, bei der er und seine Kollegen die Hälfte der bekannten Weltbevölkerung mit natürlichem IGF-1-Mangel (222 Personen) untersucht hatten.[5] Dieser Mangel beruhte auf einer Unterproduktion des Wachstumshormons, dem Laron-Syndrom – wie oben erklärt, aufgrund eines mutierten Wachstumshormonrezeptorgens – oder auf dem Funktionsverlust des IGF-1-Gens. Keine einzige Person wies eine Krebserkrankung auf. Es schien auch kein Unterschied zu bestehen, ob sie sich im späteren Leben einer IGF-1- oder GH-Behandlung unterzogen hatten. Laron und seine Kollegen untersuchten Blutproben der Ecuadorianischen Kohorte und stellten fest, dass etwas in ihrem Blut die in der Petrischale gezüchteten Zellen vor im Labor induziertem Krebs schützte – Wissenschaftler entwickeln gerne im Labor Krebs, um dessen Verhalten zu studieren. Trotz ihrer kohlenhydratreichen Ernährung hatten die Mitglieder der Ecuadorianischen Kohorte einen niedrigen Insulinspiegel und eine gute Insulinsensitivität, das heißt, sie waren nicht insulinresistent, wodurch sie vor Diabetes geschützt waren (siehe Kasten unten). Und für unser Thema noch wichtiger: Als die Forscher menschliche Zellen im Blut dieser Menschen inkubierten, ergab sich eine verringerte Expression von mTOR, dem Hauptproteinkomplex unseres Körpers, der die Selbstreinigungsfähigkeiten steuert. Aus den vorangegangenen Kapiteln wissen Sie ja bereits, was das bedeutet: Wenn mTOR reduziert ist, steigt die Autophagie, und die zellularen Recyclingstationen fangen an, Hausputz zu machen und den Müll zu entsorgen.

Diabetes: eine »klebrige« Angelegenheit

Insulin ist eines der wichtigsten Hormone - eine Tatsache, die Ihnen wahrscheinlich schon bekannt war. Es spielt eine Hauptrolle in unserem Stoffwechsel und hilft uns, Energie aus der Nahrung als Kraftstoff in die Zellen zu transportieren. Da unsere Zellen die Glukose, die mit dem Blutkreislauf an ihnen vorbeizieht, nicht automatisch aufnehmen können, benötigen sie die Hilfe von Insulin, das von der Bauchspeicheldrüse produziert wird und als Transportmittel dient. Insulin überträgt Glukose aus dem Blutkreislauf in Muskel-, Fett- und Leberzellen. Normale, gesunde Zellen besitzen viele zelluläre Rezeptoren für Insulin und können daher problemlos auf das Hormon reagieren. Wenn

Zellen jedoch unerbittlich einem hohen Insulinspiegel ausgesetzt sind, der durch ein konstantes Vorhandensein von Glukose verursacht wird, passen sie sich an, indem sie die Anzahl der Insulinrezeptoren auf ihrer Oberfläche reduzieren. Sie werden praktisch »blind« für Insulin.

Die anhaltende Präsenz von Glukose wird übrigens meist dadurch verursacht, dass man zu viel raffinierten Zucker und einfache Kohlenhydrate aus verarbeiteten Lebensmitteln isst. Dies wird als »Insulinresistenz« bezeichnet, da unsere Zellen dabei desensibilisiert oder resistent gegen das wichtige Hormon werden. Man nimmt an, dass es sich dabei um einen zellularen Selbstschutzmechanismus handelt. Denn obwohl Glukose die Energiemaschinerie der als Mitochondrien bezeichneten Energiezellen, auf die wir in den vorherigen Kapiteln eingegangen sind, befeuert, kann zu viel davon tödlich sein, da Zucker an den Proteinen klebt und ihre Funktion stört – ein Vorgang namens Glykation; mehr dazu folgt. Sobald sich die Zellen in diesem Zustand befinden, ignorieren sie das Insulin und nehmen keine Glukose mehr aus dem Blut auf. Wie bei den meisten biologischen Prozessen erfolgt darauf eine Reaktion durch die Bauchspeicheldrüse, die beginnt, noch mehr Insulin zu produzieren. Damit Glukose in die Zellen gelangen kann, ist nun ein höherer Insulinspiegel erforderlich.

Diese Ereignisabfolge erzeugt einen Teufelskreis, der schließlich in Typ-2-Diabetes gipfeln kann. Wenn Sie Diabetiker sind, haben Sie per Definition eine Hyperglykämie, was so viel bedeutet wie erhöhte (Hyper-) Glukose (Glyk) im Blut (-ämie). Zur Erinnerung: Wenn Sie hyperglykämisch sind, hat Ihr Körper mehr Glukose als nötig, um seine Zellen sofort mit Energie zu versorgen, und der Schwerpunkt liegt auf der sicheren Speicherung. Zuerst wird die Glukose in Glykogen umgewandelt, eine Form von Glukose, die nicht so »klebrig« ist und daher den Zellen weniger schadet.

Glykogen wird hauptsächlich in der Leber und den Muskeln gespeichert und dient dem Körper als leicht verfügbare Energiequelle, wenn der Blutzuckerspiegel sinkt. Solange Glykogenspeicher in der Leber und den Muskeln vorhanden sind, wird Fett nicht als Kraftstoff verbrannt, und überschüssiges Fett wird im Fettgewebe gespeichert. Deshalb sind die meisten Menschen mit Typ-2-Diabetes (etwa 80 Prozent) übergewichtig oder fettleibig. Verbleibt der Zucker im Blut, richtet er viel Schaden an, indem er zum Beispiel fortgeschrittene Glykationsendprodukte (Advanced Glycation Endproducts, kurz AGEs) erzeugt, bei denen »klebrige« Glukosemoleküle sich an Proteine binden – zum Beispiel die, aus denen die inneren Blutgefäße bestehen – und eine Fehlfunktion verursachen. Die Glykation, wie der AGE-Prozess genannt wird, ist Teil dessen, was Diabetes zu einer der Hauptursachen für vorzeitigen Tod, koronare Herzkrankheiten, Schlaganfälle, Nierenerkrankungen und Erblindung macht.

Aus den Studien von Dr. Laron und anderen haben wir gelernt, dass sich die Aktivität von IGF-1 und dessen Beziehung zum Wachstumshormon und zu Insulin im Körper auf die Lebensdauer und auf das Risiko für bestimmte Krankheiten auswirkt. Bevor wir tiefer einsteigen, möchte ich Ihnen jedoch erklären, wie man diese biologischen Phänomene erforschen kann, ohne an Menschen zu experimentieren. Ich werde Sie deshalb im Folgenden mit ein paar berühmten Mäusen bekannt machen. Die bisherigen Informationen über Genetik und kleinwüchsige Menschen mögen auf den ersten Blick nichts mit unserem Thema zu tun haben, aber wenn Sie etwas Geduld haben, werden Sie sehen: Die Erkenntnisse von Dr. Laron und seinen Kollegen beleuchten sehr wohl, wie Autophagie funktioniert, und weisen darauf hin, was wir tun können, um unser biologisches System zu überlisten und Krankheiten und vorzeitigen Tod zu vermeiden.

Ames- und Snell-Zwergmäuse

In den 1950er-Jahren wurde in einer Labormauskolonie an der Iowa State University in Ames, Iowa, eine Maus geboren, die eine spontane Mutation in ihrer DNA aufwies. Diese Funktionsverlustmutation in einem bestimmten Gen führte zu einer verringerten Produktion des Wachstumshormons sowie der Hormone Prolactin und Thyrotropin. »Funktionsverlust« bedeutet einfach, dass eine Mutation das Gen unwirksam oder inaktiv macht – es ist also nicht in der Lage, seine Funktion auszuüben, zum Beispiel das Codieren für Proteine, die zur Herstellung bestimmter Hormone führen. Die Ames-Mäuse mit Zwergwuchs sehen bei der Geburt normal aus, aber sie wachsen langsam und werden nur etwa halb so groß wie die anderen Familienmitglieder. Erwachsene Ames-Zwergmäuse haben einen extrem niedrigen zirkulierenden IGF-1-Spiegel. Paradoxerweise verbrauchen sie aber mehr Nahrung und Sauerstoff, als man bei ihrer Größe erwarten würde. Ihre Nüchterninsulin- und Blutzuckerspiegel sind ebenfalls niedriger, was auf eine hervorragende Insulintoleranz schließen lässt. Mit anderen Worten: Sie sind weit von Insulinresistenz oder Diabetes entfernt.

In vielerlei Hinsicht zeigen Ames-Zwergmäuse dieselbe verzögerte Alterung und verlängerte Lebensdauer wie Tiere mit reduzierter Kalorienzufuhr – nur eben ohne diese Restriktion. Normale Mäuse leben im Schnitt etwa 900 Tage. Wenn man bei normalen Mäusen die Kalorienzufuhr beschränkt, können sie bis zu 1200 Tage leben. Ames-Zwergmäuse leben jedoch etwa 1300 Tage ohne und weitere 100 Tage mehr mit Kalorienrestriktion.

Wie die Ames-Zwergmaus, so hat auch die sogenannte Snell-Zwergmaus einen Defekt in einem (anderen) Gen, das bestimmte Hormone produziert, darunter auch das Wachstumshormon. Obwohl es zwischen diesen zwei Mäusestämmen kleine Unterschiede gibt, haben sie ähnliche Krankheitsbilder oder biologische Merkmale. Studien zur ungewöhnlich langen Lebensdauer von Zwergmäusen setzten in den 1990ern und frühen 2000ern ein; viele davon wurden von denselben Wissenschaftlern durchgeführt, die auch die Wirkung von Rapamycin auf eine gesunde Lebensdauer untersuchten. In einer der ersten Studien aus dem Jahr 2001 zeigten Forscher von David Harrisons Labor am Jackson Laboratory in Maine, dessen Arbeit ich bereits in Kapitel 1 erwähnt habe, dass die Lebensdauer durch die Mutationen, die sowohl bei den Snell- als auch bei den Ames-Zwergmäusen gefunden wurden, verlängert werden kann.[6] Sie fanden heraus, dass beide einen niedrigen Wachstumshormon- und IGF-1-Spiegel haben. Ihre Arbeit zeigte zudem, dass bestimmte Immunzellen der Snell-Zwergmäuse sowie die Kollagenquervernetzung langsamer altern, was die These stützt, dass die längere Lebensdauer dieses Mäusestamms auf einer Verlangsamung des Alterns beruht.

Zur Erläuterung: Die Quervernetzung bezieht sich auf eine schon lange bestehende Theorie des Alterns, die besagt, dass bestimmte Proteine wie zum Beispiel Kollagen sich mit schädlichem Effekt verbinden. Diabetiker haben zum Beispiel zwei- bis dreimal so viele quervernetzte Proteine wie gesunde Menschen. Diese Vernetzungen werden vorwiegend durch den hohen Gehalt an »klebriger« Glukose im Blut verursacht, wodurch, wie bereits erläutert, fortgeschrittene Glykationsendprodukte entstehen. Die Quervernetzung von Proteinen kann auch für ein vergrößertes Herz und das Verhärten von Kollagen verantwortlich sein, was zum erhöhten Risiko eines Herzstillstands sowie zu weiteren negativen Auswirkungen führen kann.

Bei den Snell-Zwergmäusen gab es auch weniger Krebsfälle als bei normalen Mäusen. Dr. Andrezej Bartke, ein renommierter Wissenschaftler und Professor für Innere Medizin und Physiologie an der Southern Illinois University School of Medicine, bewies weiterhin, dass diese positiven Gesundheitseffekte *nicht* einsetzten, wenn den Mäusen im Alter von zwei bis sechs Wochen zusätzliches Wachstumshormon verabreicht wurde. Dr. Bartkes Labor gilt als eines der ersten, die zeigen konnten, dass die Mutation eines einzelnen Gens die Lebensdauer von Säugetieren verlängern kann. Seine Mitarbeiter stellten die Theorie auf, dass die erstaunliche Verlängerung der Lebensdauer von Ames-Zwergmäusen auf dem Mangel an Wachstumshormon (GH) basiert.[7]

Sowohl die Ames- als auch die Snell-Zwergmäuse sind aus der spontanen Mutation eines Gens entstanden, das die Hirnanhangsdrüse bei Inzuchtmäusen steuert. Der Mäusestamm mit dem GH-Rezeptor-Knockout (GHRKO) hingegen wurde bewusst entwickelt, um den Wachstumshormonrezeptordefekt des Laron-Syndroms nachzustellen. Bei Mäusen hält die GHRKO-Kohorte den Weltrekord in Langlebigkeit. Dieser Mäusestamm wurde entwickelt, um es Wissenschaftlern zu ermöglichen, die Mutation zu erforschen, da bei menschlichen Testpersonen ethische und praktische Einschränkungen bestehen. Die mutierten, im Labor entwickelten Mäuse weisen eine starke Wachstumsverzögerung, einen proportionalen Zwergwuchs und eine stark verminderte IGF-1-Konzentration auf, also genau das, was wir bei Menschen mit Laron-Syndrom beobachten. Darüber hinaus wurde festgestellt, dass GHRKO-Mäuse einen niedrigeren Nüchternglukosespiegel und Insulinspiegel und eine erhöhte Insulinsensitivität sowie eine niedrigere Glukosetoleranz haben – alles positive Gesundheitsfaktoren. Und sie leben 30 bis 40 Prozent länger als ihre Wurfgeschwister in freier Wildbahn. Im Jahr 2017 veröffentlichte ein Konsortium von Wissenschaftlern aus der ganzen Welt – von der Mayo-Klinik in Minnesota über Brasilien bis hin zu Polen und Deutschland – einen Artikel, der auf Basis der dokumentierten besonderen biologischen Disposition dieser langlebigen Mäuse »ein neues Tiermodell für Alterungsstudien« ausrief.[8] Interessanterweise haben auch über Hundertjährige – das beste Beispiel für erfolgreiches Altern – einen niedrigeren Plasma-IGF-1-Spiegel als Nichthundertjährige. Zahlreiche Tierrassen wie zum Beispiel Zwerghunde, -katzen und -schweine, deren Kleinwuchs auf eine einzige Mutation in ihrem IGF-1-Gen zurückzuführen ist, leben ebenfalls deutlich länger als ihre normal großen Pendants.

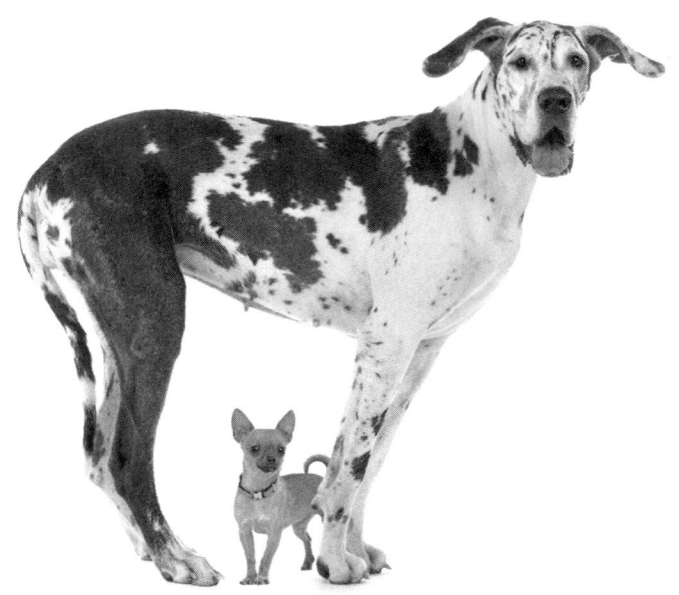

Ich habe die Entwicklung der Labormäuse, die länger als ihre mutationsfreien Artgenossen leben, nur dargestellt, um zu zeigen, dass wir damit einen Weg gefunden haben, um diese einmaligen Mutationen zu erforschen und dadurch zu verstehen, an welchen körperlichen Mechanismen wir ansetzen können, um unsere Lebensdauer zu verlängern – und, noch wichtiger, wie wir die Auswirkungen dieser Mutationen durch grundlegende Lifestyleänderungen nachahmen können. Einen niedrigeren IGF-1-Spiegel zu haben, bedeutet, länger zu leben. Sie brauchen jedoch kein mutiertes Gen, um diese Resultate zu erzielen. Interessanterweise senkt eine Kalorienrestriktion – die einfachste Intervention, um tierisches Leben zu verlängern – den IGF-1-Spiegel deutlich. Der Schlüssel besteht darin, eine gesunde Balance zu finden und die Wechselwirkung von IGF-1 mit dem Wachstumshormon und Insulin zu berücksichtigen, um Altern und Autophagie zu optimieren.

Abwägung zwischen Leistung und Lebensdauer

Wie bereits erwähnt, hat das Wachstumshormon (GH) zahlreiche Auswirkungen auf den Körper, sowohl beim Gewebewachstum als auch beim Energiestoffwechsel. GH wird als Reaktion auf unterschiedliche Situationen oder Umstände ausgeschüttet, darunter die für unser Thema wichtigen Auslöser Bewegung, Absinken des Blutzuckerspiegels und Kohlenhydratrestriktion oder Fasten. Wie zuvor erklärt, ist GH ein wachstumsförderndes Hormon, das die Proteinsynthese in Muskeln und Leber anregt. GH sorgt auch dafür, dass freie Fettsäuren von Fettzellen in Energie umgewandelt werden, ein Schlüsselfaktor beim Abnehmen.

Eine wichtige Information habe ich bisher zurückgehalten: Ich habe zwar erwähnt, dass GH die Leber dazu anregt, IGF-1 zu produzieren – doch das tut sie ausschließlich dann, wenn Insulin vorhanden ist. Ein hoher GH-Spiegel in Kombination mit einem hohen Insulinspiegel (zum Beispiel nach einer Mahlzeit, die Eiweiß und Kohlenhydrate enthält, wie beispielsweise eine Salamipizza oder ein Cheeseburger) hebt den IGF-1-Spiegel und verstärkt wachstumsfördernde Reaktionen im Körper. Im Gegensatz dazu lässt ein hoher GH-Spiegel zusammen mit einem niedrigen Insulinspiegel – wie beim Fasten oder bei Kohlenhydratrestriktion – den IGF-1-Spiegel nicht ansteigen und hat viele positive Auswirkungen. Durch die Stimulation von Autophagie können wir all unsere alten, nutzlosen und potenziell schädlichen Proteine und unseren Zellabfall ausmisten. Gleichzeitig regt Fasten das Wachstumshormon an, das unseren Körper dazu animiert, neue Zellen und neues Gewebe zu produzieren. Wir kurbeln die Gesundheit unseres Körpers durch eine ständige und vollständige Renovierung an: Raus mit dem Alten, rein mit dem Neuen. Der Vorgang lässt sich mit der Renovierung eines Zimmers vergleichen, zum Beispiel der Küche: Wenn Sie dort noch schäbige avocadogrüne Schränke aus den 1960ern stehen haben, müssen Sie diese erst entfernen, bevor sie neue einbauen können. Es handelt sich um einen dualen Prozess aus Entfernen oder Zerstören und Erschaffen oder Bauen.

Natürlich gibt es im Körper auch die richtige Zeit und den richtigen Ort, um

Wachstum zu fördern und IGF-1 in einer bestimmten Menge zirkulieren zu lassen. Sowohl ein zu niedriger als auch ein zu hoher IGF-1-Spiegel erhöhen das Risiko, an irgendeiner Krankheit zu sterben. Einerseits fördert IGF-1 Wachstum und ist deshalb bei der Genesung wichtig, derselbe Mechanismus kann jedoch andererseits auch Krebs fördern. Hier eine Zusammenfassung der wichtigsten Vor- und Nachteile von IGF-1.

Die Vorteile

- IGF-1 hilft, Muskelmasse und Kraft zu erhalten, verringert Muskelschwund und Knochenbrüchigkeit.
- Reduziert Entzündungen und unterdrückt oxidativen Stress.
- Verbessert das Zellüberleben bei Gefahren, darunter DNA-Schädigung.
- Kurbelt die Gehirngesundheit an, indem es das Wachstum neuer Neuronen anregt, die Bildung amyloider Plaques verhindert und als natürliches Antidepressivum wirkt.
- Schützt gegen Herzerkrankungen, indem es auf Blutgefäße entzündungshemmend und antioxidativ wirkt, den bestehenden Plaque stabilisiert und zusätzliche Plaquebildung verringert.
- Hilft, die Knochendichte zu erhöhen.
- Unterstützt das Immunsystem.

Die großen Nachteile

- Erhöht das Risiko für Krebstumore, mit anderen Worten: IGF-1 fördert Krebs.
- Verkürzt die Lebensdauer.

Wie bitte? Wie ist das möglich? Ich habe mehrere positive Effekte des IGF-1-Signalwegs genannt und nur zwei negative, die allerdings entscheidend sind. In Wissenschaftskreisen wird dieses Dilemma als »IGF-1-Paradoxon« bezeichnet: Trotz der Zellvermehrung und der überlebensfördernden Eigenschaften, die IGF-1 zugeschrieben werden, ist es die Reduktion der IGF-1-Signaltransduktion, die das Leben zahlreicher Organismen, darunter Fadenwürmer, Fliegen und Säugetiere, in Studien verlängert hat. In diesem Bereich wird heute intensiv geforscht. Eine der Theorien zu diesem Paradoxon hat mit der Rolle der Mitochondrien zu tun, jener winzigen Organellen in unseren Zellen, die chemische Energie in Form von ATP generieren. Wie schon erklärt, sind Mitochondrien die Arbeitstiere in unseren Zellen; sie kommen in allen Zellen außer den roten Blutkörperchen vor und haben ihre eigene DNA, die von der DNA in den Zellkernen getrennt ist. Inzwischen glaubt man, dass sie eine wesentliche Rolle bei der Ausbildung degenerativer Krankheiten wie Alzheimer, Parkinson und Krebs spielen. Zu den mitochondrialen Krankheiten gehört auch eine Gruppe von neurologischen, muskulären und metabolischen Störungen, die durch dysfunktionale Mitochondrien hervorgerufen werden. So unterschiedliche Krankheiten wie Diabetes und Demenz werden mit mitochondrialen Problemen in Verbindung gebracht.[9] Sobald Mitochondrien beschädigt sind oder nicht mehr funktionieren, folgen Krankheit und Alterung.

Der Kernpunkt ist, dass Autophagie eine wichtige Rolle bei der normalen Mitochondrienfluktuation spielt. Wenn der IGF-1-Spiegel dauerhaft hoch ist, wird mTOR ein- und Autophagie abgeschaltet, was zu mitochondrialer Dysfunktion und verringerter Zelllebensdauer führt. Und weil mitochondriale Mutationen und Dysfunktionen im Alter natürlich zunehmen, könnte der verringerte Abtransport von dysfunktionalen Mitochondrien in einer Konstellation, in der der IGF-1-Spiegel erhöht ist, bei altersbedingten Krankheiten relevant sein.[10]

Wie man das körpereigene Anti-Aging-Molekül aktiviert

Eine der sichersten und effektivsten Methoden, um Autophagie zu optimieren, besteht darin, ein Enzym zu aktivieren, das kürzlich in unseren Zellen entdeckt wurde. Es nennt sich 5-Adenosin-Monophosphat-aktivierte Proteinkinase (AMPK) und ist umgangssprachlich als das natürliche Anti-Aging-Enzym des Körpers bekannt. Wenn AMPK aktiviert ist, weist es Zellen an, internen Abfall mittels Autophagie zu entsorgen. Dadurch werden die Zellen befähigt, wie junge Zellen zu handeln, wie sich bei Menschen zeigt, die Medikamente zur AMPK-Aktivierung – darunter AMPK-Signalzellen, die internes Fett verzehren – anwenden, um Bauchfettspeicher abzubauen. Das beliebte Diabetesmittel Metformin senkt tatsächlich die Produktion von ATP in den Mitochondrien, was AMPK-Aktivität stimuliert und zu einer größeren Insulinsensibilität führt. Wie zu erwarten, werden IFG-1-Aktvititäten reduziert, wenn AMPK Signale abgibt. Wir wissen auch, dass AMPK unsere »antioxidativen Gene« anschalten kann, die für die natürliche Produktion von Antioxidantien verantwortlich sind. Die folgenden drei Strategien werden Ihnen helfen, diesen vitalen Anti-Ager zu aktivieren, und sind Bestandteil des später skizzierten Programms:

- Bewegung, vor allem ein intensives Intervalltraining.
- Ernährung: faserreiche Lebensmittel in Form von Obst, Gemüse oder Hülsenfrüchten wie zum Beispiel Bohnen, Linsen, polyphenolreiche Tees wie grüner Tee, Kurkumin, der aktive Bestandteil im Gewürz Kurkuma.
- Kalorienrestriktion mit Intervallfasten und Proteinrestriktion (siehe Kapitel 5).

Das A und O: richtiges Timing

Dass es aufs Timing ankommt, ist eine Alltagsweisheit. Und wie so oft im Leben gibt es auch hier zwei Seiten – eine gute und eine schlechte –, zwischen denen es die richtige Balance zu finden gilt. Wir brauchen IGF-1 zum Überleben, genau wie unser Körper zu bestimmten Zeiten und in der angemessenen Menge Entzündungen, Cholesterin und Körperfett braucht. Aber zu viel davon bedeutet Ärger. Wir müssen versuchen, all diese biologischen Vorkommnisse oder Substanzen im Gleichgewicht zu halten, und sie wirksam einsetzen, wenn wir sie am meisten brauchen. Wenn wir jung und noch im Wachstum sind, ist unser Krebsrisiko relativ niedrig. IGF-1 sorgt für optimales Wachstum und Entwicklung und gewährleistet eine gute Genesung nach Verletzungen. Bestimmte andere Umstände wie zum Beispiel Schwangerschaft und Stillzeit können ebenfalls dafürsprechen, die

IGF-1-Signalübermittlung aufrechtzuerhalten.* Doch mit zunehmendem Alter verschiebt sich die Balance in Richtung der anderen Seite, und wir tun dann gut daran, die IGF-1-Signale zu reduzieren vor allem wenn wir die Lebensmitte erreichen und das Krebsrisiko mit der natürlichen Zellalterung und der Ansammlung von DNA-Mutationen in den Zellen drastisch ansteigt. Unsere moderne Ernährung, die reich ist an raffinierten Kohlenhydraten und tierischen Fetten, ist dabei nicht gerade hilfreich, sodass es sich empfiehlt, die Ernährung umzustellen, um IGF-1 einzudämmen und Autophagie anzuregen. Darauf werde ich in den folgenden Kapiteln noch näher eingehen.

Es gibt einen klaren biologischen Grund, warum eine Ernährung mit vielen tierischen Fetten das Krebsrisiko erhöht. Er hat mit IGF-1 zu tun. Wenn wir unseren Körper nämlich mit viel Eiweiß bombardieren, will unsere Leber etwas Produktives damit machen und sondert IGF-1 ab, um den Zellen mitzuteilen: »Es ist Zeit zu wachsen! Werft den Motor an und vermehrt euch – wir haben jede Menge Protein als Arbeitsmaterial.«

Das Problem besteht darin, dass einige der Zellen, die von diesem Wachstumshormon angespornt werden, Tumorzellen sein könnten, vor allem wenn die Autophagie zu lange abgestellt war und im Körper viele dysfunktionale Mitochondrien stecken, die mutagene freie Radikale produzieren, die die DNA der Zellen weiter geschädigt haben. Als Erwachsener will man das Zellwachstum verlangsamen, nicht beschleunigen – im Gegensatz dazu, was die Hersteller von wachstumsfördernden Anti-Aging-Hormonen und Nahrungsergänzungsmitteln uns weismachen wollen. Ziel ist es deshalb, eine adäquate, aber nicht exzessive Menge an Proteinen aufzunehmen. Damit meine ich hauptsächlich tierische Proteine; pflanzliches Eiweiß hat viel weniger Aminosäuren, die den IGF-1-Spiegel heben. Deshalb ist die Mittelmeerdiät in Kombination mit Intervallfasten ideal für diesen Balanceakt.

Wie wir im nächsten Kapitel sehen werden, gehören die griechisch-orthodoxen Mönche vom Heiligen Berg Athos zu den gesündesten Menschen der Erde. Di-

---

* Schwangerschaft und Stillzeit sind nur zwei von vielen Situationen, bei denen die IGF-1-Signalübermittlung aufrechterhalten bleiben sollte. Sprechen Sie mit Ihrem Arzt, wenn für Sie besondere medizinische/biologische Umstände gelten.

verse Studien haben gezeigt, dass in ihrer Gemeinschaft Krebs, Schlaganfälle und Herzstillstand nahezu unbekannt und Krankheiten wie Alzheimer und Parkinson äußerst selten sind. Die Mönche werden im Durchschnitt auch mehrere Jahre älter als Männer auf dem griechischen Festland. Der Lebensstil der Mönche hält einige nachahmenswerte Überraschungen für uns bereit.

KAPITEL 4

OKINAWER, MÖNCHE UND ADVENTISTEN

*»In jedem von uns steckt ein Arzt; wir müssen ihm
nur bei der Arbeit helfen. Die natürlichen Selbstheilungs-
kräfte in uns sind die größte Quelle der Genesung. Unsere
Nahrung sollte unsere Medizin sein. Unsere Medizin sollte
unsere Nahrung sein. Aber zu essen, wenn man krank
ist, heißt, die Krankheit zu füttern.«*

Hippokrates

Was haben Okinawer, Mönche und Siebenten-Tags-Adventisten gemein-sam? Wie die kleinwüchsigen Menschen mit Laron-Syndrom leben sie lang und gesund, indem sie den Autophagieprozess in ihren Zellen in gesunder Balance am Laufen halten. Aber wie gelingt ihnen dies? Wir wollen einen genaueren Blick auf diese drei erstaunlichen Gruppen werfen, die auf demselben Planeten wie wir leben, aber länger und gesünder. Durch die Untersuchung ihres Lebensstils können wir ihr Geheimnis ergründen und auf unser eigenes Leben übertragen. Dafür werden wir uns mit drei biologischen Wunderwaffen befassen:

- Kalorienrestriktion
- Intervallfasten
- Proteincycling

Wenden wir uns zuerst den Einwohnern von Okinawa zu, um Hinweise auf die Vorteile einer eingeschränkten Protein- und Kalorienzufuhr zu bekommen.

Okinawa: weniger Kalorien, längeres Leben

Okinawa ist die größte Insel der Inselkette gleichen Namens, die Japans südlichste Präfektur bildet. Sie liegt fast 1600 Kilometer südlich von Tokio und hat ein subtropisches Klima. Die Einwohner von Okinawa sind dafür bekannt, in Japan und möglicherweise weltweit die höchste Lebensdauer zu haben. Das liegt hauptsächlich daran, dass sie altersbedingte Krankheiten wie Diabetes, Herzerkrankungen, Schlaganfälle oder Krebs entweder gar nicht oder erst sehr spät bekommen. Sie weisen weltweit die niedrigsten Raten dieser Krankheiten auf. Japans Bevölkerung beträgt nur 40 Prozent derjenigen der USA, aber derzeit leben dort mehr Supercentenarians. Der älteste bisher bekannte Mensch aus Japan war Misao Okawa, die 2015 im Alter von 117 Jahren auf dem Festland in Osaka starb, wo sie 1898 auch zur Welt gekommen war. An ihrem 117. Geburtstag – etwa einen Monat vor ihrem Tod an Herzversagen – sagte sie, dass ihr Leben ihr kurz vorkomme. Nach dem Geheimnis ihrer Langlebigkeit gefragt, antwortete sie scherzhaft: »Das frage ich mich auch.«

Okinawer altern langsam, und ihre Herzerkrankungsrate liegt bei nur 20 Prozent von derjenigen anderer westlicher Industrieländer. Laut den Ärzten Bradley und Craig Willcox, zweier Brüder, die an der inzwischen berühmten, 1970 von Dr. Makoto Suzuki ins Leben gerufenen Okinawa Centenarian Study beteiligt sind, ist Brustkrebs auf Okinawa so selten, dass keine regelmäßigen Mammografiescreenings nötig sind. Und die meisten älteren Männer machen sich über Prostatakrebs keine Gedanken.[1] Im Schnitt verbringen sie 97 Prozent ihres Lebens beschwerdefrei. Aber Studien deuten an, dass sie diesen Gesundheitsvorsprung schnell verlieren, wenn sie zum Beispiel aufs japanische Festland oder nach Hawaii umziehen, was bedeutet, dass ihre Langlebigkeit nicht eng mit ihrer Genetik verbunden ist.

Es ist kein Zufall, dass Okinawa die ärmste Region Japans ist. Jahrzehntelang war es dort üblich, nur so viel zu essen, dass man sich zu 80 Prozent satt fühlte. Ob dies nun aus kulturellen Gründen oder aus Not geschah: Die Einwohner von Okinawa nahmen traditionell 20 Prozent weniger Kalorien auf als die erwachsenen Japaner auf dem Festland.

Es gibt viele Aspekte, die als Grund für das lange und gesunde Leben der Okinawer angesehen werden: Bewegung durch Kampfsportarten, viel zu Fuß gehen, Gärtnern und traditionelle Tänze, Spiritualität und Stressabbau, ein gutes soziales Umfeld, ein gutes Gesundheitssystem. Aber ihre Ernährung ist das Fundament des Erfolgs.[2] Der Anthropologe und Gerontologe Craig Willcox von der Okinawa Centenarian Study benennt die folgenden Merkmale für die traditionelle Ernährung in dieser Region:

1. Hoher Konsum (etwa 73 Prozent der Gesamtkalorien) von Gemüse mit niedrigem glykämischen Index, zum Beispiel stärkearme Gemüsesorten wie Artischocken, Spargel, Avocado, Brokkoli, Kohl, Blumenkohl, Sellerie, Gurken, Pilze, Zwiebeln, Paprika, Spinat, Kürbis, Tomaten, Zucchini. Der glykämische Index (GI) wurde vor fast 40 Jahren entwickelt, um zu messen, wie Lebensmittel – vor allem solche, die Kohlenhydrate enthalten – den Blutzuckerspiegel beeinflussen. Der GI bemisst sich auf einer Skala von 0 bis 100 und nutzt reinen Zucker als Referenzpunkt, um bestimmten Nahrungsmitteln einen Wert zuzuteilen. Reiner Zucker hat einen GI von 100. Nahrungsmittel mit einem hohen GI, in der Regel 70+, werden schnell verdaut und absorbiert. Das führt zu einem schnellen Anstieg des Blutzuckerspiegels, was wiederum zu einer hohen Ausschüttung von Insulin führt, dem Hormon, das dafür verantwortlich ist, Glukose aus dem Blutkreislauf heraus zur Verwendung in die Zellen zu bringen. Lebensmittel mit niedrigem GI, in der Regel mit einem Wert zwischen 1 und 50, werden langsamer verdaut und lassen Blutzucker und Insulin nur langsam ansteigen. Manche davon verändern den Blutzuckerspiegel kaum. Lebensmittel mit einem GI zwischen 56 und 69 gelten als »mittel«.

2. Hoher Konsum von Hülsenfrüchten, meist in Form von Tofu und Miso (Sojapaste). Der Tofu in Okinawa enthält weniger Wasser als die normale japanische Version, dafür aber mehr gesunde Fette und Eiweiß.

3. Moderater Konsum (etwa 1 Prozent der täglichen Kalorien) von Fischprodukten, vor allem an der Küste.

4. Niedriger Konsum (weniger als 1 Prozent der täglichen Kalorien) von Fleisch und Fleischprodukten.

5. Niedriger Konsum (weniger als 1 Prozent der täglichen Kalorien) von Milchprodukten.

6. Moderater Alkoholkonsum.

7. Niedrige Kalorienzufuhr.

8. Hoher Konsum von Omega-3-Fettsäuren aus Fisch.

9. Hohes Maß an ungesättigten Fettsäuren im Verhältnis zu gesättigten Fettsäuren.

10. Generelle Präferenz für Kohlenhydrate mit niedrigem GI-Index.

Ergänzend würde ich hinzufügen:

11. Niedriger Konsum (weniger als 1 Prozent der täglichen Kalorien) von Obst.

12. Niedriger Konsum (etwa 39 Gramm pro Tag) von Eiweiß.

13. Hoher Konsum (etwa 23 Gramm pro Tag) von Ballaststoffen.

Eine traditionelle Okinawa-Mahlzeit ist so proteinarm, dass mTOR abgeschaltet und der IGF-1-Spiegel deutlich gesenkt wird.

Bemerkenswert an dieser Ernährung ist besonders der hohe Gemüsekonsum, vor allem von Süßkartoffeln und Soja, sowie von nur wenig Fleisch und Milchprodukten als Hauptproteinquelle. Die kalorienarme Süßkartoffel war in Okinawa circa von circa 1600 bis 1960 der Hauptkohlenhydratlieferant und machte über 50 Prozent der Kalorien aus. Man könnte zwar meinen, Süßkartoffeln hätten einen hohen GI, dieser ist aber deutlich niedriger als der GI einer herkömmlichen Kartoffel, der bei circa 85 liegt. Eine gekochte Süßkartoffel hat jedoch einen GI von circa 45 und dazu weniger Kohlenhydrate und Kalorien.

Als die Wissenschaftler der Okinawa Centenarian Study den DHEA-Spiegel der Supercentenarians auf der Insel maßen und mit einer Referenzgruppe in Rancho Bernardo, einer Gemeinde im kalifornischen San Diego, verglichen, stellten sie bei den Okinawern einen höheren Spiegel dieses Hormons fest. Dehydroepiandrosteron (DHEA) – nicht zu verwechseln mit der Omega-3-Fettsäure Docosahexaensäure (DHA) – ist ein vom menschlichen Körper produziertes Hormon. Es wird von den Nebennierendrüsen hergestellt und ist eines der am häufigsten in unserem Körper vorkommenden Hormone. Es ist die Vorstufe von anderen Hormonen wie Östrogen und Testosteron. Unser DHEA-Spiegel sinkt mit zunehmendem Alter kontinuierlich und ist deshalb ein guter Biomarker dafür, wie schnell jemand altert. Man stellte bei den Okinawern auch einen höheren natürlichen Östrogen- und Testosteronspiegel fest als bei gleichaltrigen US-Amerikanern. Eine gesunde Ernährung und regelmäßige Bewegung dienen als Erklärung dafür, warum die Werte dieser Hormone im Blut älterer Okinawer so hoch bleiben.

Wenn der Hauptschlüssel zum langen, krankheitsfreien Leben der Bewohner Okinawas in ihrer Ernährung liegt: Welche ihrer Ernährungsgewohnheiten ist dann die entscheidende? Von allen soeben aufgezählten sticht einer hervor: die Kalorienrestriktion (KR), die inzwischen als effektivste Intervention gilt, um bei diversen Spezies – von Hefebakterien bis hin zu Säugetieren – das Altern zu verlangsamen und die Lebensdauer zu verlängern. Sie ist auch die wirksamste und am einfachsten umsetzbare Intervention, um vor allem Säugetiere gegen Krebs zu schützen.

Die Erkenntnis, dass Organismen durch eine starke Einschränkung ihrer Kalorienzufuhr länger und gesünder leben können, ist nicht neu. Studien über Lebensdauer und die gesundheitsfördernde Wirkung der Kalorienrestriktion gibt es zuhauf, seit 1935 der bahnbrechende Artikel von Clive McCay, des renommierten Ernährungswissenschaftlers der Cornell University, zusammen mit Mary Crowell und Leonard Maynard in *The Journal of Nutrition* erschien und seitdem Tausende Male zitiert wurde.[3] McKays Team konnte als Erstes nachweisen, dass eine simple Kalorienreduktion, die keine Unterernährung zur Folge hat, die Lebensspanne von Ratten fast verdoppelte. Seine Forschung legte das Fundament für zukünftige

Studien, die zeigten, dass das Altern verlangsamt werden kann. Fast ein halbes Jahrhundert später berichteten Richard Weindruch und Roy Walford, dass eine Kalorienrestriktion bei Ratten im Alter von zwölf Monaten – das Äquivalent eines 30-jährigen Menschen – nicht nur die Lebensdauer der Ratten verlängerte, sondern auch die spontane Krebsbildung um über 50 Prozent senkte.[4] In den Jahrzehnten danach haben Laboruntersuchungen wiederholt bewiesen, dass Kalorienrestriktion bei Tieren – von Würmern und Fliegen bis hin zu Nagetieren und Primaten – einen Anti-Aging-Effekt hat, und die Vermutung liegt nahe, dass dies auch für die menschliche Spezies gilt. Dass dieser Effekt an unterschiedlichen Lebensformen festgestellt wurde, deutet darauf hin, dass er evolutionär hochkonserviert und auf gemeinsame Gene zurückzuführen ist.

Bevor die Okinawer von der Ernährungsweise westlicher Kulturen beeinflusst wurden – nach dem Zweiten Weltkrieg unterhielten die USA dort Militärstützpunkte mit Zehntausenden von Angestellten und ihren Familien, die amerikanische Lebensmittelläden, Diner und Fast Food in die Region einführten –, waren sie Musterbeispiele für eine kalorienreduzierte Ernährung. Sie konsumierten etwa 1780 Kalorien täglich – 11 bis 15 Prozent weniger, als normalerweise zum Erhalt des Körpergewichts empfohlen wird; die typische Ernährung eines Erwachsenen an einem gewöhnlichen Tag umfasst circa 2000 Kalorien. Jüngere Okinawer, die sich nicht kalorienreduziert ernährten, hatten in jedem Alter einen höheren Body-Mass-Index (BMI) sowie ein höheres Aufkommen an Typ-2-Diabetes und ein höheres Herzerkrankungsrisiko.

Kalorienrestriktion bedeutet per Definition die Aufnahme von weniger Kalorien ohne Mangelernährung oder Fehlen von essenziellen Nährstoffen. Sie löst viele biologische Effekte aus, die sich langfristig ebenso vorteilhaft auf die Lebensdauer auswirken wie ein Wirkstoff wie Rapamycin (siehe Kapitel 1). Obwohl die molekularen Mechanismen, die die Wirkung der Kalorienrestriktion kontrollieren, noch erforscht und diskutiert werden, besteht inzwischen eine breitere Akzeptanz der Hypothese, dass sowohl Kalorienrestriktion als auch eine verlängerte Lebensdauer mit reduzierten Insulinsignalen und erhöhter Autophagie einhergehen.

Im Jahr 2017 berichtete eine Gruppe von Wissenschaftlern, unter anderem von der University of Wisconsin-Madison und vom National Institute on Aging, im Fachjournal *Nature*, dass chronische Kalorienrestriktion beim Rhesusaffen, einem Primaten mit menschenähnlichem Alterungsmuster, messbare Gesundheitsvorteile fördert, was darauf hinweist, »dass KR-Mechanismen sich möglicherweise auch auf die menschliche Gesundheit übertragen lassen«.[5] Die Forscher, zu denen auch der bereits erwähnte Dr. Weindruch gehörte, beschrieben einen Affen, den sie im Alter von 16 Jahren, für diese Tierart mittelalt bis älter, auf eine um 30 Prozent kalorienreduzierte Diät setzten. Der Rhesusaffe namens Canto ist inzwischen über 40 Jahre alt – ein Rekord für diese Spezies und das Äquivalent eines Menschen über 130.

Eine andere Studie aus jüngerer Zeit von Valter Longo von der USC, den ich bereits in Kapitel 3 vorgestellt habe, legt nahe, dass es möglich ist, Anti-Aging-Vorteile zu genießen, ohne ein Leben lang hungern zu müssen. Professor Longo empfiehlt eine fastenähnliche Ernährung, die drei Monate lang nur fünf Tage pro Monat eingehalten und bei Bedarf in bestimmten Abständen wiederholt wird. Longo behauptet, dass eine solche Vorgehensweise »sicher und machbar ist und effektiv die Risikofaktoren für das Altern und altersbedingte Krankheiten reduziert«.[6]

Im Rahmen von Longos Studie befolgten Testpersonen ein sorgfältig ausgearbeitetes Ernährungsprogramm, das am ersten Tag eine um 50 Prozent kalorienreduzierte Ernährung mit etwa 1100 Kalorien umfasste und die darauffolgenden vier Tage eine um 70 Prozent kalorienreduzierte Ernährung, also circa 700 Kalorien. Danach konnten die Teilnehmenden den Rest des Monats essen, was sie wollten. Laut Longo basiert das Programm auf der Theorie, dass die regenerativen Effekte dieser Ernährung während der Erholungsphase nach dem Fasten auftreten. Aber ein derart strenges Programm, auch wenn es nur fünf Tage dauert, ist nicht für jeden geeignet. Unter Longos Testpersonen gab es eine Aussteigerquote von 25 Prozent. Doch bei denen, die durchhielten, vor allem bei fettleibigen oder anderweitig ungesunden Personen, zeigten sich zahlreiche Vorteile. Nach dem dritten Monat wiesen die Teilnehmer eine reduzierte Körpermasse ohne Verlust von Muskelmasse und gesündere Blutzucker-, Fett- und

Cholesterinspiegel auf. Und das Beste: Diese Resultate blieben mindestens drei Monate lang erhalten – sogar nachdem die Teilnehmer zu ihrer ganz normalen Ernährung ohne Fastentage zurückgekehrt waren.

Viele Menschen ernähren sich über viele Jahre hinweg freiwillig extrem kalorienreduziert. Sie tun dies im Glauben, dass es ihr Leben verlängert oder ihre Gesundheit erhält. Wie vom National Institute on Aging dargelegt, haben Studien an diesen Personen in der Tat festgestellt, dass sie besonders niedrige Risikofaktoren für bestimmte Krankheiten wie Herz-Kreislauf-Erkrankungen und Diabetes haben. Aber diese Vorteile haben vielleicht ihren Preis, die Studien stießen nämlich auch auf viele andere physiologische Auswirkungen, deren langfristige Vorteile und Risiken ungewiss sind. Hinzu kamen eine schwächere Libido und eine geringere Fähigkeit, in kalter Umgebung die Körpertemperatur aufrechtzuerhalten. Solche Menschen nehmen im Allgemeinen eine ganze Bandbreite an Nahrungsergänzungsmitteln zu sich, wodurch sich teilweise nicht genau feststellen lässt, welche Wirkungen auf die Kalorienrestriktion zurückzuführen sind und welche auf andere Faktoren. Sie können aber versichert sein, dass eine ungefährliche Ernährung wie die der Okinawer völlig ausreicht. Sie müssen keine extreme Kalorienrestriktion betreiben, da die positiven Effekte sich damit nicht unbedingt verstärken.

Um eine strengere Untersuchung der Wirkung von Kalorienrestriktion auf Menschen durchzuführen, unterstützt das National Institute on Aging eine wegweisende klinische Studie unter der Leitung der Duke University School of Medicine namens Comprehensive Assessment of Long-Term Effects of Reduced Intake of Energy (CALERIE – auf Deutsch: Eine umfassende Untersuchung der langfristigen Wirkung einer reduzierten Energieaufnahme).[7] Diese Studie wird am Pennington Biomedical Research Center in Baton Rouge, Louisiana, am Jean Mayer USDA Human Nutrition Research Center on Aging an der Tufts University in Boston sowie an der Washington University in der St. Louis School of Medicine in Missouri durchgeführt. Obwohl die Studie noch läuft, gibt es bereits einige Daten von Testläufen, die abgeschlossen wurden, seit die Studie 2007 begann. 218 junge und mittelalte normalgewichtige oder moderat übergewichtige Erwachsene wurden dafür nach dem Zufallsprinzip in zwei Gruppen eingeteilt. Die Personen in der

Versuchsgruppe sollten sich zwei Jahre lang kalorienreduziert ernähren, während die Personen in der Kontrollgruppe ganz normal wie bisher aßen.

Die Versuchsteilnehmer sollten 25 Prozent weniger Kalorien täglich zu sich nehmen, als sie es vor der Studie getan hatten. Obwohl sie dieses Ziel aufgrund der starken Einschränkung nicht erreichten, gelang es den Teilnehmern immerhin, ihre Kalorienzufuhr um 12 Prozent zu reduzieren und daraus entsprechende gesundheitliche Vorteile zu ziehen. Sie erzielten im Schnitt über zwei Jahre einen Gewichtsverlust von 10 Prozent. Und eine Folgestudie zwei Jahre nach dem Ende des Versuchs stellte fest, dass die Testpersonen ihr Gewicht größtenteils auch halten konnten.

Ich möchte an dieser Stelle nochmals betonen, dass eine Kalorienrestriktion keine Hungerdiät ist. Nach einem Gewichtsverlust durch Kalorienrestriktion im CALERIE-Versuch hatten die Testpersonen immer noch ein normales Gewicht oder waren sogar übergewichtig. Sie zeigten jedoch reduzierte Risikofaktoren im Hinblick auf viele gesundheitliche Beschwerden. Im Vergleich zu den Mitgliedern der Kontrollgruppe hatten die Teilnehmer der Gruppe mit Kalorienrestriktion geringere Risikofaktoren – wie einen niedrigeren Blutdruck und LDL-Cholesterinspiegel – für altersbedingte Krankheiten wie Diabetes, Herzerkrankungen und Schlaganfälle. Auch einige Entzündungsfaktoren und Schilddrüsenhormone gingen zurück; mehr zu Letzterem weiter unten. Es gibt Hinweise, dass ein Absenken dieser Faktoren mit einem längeren Leben und einem verringerten Risiko für altersbedingte Beschwerden in Verbindung steht. Und bei den Personen mit Kalorienreduktion gab es keine negativen Auswirkungen auf Lebensqualität, Stimmung, Sexualfunktion und Schlaf.

Die Kalorienrestriktion führte zu einer leichten Verringerung der Knochendichte, der fettfreien Körpermasse wie beispielsweise der Muskelmasse und der aeroben Kapazität, also der Fähigkeit des Körpers, beim Sport Sauerstoff zu verwenden. Aber dieser Abbau war nicht höher, als angesichts des jeweiligen Gewichtsverlusts zu erwarten war. Andere Kurzzeitstudien kamen zu der Erkenntnis, dass die Kombination von Sport mit einer Kalorienrestriktion vor dem Verlust von Knochendichte, Muskelmasse und aerober Kapazität schützt. Das ist ein weiterer Hinweis, den wir beachten sollten: Bewegung hilft, potenzielle negative Auswirkungen der Kalorienrestriktion zu verhindern. Ich sollte auch hinzufügen, dass die CALERIE-Gruppe weiterhin von zahlreichen Wissenschaftlern weltweit überprüft und bewertet wird. 2019 kam zum Beispiel ein Team aus Brasilien und Kanada zu dem Schluss, dass die KR im Laufe von zwei Jahren im Vergleich zur Kontrollgruppe, die aß, was sie wollte, einen positiven Effekt auf das Gedächtnis der gesunden Teilnehmer hatte. Ein solches Ergebnis »eröffnet neue Möglichkeiten, um kognitive Defizite zu verhindern und zu behandeln«, schrieben diese Wissenschaftler in ihrer Studie.[8]

Was geht im Körper vor, wenn er weniger Kalorien bekommt? Und worin liegt das Geheimnis, sich einzuschränken, ohne darunter zu leiden? Die zweite Frage werde ich später beantworten. Zunächst möchte ich jedoch auf die erste eingehen.

Die Auswirkungen einer Kalorienrestriktion auf das Wachstumshormon und in der Folge auch auf den Insulin- und IGF-1-Spiegel sind wichtig, um unsere »Wachstums«-Funktion (mTOR) aus- und den Selbstreinigungsprozess (Autophagie) anzuschalten. Sie erinnern sich sicher noch, dass Dr. Andrezej Bartkes Zwergmäuse viel länger als ihre normalen Artgenossen lebten, was sich auf einen Wachstumshormonmangel zurückführen ließ. Dies hängt unmittelbar mit Autophagie zusammen. Wird weniger Wachstumshormon ausgeschüttet, findet mehr Autophagie statt, um Hausputz zu machen. Und in welchem Verhältnis stehen Kalorienrestriktion und Autophagie zueinander? Wenn Sie Ihren Körper durch Kalorienrestriktion leicht stressen, dreht dieser den Autophagieschalter hoch. Das erhöht den Proteinumsatz und die Zellreparatur. Mit anderen Worten: Ihr Körper wird gezwungen, sich selbst zu renovieren! Wenn Sie Ihre Küche renovieren wollen, müssen Sie zuerst die alten Einbauschränke rausreißen. Derselbe Vorgang findet auch im Körper statt. Bestimmte Proteine und Gewebearten werden zerstört, damit sich neue bilden können. Das ist das Wesen der Autophagie.

Tatsächlich dreht sich eine der interessantesten Alterungstheorien um einen zu geringen Proteinumsatz. Wenn es der Körper beim Aufbau von neuem Protein nicht schafft, das alte Protein abzubauen, wird sich defektes Protein ansammeln und Schaden anrichten – und dies betrifft nicht nur die Muskeln, sondern Protein befindet sich im gesamten Körper, vom Herz bis zur Haut. Ein ausgeglichener Proteinumsatz ist unbedingt notwendig und wird durch Kalorienrestriktion angeregt.

Eine Reihe von Studien mit Labortieren hat die Auswirkungen von KR untersucht. Kalorienrestriktion beeinflusst viele Vorgänge, die möglicherweise den Alterungsprozess bestimmen. Dazu gehören Entzündungen, Stoffwechsel, der Erhalt von Proteinstrukturen, die Fähigkeit, für zellulare Prozesse Energie bereitzustellen, und Abwandlungen der DNA. Ein weiterer wichtiger Vorgang, der durch Kalorienrestriktion beeinflusst wird, ist oxidativer Stress. Dieser entsteht durch die Produktion giftiger Nebenprodukte (sogenannter freie Radikale) des Sauerstoffmetabolismus, die Zellen und Gewebe beschädigen können. Bestimmt haben Sie schon von freien Radikalen gehört. Sie sind so etwas wie böse Atome im Körper, die schädlich sein können, wenn sie sich vermehren und nicht von Antioxidantien bekämpft werden.

Viele der soeben erwähnten Prozesse in der CALERIE-Studie wurden durch die Kalorienrestriktion beeinflusst. Während die Versuchsteilnehmer ihre Kalorienzufuhr reduzierten, fuhren ihre Körper die Autophagie hoch – mit vorteilhaften Ergebnissen wie einer allgemeinen Verlangsamung des Alterns. Eine allgemeine Regel, auf die sich viele Experten auf diesem Gebiet einigen können, lautet, dass man ab dem Alter von 25 Jahren 15 Prozent weniger essen sollte. Dr. Eric Ravussin, der am Pennington Biomedical Research Center in Baton Rouge forscht und zu den Wissenschaftlern gehörte, die die CALERIE-Studie leiten, meint, dass eine solche Reduktion das Leben um viereinhalb gesunde Jahre verlängern könnte.[9]

Eine weitere erwähnenswerte Studie wurde von Edward Weiss und seinen Kollegen an der Saint Louis University durchgeführt.[10] Sie untersuchten Männer und Frauen im Alter zwischen 50 und 60, die nicht rauchten, nicht übergewichtig und generell gesund waren, aber viel Zeit im Sitzen verbrachten. Die freiwilligen Teilnehmer wurden in drei Gruppen eingeteilt – eine, die ihre Kalorienzufuhr einschränkte, eine, die Sport machte, und eine Kontrollgruppe – und ein Jahr lang begleitet. Die Gruppe mit Kalorienrestriktion nahm 300 bis 500 Kalorien täglich weniger zu sich – wie man dies leicht erreichen kann, verrät Ihnen der Kasten auf Seite 83. Die Teilnehmer in der Sportgruppe aßen wie sonst auch, machten aber regelmäßig Sport. Obwohl bei beiden Gruppen ähnliche Veränderungen der Körperfettmasse festzustellen waren, wurde nur bei der Gruppe mit Kalorienrestriktion ein niedrigerer Schilddrüsenhormonspiegel gemessen.

Ein niedriger Schilddrüsenhormonspiegel klingt negativ, und viele Menschen nehmen Ersatzhormone, um eine Fehlfunktion zu korrigieren, die zu einer Schilddrüsenunterfunktion führen kann. Auch eine Schilddrüsenüberfunktion ist möglich, kommt aber wesentlich seltener vor. Schilddrüsenhormone, die von der sich im unteren Halsbereich befindenden Schilddrüse produziert werden, sind für eine ganze Bandbreite an biologischen Funktionen wichtig. Sie sind für Wachstum, Stoffwechselrate und Energieaufwand zuständig und helfen dabei, Kognition, Knochen und das Herz-Kreislauf-System gesund zu halten. Deshalb kann jede Fehlfunktion der Schilddrüse gesundheitsschädlich sein. Und jetzt kommt der spannende Teil: Es stellt sich heraus, dass einige Formen einer reduzierten Schilddrüsenfunktion in mehreren Spezies mit einer verlängerten Lebensdauer in Verbindung gebracht werden können. Und in langlebigen Familien scheint sich eine Disposition für einen niedrigen Schilddrüsenhormonspiegel vererbt zu haben. Forscher vermuten, dass die geringere hormonelle Aktivität den Energieaufwand des Körpers von Wachstum und Wucherung abziehen und zu erhaltender Wartung (Autophagie) hin verschieben könnte, was den Körper länger gesund hält. Eine andere Erklärung für die Vorteile eines niedrigeren Schilddrüsenhormonspiegels besteht darin, dass der Körper dann weniger oxidativem Stress ausgesetzt ist. »Reduzierte« Funktion bedeutet jedoch nicht »außerhalb des normalen Bereichs«. Man kann auch innerhalb des Normalbereichs eine niedrige Schilddrüsenfunktion haben, um sowohl von den Vorteilen einer gesunden Schilddrüse als auch von der größeren Chance auf ein längeres Leben zu profitieren.

Dr. Weiss widmet sich weiterhin dem Nachweis der Vorteile von KR und Bewegung, die besonders dann zutage treten, wenn man beide kombiniert. In jüngerer Zeit hat sein Labor entdeckt, dass die Kombination von KR und Sport den Stoffwechsel – vor allem Glukoseregulierung und Insulinsensitivität – viel mehr anregt als jede dieser Maßnahmen für sich, auch wenn der Gewichtsverlust derselbe ist.[11]

Ich werde Ihnen mit dem in Kapitel 9 vorgestellten Programm helfen, einen KR-Ernährungsplan zu finden, an den Sie sich wirklich halten können. Doch zunächst wollen wir uns jetzt einigen langlebigen Mönchen zuwenden.

So nehmen Sie ohne Probleme 500 Kalorien täglich weniger zu sich

1. Verzichten Sie auf Brot; essen Sie lieber einen Salat als ein Sandwich.
2. Ersetzen Sie Softdrinks durch Wasser.
3. Trinken Sie Ihren Kaffee schwarz, ohne Zucker oder Süßstoff.
4. Kochen Sie Ihre Mahlzeiten selbst. Wenn Sie im Restaurant essen oder sich fertiges Essen nach Hause bestellen, nehmen Sie viel mehr Kalorien und industriell verarbeitete Lebensmittel zu sich.
5. Essen Sie langsam. Laut einer Studie im *Journal of the American Dietetic Association* können Sie dadurch bis zu 300 Kalorien pro Mahlzeit weniger zu sich nehmen. Im Laufe eines Tages sparen Sie so weit über 500 Kalorien ein.[12]
6. Machen Sie vor dem Frühstück Sport. Eine japanische Studie von 2015 fand heraus, dass man durch Sport vor dem Frühstück etwa 280 Kalorien pro Tag mehr verstoffwechselt, als wenn man am Abend gleich viel trainiert.[13] Wenn Sie sich dazu noch an die Regel halten, nach 19 Uhr nichts mehr zu essen, sparen Sie schon 520 Kalorien ein. Eine 2013 im *British Journal of Nutrition* veröffentlichte Studie ergab, dass der Verzicht auf nächtliche Snacks zu einer täglichen Kalorienersparnis von 240 Kalorien führen kann.[14]
7. Legen Sie beim Essen das Smartphone beiseite. Laut einer in *The American Journal of Clinical Nutrition* veröffentlichten Studie erinnerten sich Menschen, die beim Lunch auf ihr Smartphone schauten – egal, ob sie in den Social Media unterwegs waren, allgemein im Internet surften oder ein Spiel spielten –, kaum an ihre Mahlzeit, fühlten sich weniger satt, nahmen am Nachmittag mehr Snacks zu sich und konsumierten etwa 200 Kalorien mehr pro Tag.[15]

(Lang) leben wie ein Mönch

Unter manchen griechischen Mönchen sind Krebs, Herzerkrankungen und Alzheimer nahezu unbekannt. Sie leben auch etwa ein Jahrzehnt länger as der durchschnittliche Grieche. Wer sind diese Menschen? Es handelt sich um eine Gruppe von circa 2000 griechisch-orthodoxen Mönchen, die in einer autonomen Mönchsrepublik aus etwa 20 Klöstern auf dem Heiligen Berg Athos leben, einer bergreichen Halbinsel im Nordosten Griechenlands. Das Leben auf dem Athos hat sich in den letzten tausend Jahren nur wenig verändert. Einen Großteil des Tages verbringen die Mönche mit ihren täglichen Pflichten: Putzen, Kochen und der Pflege des Gemüsegartens. Seit 1994 werden die Mönche regelmäßig untersucht: Nur elf erkrankten seitdem an Prostatakrebs – ein Viertel des internationalen Durchschnittswerts. Lungen- und Blasenkrebs kamen gar nicht vor.

Der griechischen Mythologie zufolge schleuderte der Riese Athos einen Felsbrocken nach Zeus, der den Felsen abwehrte und in der Nähe von Makedonien zu Boden warf. Die Spitze wurde zum Gipfel des Heiligen Bergs Athos, einer langen Halbinsel mit Steilküste, umgeben vom stürmischen Meer. Im fünften Jahrhundert vor Christus berichtete der griechische Geschichtsschreiber Herodot, dass die Perser in einem Sturm vor der Küste von Athos 300 Schiffe und 20 000 Männer verloren, weswegen der persische General Mardonius sich nach Kleinasien zurückzog. Im Jahr 411 vor Christus verloren die Spartaner 50 Schiffe in diesen gefährlichen Gewässern. Bis heute kann man die Halbinsel praktisch nur per Fähre erreichen.

Einer Legende nach segelte die Jungfrau Maria nach Jesu Tod mit dem heiligen Johannes nach Zypern, um Lazarus zu besuchen. Sie gerieten in einen Sturm und wurden zur Halbinsel Athos abgetrieben. Maria ging an Land und war sofort überwältigt von der Schönheit der Landschaft. Sie segnete die Insel und bat ihren Sohn Jesus, sie ihr als Garten zu schenken. In der Legende ertönte darauf eine Stimme mit den Worten: »Möge dieser Ort dein Erbe und dein Garten sein, ein Paradies und rettender Hafen für jene, die errettet werden wollen.«

Mönche kamen wahrscheinlich im dritten Jahrhundert nach Athos. Eine Legende besagt, dass Frauen von der Halbinsel verbannt wurden, weil die Mönche sich zu oft mit den Schäferinnen einließen; laut einer anderen hatten mehrere Mönche Maria-Visionen und beschlossen daraufhin, ihr Leben ganz der Muttergottes zu widmen – unter Ausschluss sämtlicher anderer Frauen. Mindestens seit dem neunten Jahrhundert gilt die autonome griechische Republik als heiliger Ort für Mönche, den nur Männer betreten dürfen. Dies gilt auch heute noch, zudem ist die Zahl der Tagesbesucher streng begrenzt. Athos ist das einzige UNESCO-Weltkulturerbe, das sowohl für seine kulturelle – es gibt hier religiöse Kunstwerke und Texte, die über 1000 Jahre alt sind – als auch für seine landschaftliche Bedeutung bekannt ist.

Die Mönche vom Berg Athos haben viele Geheimnisse. Eines davon ist ihre erstaunliche Gesundheit, die – wie bei den Okinawern – hauptsächlich auf ihre Ernährungsgewohnheiten zurückgeführt wird. Die Mönche nehmen täglich zwei mediterran geprägte Mahlzeiten ein. Beide Mahlzeiten dauern nur zehn Minuten. Das Frühstück besteht nur aus hartem Brot und Tee, abends gibt es etwas Fisch, Brot, Hülsenfrüchte, Gemüse, Obst und Rotwein. Tierhaltung ist den Mönchen verboten, aber sie essen Eier und Milchprodukte, die aus der Umgebung angeliefert werden. Einige der am Meer gelegenen Klöster sind darauf spezialisiert, Tintenfische zu fangen, die auf den Felsen weich geklopft werden – eine Delikatesse. Fisch speist auch die Katzen von Athos, die hier leben dürfen, weil sie Mäuse fangen. Katzenweibchen sind übrigens die einzigen weiblichen Wesen, die auf Athos geduldet werden; deshalb ist auch keine Vieh- und Geflügelzucht möglich.

Drei Tage pro Woche fasten die Mönche, was heißt, sie ernähren sich vegan, denn in der griechisch-orthodoxen Kirche bedeutet Fasten der Verzicht auf Fleisch, bestimmte Fischarten, Milchprodukte wie Milch, Käse und Joghurt, Öl und Wein. Süßigkeiten wie Kuchen oder Eiscreme gibt es nur an seltenen Festtagen und dann auch nur in Maßen. Christlich-orthodoxe heilige Bücher empfehlen 180 bis 200 Fastentage pro Jahr.

Die griechische Wissenschaftlerin Katerina Sarri von der Universität Kreta hat die Auswirkungen des griechisch-orthodoxen Fastens auf Blutfettwerte und Adipositas untersucht.[16] Sie verglich 60 Testpersonen, die um die hohen Feiertage herum fasteten – 40 Tage vor Weihnachten, 48 Tage während der Passionszeit und 15 Tage vor Mariä Himmelfahrt –, mit ähnlichen erwachsenen Griechen, die nicht fasteten. Die griechisch-orthodoxen Fastenperioden erforderten streckenweise eine vegetarische Ernährung inklusive Meeresfrüchten, da Garnelen, Tintenfisch, Hummer und Krabben sowie Schnecken – die alle keine Wirbelsäule haben – das ganze Jahr über an allen Fastentagen erlaubt sind. Die Menschen, die gefastet hatten, wiesen einen um 12 Prozent niedrigeren Gesamtcholesterinwert und einen um 16 Prozent niedrigeren LDL-Wert auf als die Nichtfastenden. Ihr HDL-Wert war etwas niedriger, aber das LDL-HDL-Verhältnis dafür besser.

Intervallfasten gibt es schon seit Tausenden von Jahren; die meisten Religionen setzen Fasten als religiöse Praxis ein. Wie Sie sich wahrscheinlich denken können, gibt es eine Überschneidung zwischen Fasten und Kalorienrestriktion, weil Fasten logischerweise zu einer Kalorienrestriktion führt. Und einige Programme wie zum Beispiel die bereits beschriebenen von Dr. Longo beinhalten, dass man an manchen Tagen fastet und an anderen die Kalorienzufuhr reduziert.

Hippokrates, ein griechischer Arzt, der circa von 460 bis 370 vor Christus lebte, war einer der Väter der westlichen Medizin. Von ihm haben wir auch den Hippokratischen Eid geerbt. Er hielt in seinen Schriften fest, dass sowohl Krankheiten als auch Epilepsie durch einen völligen Verzicht auf Essen und Trinken behandelt werden könnten. Der griechisch-römische Philosoph Plutarch schrieb in seinen *Moralia*: »Anstatt Medizin zu verwenden, faste man besser einen Tag lang.« Und auch der große arabische Arzt Avicenna verschrieb oft Fastenkuren von drei Wochen oder noch länger.

Die alten Griechen behandelten mit Fasten und kalorienarmen Diäten Epilepsie. So postulierte der griechische Arzt Erasistratus: »Einen zu Epilepsie Neigenden sollte man ohne Gnade zum Fasten zwingen und ihm die Essensrationen kürzen.« Und Galen, der berühmte griechische Arzt und Chirurg, der im zweiten Jahrhundert im Römischen Reich praktizierte, setzte auf eine »abgeschwächte Ernährung«. Die Heilung von Epilepsie durch Fasten wurde in den 1920er-Jahren von dem amerikanischen Osteopathen und Wunderheiler Hugh Conklin aus Battle Creek, Michigan wiederbelebt, der eine 18 bis 25 Tage andauernde »Wasserdiät« empfahl.

Das Fasten wurde in der Antike auch eingesetzt, um den Körper zu entgiften und den Geist zu reinigen – als Mittel zu vollständiger natürlicher Gesundheit. Der griechische Philosoph Pythagoras verlangte von seinen Schülern, dass sie 40 Tage fasteten, bevor er ihnen seine Lehre vermittelte. Er war der Meinung, dass ihr Geist erst nach einer 40-tägigen Fastenkur rein und klar genug sei, um seine tiefschürfenden Gedanken über die Geheimnisse des Lebens voll zu erfassen. Und sogar Benjamin Franklin war der Meinung, dass »die beste Medizin Ruhe und Fasten« seien.

In einem Fachartikel von Dr. Valter Longo und NIH-Wissenschaftler Dr. Mark Mattson aus dem Jahr 2014 heißt es: »Wir wissen jetzt, dass Fasten zu Ketogenese führt, starke Veränderungen bei Stoffwechselwegen und zellularen Prozessen wie Stressresistenz, Lipolyse und Autophagie auslöst und medizinische Anwendungen haben kann, die in manchen Fällen so wirksam sind wie zugelassene Arzneimittel (zum Beispiel beim Eindämmen von epileptischen Anfällen und einem damit verbundenen Hirnschaden oder der Verbesserung von rheumatoider Arthritis)«.[17]

Mark Mattson, Professor für Neurowissenschaften an der Johns Hopkins School of Medicine und Chef des Laboratory of Neurosciences am National Institute on Aging, ist ein Experte auf diesem Gebiet. Er weiß, dass Fasten noch mehr Vorteile bringen kann, als Menschen mit Epilepsie zu helfen (im nächsten Kapitel erfahren Sie mehr über die Geschichte der Epilepsie und über ketogene Diäten), und er war an einigen der bereits erwähnten Studien beteiligt. Besonders interessiert ihn, wie Fasten die kognitiven Funktionen verbessern und das Risiko für neurodegenerative Erkrankungen senken kann. Dr. Mattson hat Studien geleitet, bei denen Tiere jeden zweiten Tag fasten mussten und an den Essenstagen 10 bis 25 Prozent Kalorien weniger als sonst zu sich nahmen. Seine Erkenntnis: »Wenn man das mit Tieren in jungen Jahren regelmäßig macht, verlängert sich ihr Leben um 30 Prozent.«[18] Die Nervenzellen der Tiere waren resistenter gegen Degeneration. Als er über mehrere Wochen hinweg ähnliche Studien mit Frauen durchführte, fand er heraus, dass diese mehr Körperfett verloren, mehr fettfreie Muskelmasse bewahrten und einen besseren Blutzuckerwert aufwiesen.[19]

Ironischerweise werden diese biologischen Reaktionen nicht nur von Autophagie ausgelöst, sondern auch von *Stress*. Während des Fastens leiden die Zellen unter leichtem Stress und reagieren darauf, indem sie ihre Fähigkeit, damit umzugehen und somit vielleicht Krankheiten zu widerstehen, verstärken. Andere Studien haben diese Erkenntnisse bestätigt.[20] Ein kontrolliertes Fasten senkt den Blutdruck, verbessert die Insulinsensibilität, stärkt die Nieren- und Gehirnfunktion, regeneriert das Immunsystem und erhöht die Widerstandskraft gegen Krankheiten inklusive Krebs. Am wirksamsten ist die Kraft des Fastens jedoch, wenn man einem Fastenplan folgt, der Autophagie hochdreht und dabei gleichzeitig den Stoffwechsel in Gang hält. Je nach Grad der physischen Aktivität führt bei Menschen ein 12- bis 24-stündiges Fasten in der Regel zu einer mindestens 20-prozentigen Senkung des Blutzuckers und des Glykogengehalts in der Leber, wodurch zur Energiegewinnung Fett verbrannt wird.

Sie haben wahrscheinlich schon von Intervallfasten gehört, da dies gerade voll im Trend liegt. Solche Programme und die dazugehörigen Bücher propagieren, dass Sie alles essen können, was Sie wollen, wenn Sie sich auf eine Mahlzeit pro Tag beschränken. Alternativ schlagen sie vor, dass man zwei bis drei Tage pro Woche fastet und an den übrigen Tagen so viel isst, wie man will. Doch die Wahrheit ist: Es gibt keine eindeutigen Beweise dafür, dass diese Fastenprotokolle den Grad an Autophagie auslösen, der nötig ist, um gesünder zu werden und das Krankheitsrisiko zu senken. Es gibt viele Wege zu fasten, die ich alle in Kapitel 9 vorstellen werde. Der aktuelle Forschungsstand besagt, dass der Knackpunkt bei etwa 16 Stunden liegt, was leicht umsetzbar ist, wenn man nach 19 Uhr nichts mehr isst und am nächsten Morgen aufs Frühstück verzichtet.[21] Ein wichtiger Aspekt widerspricht jedoch gängigen Ernährungstheorien: Wir sollten den Hauptteil unserer täglichen Nahrung möglichst *bis zum frühen Nachmittag* eingenommen haben.

Wenn man sich die Ernährungsmuster der langlebigsten Menschen auf diesem Planeten ansieht, so wird deutlich, dass diese definitiv nicht aus drei Mahlzeiten pro Tag plus Zwischensnacks bestehen, wie man es typischerweise bei uns gewohnt ist. Wenn Sie über Nacht fasten und zweimal pro Woche das Frühstück auslassen und an einigen der anderen Tage Ihre Kalorienaufnahme reduzieren, sind Sie auf einem guten Weg, gesünder, stärker und widerstandsfähiger zu werden. Zumindest sollten Sie nach einer bestimmten Uhrzeit, sagen wir 14 Uhr, nicht mehr allzu viel essen. 2019 nahm Eric Ravussin vom Pennington Biomedical Research Center an einer Studie der University of Alabama teil, die zeigte, welche erstaunlichen Auswirkungen eine zeitlich begrenzte Nahrungsaufnahme auf den Stoffwechsel, Alterungsmarker und Autophagie hat.[22] Es handelte sich um eine kleine Studie mit nur elf Personen, aber sie dokumentierte trotzdem alarmierende Resultate. Wenn die Versuchspersonen nur zwischen 8 und 14 Uhr anstatt bis 20 Uhr aßen, zeigten sich deutliche Verbesserungen ihres 24-Stunden-Glucosespiegels, ihres Biorhythmus und ihrer Genexpression im Bereich Alterung und Autophagie. Diese ganzen Informationen über Uhrzeiten verwirren Sie vielleicht gerade, aber Sie müssen nicht Ihren eigenen Zeitplan ausarbeiten; ich werde Ihnen im Folgenden einige Optionen präsentieren.

Eine weitere Schlüsselstrategie in der Ernährung, die oft ignoriert wird, ist Proteinrestriktion. Ja, Sie haben richtig gelesen: Man sollte nicht zu viel Eiweiß zu sich nehmen. Ich habe ja bereits erwähnt, wie stark der Proteinumsatz im Körper wirkt, und Proteinrestriktion hängt damit zusammen. Obwohl eine allgemeine Kalorienrestriktion einen positiven Effekt auf das Körpergewicht hat, ist es in Wirklichkeit die Proteinrestriktion, die die gesundheitlichen Vorteile bewirkt. Wenn Sie nicht abnehmen müssen und eine Reduktion Ihres Kalorienkonsums für Sie eine Horrorvorstellung ist, dann habe ich gute Nachrichten für Sie: Eine Einschränkung des Eiweißkonsums – ohne Kalorienrestriktion – gehört zu den vielversprechendsten Interventionen, die zu einem gesunden Altern führen. Und da es sich nicht anfühlt wie eine Einschränkung, sprechen wir besser von »Proteincycling«.

Die Adventisten in Loma Linda wissen: Zu viel Protein ist gefährlich

Unser Körper braucht Proteine, um zu wachsen und sich selbst zu reparieren. Eiweißreiche Lebensmittel wie Fleisch, Eier, Fisch, Hülsenfrüchte und Milchprodukte werden im Magen in Aminosäuren aufgespalten und vom Dünndarm absorbiert. Die Leber sortiert dann aus, welche Aminosäuren unser Körper braucht, und der Rest wird mit dem Urin entsorgt. Proteine liefern jeder Zelle unseres Körpers strukturellen Halt und sind ein wesentlicher Bestandteil von Haut, Gelenken, Knochen, Nägeln, Muskeln und noch vielem mehr. Darüber hinaus sind Proteine auch am Immunsystem, der Hormonregulierung und der Signalübermittlung von einem Organ zum anderen beteiligt.

Erwachsenen, die sich nicht übermäßig viel bewegen, wird empfohlen, täglich etwa 0,75 Gramm Protein pro Kilo Körpergewicht zu essen. Das ergibt im Durchschnitt 55 Gramm für Männer und 45 Gramm für Frauen – oder zwei handflächengroße Portionen an Fleisch, Fisch, Tofu oder Nüssen. Zu wenig Proteine können zu Verlust an Muskelkraft, Haarausfall, Pickeln und Gewichtsverlust durch Muskelabbau führen. Aber diese Nebeneffekte sind sehr selten und treten meistens nur bei Menschen mit Essstörungen auf. Ein viel häufigeres und besorgniserregenderes Problem ist der Konsum von zu viel Proteinen.

In Büchern über sogenannte Blaue Zonen – Regionen weltweit, in denen Genetik oder Lebensstil den Bewohnern wie den Okinawern oder den griechischen Mönchen eine herausragende Gesundheit oder Langlebigkeit beschert haben – wird als einziger Ort in den USA das kalifornische Loma Linda, Spanisch für »schöner Hügel«, direkt östlich vom Stadtzentrum von Los Angeles, genannt. 2005 stellte die Zeitschrift *National Geographic* Loma Linda als einen der drei Orte weltweit vor, in denen die ältesten Menschen leben. Im Gegensatz zum luftverschmutzten L. A. ist Loma Linda nur dünn besiedelt, und etwa 9000 seiner 23 000 Einwohner gehören der Religionsgemeinschaft der Siebenten-Tags-Adventisten an. Diese Kirche propagiert einen gesunden Lebensstil ohne Völlerei und Exzesse, und die Bewohner, die sich danach richten, leben etwa zehn Jahre länger als die durchschnittlichen Amerikaner. Diese Adventisten werden dazu angeregt, Sport zu machen und schädliche Substanzen wie Tabak, Alkohol und bewusstseinserweiternde Drogen zu meiden. Empfohlen wird ihnen zudem eine ausgewogene vegetarische Ernährung aus Hülsenfrüchten, Vollkornprodukten, Nüssen, Obst und Gemüse zusammen mit einer Quelle für Vitamin B_{12} wie zum Beispiel Eier, Joghurt, Käse oder ein Nahrungsergänzungsmittel. Kurz gesagt: Der Speiseplan der Adventisten in Loma Linda enthält viel weniger Proteine, vor allem tierisches Eiweiß, als der eines Durchschnittsamerikaners. Laut Angaben der führenden Wissenschaftler auf diesem Gebiet verzehrt die Mehrheit der Amerikaner sowieso ungefähr doppelt so viel Eiweiß wie nötig; eine stark proteinlastige Ernährung wird zudem von karnivoren Gesundheitstrends wie der angesagten Paleo- oder Steinzeitdiät befeuert.

Sich wie die Neandertaler zu ernähren, hat durchaus gewisse Vorzüge, da dabei auf raffinierte Kohlenhydrate und Zucker verzichtet wird. Doch diese Diäten haben auch eine dunkle Seite: Wer sich im Low-Carb- oder Paleo-Stil ernährt, isst oft zu viele tierische Proteine, die in vielerlei Hinsicht schädlich sind.[23] So können proteinreiche Diäten zu Folgendem führen:

- **Nierenschäden:** Der Verzehr von viel Protein belastet die Nieren, die überschüssigen Stickstoff herausfiltern müssen, der in den Aminosäuren, aus denen das Protein besteht, steckt. Besonders problematisch ist das für Menschen, die an einer Nierenerkrankung leiden oder dafür ein erhöhtes Risiko haben.
- **Gewichtszunahme:** Ein Gewichtsverlust ist zwar kurzfristig typisch, doch das überschüssige Protein wird irgendwann als Fett eingelagert, und die überschüssigen Aminosäuren gehen in den Urin über.
- **Erhöhtes Risiko für Herzerkrankungen:** Eine proteinreiche Ernährung enthält häufig mehr gesättigte Fette und Cholesterin, die beide mit einem erhöhten Risiko für kardiovaskuläre Erkrankungen in Verbindung gebracht werden. Eine Studie von 2018 zeigte darüber hinaus, dass der langfristige Konsum von rotem Fleisch Trimethylamin-N-Oxid (TMAO) erhöht, eine im Darm

erzeugte chemische Substanz, die mit Herzerkrankungen in Verbindung gebracht wird.[24]

- **Erhöhtes Risiko für Krebserkrankungen:** Viele proteinreiche Diäten fördern den Konsum von rotem Fleisch. Zahlreiche Studien haben gezeigt, dass der verstärkte Genuss von rotem und verarbeitetem Fleisch mit bestimmten Krebsarten in Verbindung steht, vor allem mit Brust-, Prostata- und Darmkrebs. In einer Studie von 2014 beobachteten Wissenschaftler eine große Anzahl von Erwachsenen fast zwei Jahrzehnte lang und stellten fest, dass Menschen, die sich im mittleren Alter mit viel tierischem Eiweiß ernähren, ein vierfach höheres Risiko haben, an Krebs sterben, im Vergleich zu Menschen, die proteinarm essen – ein Sterblichkeitsrisikofaktor, der mit dem Rauchen vergleichbar ist.[25] Schuld ist der steigende Spiegel des Wachstumshormons IGF-1, der mit der Proteinaufnahme einhergeht. Die Untersuchung zeigt, dass Probanden mittleren Alters, die sich sehr proteinreich ernährten, für jeden IGF-1-Anstieg um 10 Nanogramm pro Milliliter (10 ng/ml) eine um 9 Prozent höhere Wahrscheinlichkeit aufwiesen, an Krebs zu sterben, als diejenigen, die wenig Protein aßen. Dieselbe Studie von 2014 ergab auch, dass Menschen zwischen 50 und 65, die sich proteinreich ernährten – das heißt, wenn 20 Prozent oder mehr der täglichen Kalorien aus Proteinen stammten – eine um 75 Prozent erhöhte Gesamtsterblichkeitsrate und eine um das 73-Fache erhöhte Wahrscheinlichkeit hatten, an Diabetes zu sterben. Menschen, die eine moderate Proteinmenge zu sich nahmen – 10 bis 20 Prozent der täglichen Kalorien –, wiesen eine um fast das 23-Fache erhöhte Wahrscheinlichkeit auf, an Diabetes, sowie eine dreimal höhere Wahrscheinlichkeit, an Krebs zu sterben, als die Gruppe, die sich proteinarm ernährte, also weniger als 10 Prozent der täglichen Kalorien aus Proteinen zu sich nahm. Was mich zu den metabolischen Konsequenzen führt …

- **Erhöhtes Risiko für Stoffwechselerkrankungen:** Wir hören oft, dass zu viel Zucker das Risiko erhöht, an Glukoseintoleranz, Insulinresistenz und Typ-2-Diabetes zu erkranken. Aber Protein? Tatsächlich kann auch dies Ihr Risiko für diese Krankheiten drastisch erhöhen. Studien aus den 1990er-Jahren zeigen bereits, dass eine proteinreiche Ernährung mit Glukoseintoleranz, Insulinresistenz und Typ-2-Diabetes in Verbindung gebracht werden kann. Eine Studie von 2017 in *The Journal of the American Medical Association* untersuchte den Tod von über 700 000 Menschen, die im Jahr 2012 an Herzerkrankungen, Schlaganfällen und Typ-2-Diabetes starben.[26] Die Forscher stellten fest, dass fast 50 Prozent der Todesfälle mit einer schlechten Ernährung zusammenhingen. Bei denen, die bereits an Diabetes litten, erhöhte sich das Sterberisiko, wenn sie mehr verarbeitetes Fleisch konsumierten. In den vergangenen 50 Jahren ist der Konsum von industriell verarbeitetem Fleisch übrigens um etwa 33 Prozent gestiegen. Wissenschaftler der Harvard School of Public Health werteten Daten von Langzeitstudien über Männer und Frauen in Gesundheitsberufen aus, die 14 bis 28 Jahre lang begleitet wurden. Die Forscher berechneten, dass bereits eine Portion rotes Fleisch von der Größe eines Kartenspiels täglich das Risiko eines Erwachsenen, an Diabetes zu erkranken, um 19 Prozent erhöht.[27] Dabei wurden andere Risikofaktoren bereits mit einkalkuliert. Die größten Übeltäter waren Lebensmittel aus industriell verarbeitetem roten Fleisch wie Hotdogs und Frühstücksspeck: Eine tägliche Ration von verarbeitetem roten Fleisch, die nur halb so groß war, führte bereits zu einem um 51 Prozent erhöhten Risiko. Im Vergleich dazu: Das durchschnittliche Zehn-Jahres-Risiko für Diabetes liegt bei erwachsenen US-Amerikanern bei etwa 10 Prozent. Eine andere Studie, die 2017 von finnischen Wissenschaftlern publiziert wurde, untersuchte die Ernährung von über 2300 Männern im Alter von 42 bis 60.[28] Beim Start der Studie litt keiner der Teilnehmer an Typ-2-Diabetes. Nach 19 Jahren litten 432 daran. Die Wissenschaftler fanden heraus, dass diejenigen, die mehr tierisches und weniger pflanzliches Protein aßen, ein um 35 Prozent größeres Risiko hatten, an Diabetes zu erkranken. Dies umfasste jede Art von Fleisch: sowohl verarbeitetes als auch unverarbeitetes rotes Fleisch, Geflügel und andere Fleischarten wie zum Beispiel Organfleisch wie Zunge oder Leber.

Ich kann es nicht genug betonen: Proteine regen die Insulinausschüttung genauso stark an wie Kohlenhydrate! Wir neigen dazu, die Ausschüttung von Insulin nur mit Zucker in Verbindung zu bringen. Dabei ist es eine Aufgabe von Insulin, die Aminosäuren von heruntergebrochenen Proteinen in mageres Gewebe wie zum Beispiel Muskeln zu schicken. Der Unterschied besteht darin, dass Proteine Glukose nicht so schnell bereitstellen wie Kohlenhydrate. Wenn dieser Vorgang unkontrolliert vonstattenginge, würde eine proteinreiche Mahlzeit Hypoglykämie, also niedrigen Blutzucker, verursachen, weil die Ausschüttung von Insulin den Blutzuckerspiegel zu sehr unterdrücken würde. Die Ausschüttung von Glukagon gleicht das Insulin aus und verhindert Hypoglykämie, wenn wir eine proteinreiche Mahlzeit zu uns nehmen. Bestimmte Aminosäuren wie Leucin und Isoleucin jedoch, die in Fleisch und Milchprodukten wirksamer zu sein scheinen, stimulieren nicht nur stark die Insulinausschüttung, sondern verhindern auch – im Gegensatz zu anderen Aminosäuren – die Glukagonausschüttung, anstatt sie zu fördern. Man glaubt, dass diese Aminosäuren sowie Tryptophan, das die Insulinausschüttung viel mehr als die anderen Aminosäuren erhöht, im Wesentlichen für die Zunahme an Fettleibigkeit und Insulinresistenz verantwortlich sind, die mit einem chronischen Konsum großer Mengen an Fleisch und Milchprodukten einhergehen.

Wie passt die gesundheitsfördernde Autophagie in dieses Proteinbild? Nun, wenn Sie Ihren Proteinkonsum einschränken, vor allem tierisches Eiweiß, senken Sie Ihren Insulinspiegel und erhöhen dabei Ihren Glukagonspiegel und aktivieren die Autophagie. Das erklärt, warum Proteincycling, also die zyklische Reduktion des Proteinkonsums, eine ähnliche Wirkung hat wie das Fasten. Einer der Hauptgründe, warum Proteincycling das Altern aufhält, ist, dass unser Körper nicht sein eigenes Protein erzeugen kann. Stattdessen ist er gezwungen, das Protein, das man ihm bereits zugeführt hat, auf jede nur erdenkliche Art zu recyceln. Dieser Mechanismus geht auf unsere Vorfahren, die Jäger und Sammler, zurück, die oft längere Zeiträume ohne Jagderfolg überstehen mussten. Abgesehen davon, dass es Autophagie anregt, senkt Proteincycling zusammen mit Kalorienrestriktion und Intervallfasten das Risiko, an den bereits erwähnten Krankheiten Diabetes, Krebs und Herzleiden zu erkranken. Nicht umsonst gelten diese als Zivilisationskrankheiten oder Krankheiten durch Überkonsum.

Proteincycling kann die wirkungsvollste Waffe bei der Erneuerung Ihres Stoffwechsels sein und Ihre Chance auf ein langes und gesundes Leben erhöhen. Dies ist besonders hilfreich für Menschen, denen es schwerfällt, sich an die strengen Regeln von Kalorienrestriktion und Fasten zu halten. In Kapitel 9 präsentiere ich mehrere unterschiedliche Strategien, die jeder an seine eigenen Vorlieben anpassen kann. Für manche Menschen ist ein rhythmischer Wechsel aus KR, Fasten und Proteincycling am praktikabelsten. Andere brauchen einen leichter umsetzbaren Plan. Mir ist bewusst, dass wir alle verschieden sind, alle unsere individuellen gesundheitlichen Herausforderungen, Ziele und Risikofaktoren haben und unterschiedliche Lebensstile führen. Der Schlüssel ist, dass Sie ein grundlegendes Rahmenprogramm etablieren, dem Sie folgen können, und dass Sie dabei Gewohnheiten entwickeln, die sowohl umsetzbar als auch effektiv sind – und die Ihnen dabei helfen, Ihre Ziele zu erreichen.

Zum Schluss sollte ich noch etwas über Milchprodukte sagen.

Die Milch macht's?

Die dokumentierten Auswirkungen von Milchprodukten auf unseren Körper und die Hinweise, dass sie Autophagie dämpfen, sind so überzeugend, dass Erwachsene meiner Meinung nach nicht regelmäßig in großen Mengen Milchprodukte aus Kuhmilch konsumieren sollten. Frühe Hominiden tranken wohl, wie alle anderen Säugetiere, während der Stillzeit die Milch ihrer eigenen Spezies. Nach dem Abstillen wäre der Konsum von Milch und Milchprodukten vor der Haltung von Nutztieren jedoch praktisch unmöglich gewesen. Stellen Sie sich vor, was für eine Aufgabe es gewesen wäre, wild lebende Säugetiere einzufangen und zu melken. Obwohl Schafe bereits 9000 vor Christus und Ziegen und Kühe 8000 vor Christus domestiziert wurden, datieren die ersten Zeugnisse einer Milchwirtschaft in Form von Rückständen von Milchfetten auf britischen Tongefäßen auf 4100 bis 3500 vor Christus. Diese Hinweise lassen vermuten, dass Milchprodukte erst relativ spät Eingang in die menschliche Ernährung fanden, zumindest auf der evolutionären Zeitskala.

Die meisten von uns kennen Werbeslogans wie »Die Milch macht's« oder »Milch macht müde Männer munter«. Sie beschwören uns, täglich Milch zu trinken, damit wir mal groß und stark werden. Milch zu trinken, wenn man noch wächst, ist eine Sache – der Konsum großer Mengen an Milchprodukten als Erwachsener jedoch eine ganz andere. Doch in jüngerer Zeit hat der gute Ruf der Milch Schaden genommen angesichts der Vermutung, dass sie beteiligt sein könnte am Anstieg von Adipositas, Diabetes, Allergien, Verdauungsbeschwerden und anderen chronischen Krankheiten. Fallkontrollstudien (Beobachtungsstudien) in diversen Bevölkerungsgruppen haben eine starke und durchgängige Verbindung zwischen IGF-1-Konzentrationen und dem Prostatakrebsrisiko gezeigt.[29] In Laborstudien wurde festgestellt, dass ein erhöhter IGF-1-Spiegel das Wachstum von Prostatakrebszellen fördert.

Ein weiteres Problem bei Milchprodukten ist der Pasteurisierungsprozess. Dieser Vorgang reduziert zwar das geringe Risiko einer Milchverseuchung, tötet aber auch die guten Bakterien (Probiotika) ab, verändert die Milchproteine und macht aus einer Nahrungsquelle eine Quelle potenzieller Gesundheitsrisiken für manche Menschen. Pasteurisierung verwandelt zudem den Milchzucker in Betamilchzucker, den der Körper schneller aufnimmt, wodurch der Blutzuckerspiegel schlagartig ansteigt.

Viele Menschen haben aufgrund der enthaltenen Molke und des Kaseins Probleme, Kuhmilch zu verdauen. Molke erhöht den Insulinspiegel, was zu Insulinresistenz und einem hohen Blutzuckerspiegel und daraufhin zu Entzündungen führen kann, und Kasein regt die Ausschüttung von IGF-1 an, das mTOR aktiviert und Autophagie hemmt, wie bereits erklärt. Kasein löst in manchen Menschen auch eine Immunreaktion aus, die den Entzündungsspiegel im Körper hebt.[30] Einer der Gründe, warum viele Bodybuilder Akne bekommen, ist ihr Konsum auf Molke basierender Proteinshakes und Riegel – abgesehen davon, sind auch die synthetischen Steroide, die einige einnehmen, nicht gerade hilfreich. Sowohl Molke als auch Kasein werden schon seit Langem mit Akne in Verbindung gebracht. Während des Ernährungsprogramms werde ich Sie bitten, Kuhmilch möglichst zu vermeiden und stattdessen auf Alternativen aus nichttierischen Proteinen wie Mandel-, Leinsamen- oder Hanfmilch umzusteigen. Für diejenigen, die auf einer traditionellen Milch bestehen, könnte Schafsmilch eine Option sein. Menschen, die eine Intoleranz gegenüber Kuhmilch und sogar Ziegenmilch entwickeln, stellen oft fest, dass Produkte aus Schafsmilch inklusive bestimmter Käsesorten die einzigen Milchprodukte sind, die sie beschwerdefrei essen können.

Wenn man mich fragt, welches Ernährungsmuster am problematischsten ist, würde ich sagen: ein übermäßiger Konsum sowohl von Milchprodukten als auch von tierischem Eiweiß. Sie dachten vielleicht, ich würde Zucker, schlechte Fette und Salz nennen, aber ein Großteil des Zuckers, Fetts und Salzes, das wir zu uns nehmen, steckt ja in den industriell verarbeiteten tierischen Proteinen und Milchprodukten – man denke nur an die klassische Fast-Food-Mahlzeit aus einem Cheeseburger mit Pommes und einem Milchshake. Nur selten hört man, dass Milchprodukte und Fleisch große Mengen der drei Aminosäuren enthalten, die Autophagie abstellen. Sie heißen Leucin, Isoleucin und Valin und sind unter Ernährungswissenschaftlern aufgrund ihrer Molekularstruktur als verzweigtkettige Aminosäuren bekannt (abgekürzt BCAA für Englisch: Branched-Chain Amino Acids). Wir brauchen diese essenziellen Aminosäuren zwar für bestimmte Körperfunktionen, aber die meisten Menschen konsumieren viel zu viel davon – mit weitreichenden Folgen für ihre Gesundheit. Es ist ausreichend belegt, dass ein reduzierter Konsum von BCAAs aus tierischer Quelle den Stoffwechsel verbessern kann, aber jüngere Forschungen haben gezeigt, dass dies sogar Auswirkungen auf den Hormonhaushalt haben kann.

Im Jahr 2019 wurde zum Beispiel in der Fachzeitschrift *Nature* berichtet, dass Frauen, die wegen Brustkrebs behandelt werden, möglicherweise schlechter auf eine Chemotherapie zum Beispiel mit Tamoxifen ansprechen, wenn sie über die Nahrung viel Leucin zu sich nehmen.[31] Leucin aktiviert mTOR, das Zellteilung und -wachstum steigert. Doch Leucin erhöht nicht nur die Proliferation normaler Zellen, sondern auch die der Brustkrebszellen, während das Absenken des Leucinspiegels deren Wachstum unterdrückt. Anders ausgedrückt, kann man die Zellproliferation abschwächen und einen Krebs aushungern, indem man den Leucinkonsum drosselt. Ernährung kann in der Tat eine Antikrebswirkung haben. Das sollte aufhorchen lassen, denn eine von acht Frauen erkrankt in ihrem Leben an Brustkrebs. Die meisten dieser Krebsarten (ganze 75 Prozent) bestehen aus Östrogenrezeptor-positiven Zellen, die zum Wachstum Östrogen und/oder Progesteron brauchen. Der Grund, warum Menschen, die viele Bodybuilding-Proteinshakes und -riegel essen, ein höheres Krebsrisiko haben, liegt an den BCAAs in den Nahrungsergänzungsproteinen, die sie damit aufnehmen.

BCAAs haben natürlich eine Funktion und sind für Wachstum und Reparaturen im Körper notwendig, aber wir sollten sie in Maßen konsumieren und vornehmlich auf pflanzliche Quellen setzen. Wenn Sie in bestimmten Monaten im Jahr Autophagie hochfahren wollen, sollten Sie diese Nährstoffe meiden. Wenn Sie dem in Kapitel 9 vorgestellten Ernährungsplan folgen, werden Sie den Konsum automatisch zur richtigen Zeit drosseln, ohne sich gesondert damit befassen zu müssen.

KAPITEL 5

KINDER MIT EPILEPSIE UND WELTKLASSERADFAHRER

n der griechischen Antike war Epilepsie als »Fallkrankheit« bekannt. Damals wusste noch niemand, warum Menschen plötzlich Krämpfe und Zuckungen bekamen, starr wurden oder Schaum vor dem Mund hatten. Noch vor den Griechen glaubten die Babylonier, dass Dämonen und Geister, die ihrem Glauben nach temporär von einem Menschen Besitz ergreifen konnten, für Krankheiten wie Epilepsie verantwortlich waren. Heute wissen wir natürlich, dass die Ursachen von Epilepsie nicht übernatürlich sind. Die Krankheit wird durch die Unterbrechung einer Nervenzellaktivität im Gehirn ausgelöst, die – oft unvorhersehbare – Anfälle auslöst. Während eines epileptischen Anfalls legt die betroffene Person ein ungewöhnliches Verhalten wie unkontrollierte abrupte Bewegungen an den Tag, erlebt abnormale Sinneswahrnehmungen oder verliert das Bewusstsein, daher die Bezeichnung »Fallkrankheit«. Epilepsie ist die vierthäufigste neurologische Erkrankung und kann Menschen aller Altersgruppen treffen. Manche Menschen werden damit geboren, bei anderen tritt sie erst später auf. Bei manchen von Epilepsie betroffenen Kindern verschwindet die Krankheit im Alter einfach, während andere ihr Leben lang daran leiden.

Obwohl es verschiedene Arten von Anfällen und unterschiedliche Ursachen für Epilepsie gibt – von Genetik und Entwicklungsstörungen bis hin zu Schädel-Hirn-Traumata, Gehirnerkrankungen und Infektionskrankheiten –, kann die Krankheit heutzutage zum Glück durch Medikamente, eine spezifische Ernährung und, wenn nötig, auch Operationen effektiv behandelt werden. Die Ernährungstherapie blickt auf eine lange Geschichte zurück: Über Jahrtausende war sie die einzige Methode, die Ärzten im Kampf gegen Epilepsie zur Verfügung stand. Und auch heute noch ist sie eine der effektivsten Methoden, ohne Medikamente eine Krankheit in den Griff zu bekommen, die meist nur kontrolliert, nicht aber geheilt werden kann. Dass die Verbindung zwischen Ernährung und Gehirnfunktionen, vor allem im Hinblick auf Epilepsie, überhaupt erkannt wurde, hat mit der Beobachtungsgabe der Griechen zu tun. Deren Ärzte notierten nämlich vorausschauend, was passierte, wenn Nahrungsmittel knapp wurden. Und sie versteiften sich nicht auf übersinnliche Erklärungen für Krankheiten, sondern führten das Konzept der natürlichen Krankheitsursachen ein, auch wenn es noch Tausende von Jahren dauern sollte, bis man die Ursachen von Epilepsie verstand.

Vor dem Entstehen der modernen Landwirtschaft und der Lebensmittelindustrie erlebten Menschen häufige und manchmal katastrophale Hungersnöte. Seit dem 5. Jahrhundert v. Chr. haben griechische Ärzte die Wirkung von leichtem Hungern auf Epileptiker beobachtet und periodisches Fasten empfohlen, um die Krankheit zu behandeln – und nicht, wie die Babylonier, das Hinzuziehen eines Exorzisten. Zu Anfang des 20. Jahrhunderts verwiesen Ärzte in Frankreich und den USA erneut auf das Fasten als Kur bei Epilepsie. Um 1920 herum bemerkten Ärzte, dass der Atem von Patienten, die hungerten oder fasteten, nach Aceton roch und sich in ihrem Blut Beta-Hydroxybuttersäure fand. Dr. Russell Wilder, ein Endokrinologe an der Mayo Clinic in Rochester, Minnesota stellte fest, dass dies durch Ketogenese verursacht wurde, die Produktion von Ketonen aus Fettsäuren. Aceton und Beta-Hydroxybuttersäure sind zwei von drei Ketonverbindungen, die unter bestimmten Bedingungen natürlich im Körper vorkommen. Zu diesen Bedingungen gehört auch Kohlenhydratrestriktion, zum Beispiel wenn man mit Absicht fastet oder während einer Hungersnot hungert. Ketone sind wasserlösliche Moleküle, die in der Leber entstehen. Weil ein länger anhaltendes Hungern für Kinder nicht gesund ist, da es unter anderem ihr Wachstum und ihre Entwicklung behindert, schlug Dr. Wilder vor, Kinder mit Epilepsie mit einer fettreichen, kohlenhydratarmen Ernährung, die er ketogene Diät nannte, zu behandeln. Er war der Annahme, dass diese Diät genauso effektiv ihre Symptome lindern würde wie das Fasten, mit dem Vorteil, dass sie über einen viel längeren Zeitraum angewandt werden konnte.

Dr. Wilder gilt heute als Erfinder der ketogenen Diät. Tatsächlich war er in vielerlei Hinsicht ein Pionier der Medizin. Der Stoffwechsel- und Ernährungsexperte widmete sich für einen Großteil seiner Karriere Patienten mit Typ-1-Diabetes, von denen die meisten Kinder waren. Er war führend bei der klinischen Verwendung von Insulin gleich nach dessen Entdeckung durch zwei kanadische Ärzte an der University of Toronto; vorher lebten Typ-1-Diabetiker nach Ausbruch der Krankheit meist nicht lang. Dr. Wilder spielte eine entscheidende Rolle bei der Bestimmung der richtigen Insulindosierung. 1931 wurde er Leiter der medizinischen Fakultät der Mayo Clinic und setzte sich dafür ein, dass im Bereich Ernährung mehr geforscht wurde. Er spielte auch eine wichtige Rolle bei der Entwicklung der American Diabetes Association und war bis 1947, kurz vor seinem Ruhestand, deren Präsident.

In den 1960er-Jahren ersetzte Dr. Peter Huttenlocher von der Universtiy of Chicago die in der ketogenen Diät erlaubten Öle durch eine bestimmte Gruppe von gesättigten Fetten, die mittelkettigen Triglyzeride (MCT). Der Grund war, dass MCTs mehr Ketone produzieren, wodurch die Betroffenen mehr Kohlenhydrate essen können als bei der Standardketodiät. Ein Großteil der Fette in den meisten westlichen Diäten besteht nämlich aus langkettigen Fettsäuren, die 13 bis 21 Kohlenstoffe enthalten. Die mittelkettigen Fettsäuren in MCTs enthalten hingegen nur sechs bis zwölf Kohlenstoffatome. Sie haben vielleicht schon von MCT-Öl gehört, das nachweislich kognitive Funktionen verbessert und bei der Gewichtskontrolle hilft. Kokosöl ist eine gute Quelle für MCTs und der Grund, warum Kokosöl als gesund vermarktet wird. Ab 1970 schrieb Dr. Samuel Livingston vom Johns Hopkins Hospital in Baltimore über die Resultate bei der Beobachtung von über 1000 Kindern mit Epilepsie, die sich ketogen ernährt hatten. Über 50 Prozent von ihnen hatten ihre Anfälle während der Diät vollständig unter Kontrolle, und weitere 27 Prozent hatten eine verbesserte Kontrolle. Als jedoch Medikamente wie Phenytoin und Valproinsäure für die Behandlung von Epilepsie an Ärzte vermark-

tet wurden, geriet die ketogene Diät in Vergessenheit und wurde erst 1994 wiederbelebt – in erster Linie durch den Hollywoodproduzenten Jim Abrahams, der ver-
zweifelt nach einer Heilung für die schweren Epilepsieanfälle seines Sohnes suchte.
Irgendwann begegnete er Dr. John Freeman, einem 60-jährigen Kinderneurologen,
der an der Johns Hopkins School of Medicine mit Kindern mit Epilepsie arbeitete.
Dr. Freeman legte sich mit dem medizinischen Establishment an, indem er ein
Revival der ketogenen Diät als medikamenten- und nebenwirkungsfreie Behandlung für schwere Epilepsie propagierte. Innerhalb von zwei Tagen nach Beginn der
ketogenen Diät waren die Anfälle von Abrahams' Sohn wie weggeblasen. Die TV-
Sendung *Dateline NB,* die 1994 auf diesen Fall einging, rückte die ketogene Diät
wieder ins öffentliche Bewusstsein, und heute ist sie neben anderen Therapien eine
anerkannte Behandlungsmethode und wird in über 45 Ländern verschrieben. Die
Kombination aus antiepileptischen Medikamenten und einer ketogenen Diät kann
vielen Menschen helfen, ihre Anfälle zu kontrollieren.

Lange Zeit haben wir nicht verstanden, wie genau die ketogene Diät auf ein epi-
leptisches Gehirn wirkt. Seit einer bahnbrechenden Studie von Emory University
Health Sciences im Jahr 2005 nimmt man jedoch an, dass die Diät die Gene verändert, die mit dem Energiestoffwechsel im Gehirn zu tun haben, was wiederum
die Funktion der Neuronen stabilisiert, die durch epileptische Anfälle in Mitlei-
denschaft gezogen werden.[1] Neuere Studien deuten darauf hin, dass die Diät auch
eine effektive Zusatztherapie bei Autismus, Gehirntumoren – vor allem bei Glio-
blastom –, dem polyzystischen Ovarsyndrom, Adipositas und anderen Stoffwechselerkrankungen, Akne, amyotropher Lateralsklerose (ALS), Alzheimer, Parkinson,
Diabetes, affektiven Störungen und Depression sein kann. Bei Mäusen behebt die
Diät Gedächtnisdefizite im Hippocampus und lässt die Tiere länger gesund leben.[2]
Sie hat also zahlreiche Auswirkungen auf Gehirn und Körper.

Der Kern der ketogenen Ernährung besteht in einem extrem niedrigen Kohlen-
hydrat- und hohen Fettkonsum (70 bis 80 Prozent der Kalorien kommen von Fett)
sowie einer moderaten Proteinaufnahme. Was zur Frage führt: Braucht unser Körper wirklich Kohlenhydrate, um zu funktionieren? Wir bekommen oft zu hören,
dass Glukose die hauptsächliche und bevorzugte Energiequelle ist, vor allem fürs

Gehirn. Gleichzeitig wird geraten, den Fettkonsum auf 20 Prozent der täglichen Kaloriengesamtmenge zu beschränken. Was zeigen die Daten?

Ausdauersportler lüften das Geheimnis

Die Daten, die allmählich das völlige Gegenteil aufdecken – nämlich dass der Körper am besten mit praktisch null Kohlenhydraten und hauptsächlich Fett funktioniert –, gehen auf das Jahr 1983 zurück, in dem Stephen Phinney mit Kollegen vom MIT und aus Harvard eine Studie über Spitzenradfahrer veröffentlichte, die eine vierwöchige Ketodiät machten.[3] Einige der Teilnehmer steigerten ihre Ausdauer, was den gängigen Überzeugungen widersprach. Die Diät setzte sich wie folgt zusammen: 15 Prozent der täglichen Kalorien aus Proteinen, 83 Prozent aus Fett und unter 3 Prozent (weniger als 20 Gramm) aus Kohlenhydraten, was einer Kartoffel, einem halben Hamburgerbrötchen oder einer kleinen Portion Nudeln entspricht. Sie ließen VO_2max, die maximale Sauerstoffaufnahme, messen und machten vor und nach der Diät Ausdauertests. Die Studie war sehr klein und hatte ihre Schwächen – so zeigte einer der Versuchsteilnehmer nach der Diät eine verminderte Leistungsfähigkeit, es stellte sich jedoch heraus, dass er übertrainiert war, was die Resultate verfälschte; ohne seine Ergebnisse lag die durchschnittliche Ausdauersteigerung bei 13 Prozent. Nichtsdestotrotz leitete diese Studie letztlich eine neue Ära ein, was die Einstellung gegenüber der richtigen Ernährung betrifft – ein Trend, der sich durch weitere Forschungen etablierte. Damals fand Phinneys Arbeit kaum Beachtung, weil er in seinem Fach als »Ketzer« bezeichnet wurde, doch er veröffentlichte später als Professor emeritus an der UC Davis noch bis 2018 weitere Studien mit Ausdauerathleten.[4]

Noch 1980 nahm niemand eine Diät ernst, die postulierte, vornehmlich mit Fett Gewichtsverlust und Leistungssteigerungen zu bewirken und vielleicht sogar Herzerkrankungen zu verhindern. Aus damaliger Sicht ergab das einfach keinen Sinn: Fett essen, um Fett zu verlieren? Fett essen, um schneller zu werden? Fett essen, um Herzerkrankungen zu vermeiden? Aber die Zeiten haben sich geändert. Inzwischen gibt es zahlreiche Belege dafür, wie effektiv eine ketogene Ernährung ist, darunter die Studien von Dr. Phinney und anderen Wissenschaftlern weltweit.[5] Und nicht nur Ausdauerathleten oder Menschen mit Epilepsie können davon profitieren. Dr. Phinney arbeitet heute vorwiegend mit Menschen, die dauerhaft Gewicht verlieren und Stoffwechselerkrankungen, hauptsächlich Diabetes, besser unter Kontrolle halten wollen. Er ist Mitbegründer eines Unternehmens, das Menschen mit Prädiabetes und Diabetes dabei hilft, ihre Erkrankungen vorwiegend durch die Ernährung rückgängig zu machen – durch eine kohlenhydratarme, fettreiche Diät, die er als »nutritional ketosis« bezeichnet. In gerade mal zehn Wochen haben einige seiner Patienten ihren Diabetes überwunden und brauchen kein Insulin mehr. Es ist eine verblüffende Vorstellung: Wenn ein Ernährungsplan eine so ernste Krankheit wie Diabetes innerhalb von Wochen lindern kann, was könnte sie dann bei einem Körper bewirken, der nicht an einer Stoffwechselkrankheit leidet?

Der wissenschaftliche Hintergrund ketogener Ernährung

Die ketogene Ernährung ähnelt im Hinblick auf Stoffwechsel und physiologische Aspekte in vielerlei Hinsicht dem Fasten. Aus diesem Grund fing ich 2013 an, darüber Fachartikel zu lesen und Selbstexperimente durchzuführen. Letztlich ernährte ich mich über drei Jahre lang vegan und ketogen; dazu später mehr. Die Frage, die ich mir stellte, lautete: Könnte diese Ernährungsweise die mTOR unterdrückende und Autophagie auslösende Wirkung des Fastens nachahmen und dabei trotzdem die Aufnahme einer substanziellen Kalorienmenge erlauben? Die gute Nachricht lautet, dass sie dies wahrscheinlich kann, wenn sie richtig angewendet wird. Die schlechte Nachricht ist, dass wir – im Gegensatz zu Kalorienrestriktion, Fasten und Proteinrestriktion – bei der ketogenen Diät auf keine Kultur oder Gruppe wie die Laron-Syndrom-Kleinwüchsigen, die über 100-jährigen Okinawer, die Loma-Linda-Veganer oder die Mönche vom Berg Athos verweisen können, die es uns erspart, klinische Studien durchzuführen, um die Langzeit-Anti-Aging-Vorzüge nachzuweisen. Stattdessen müssen wir uns näher mit der Wissenschaft befassen, die hinter der Ketodiät steckt, und damit, warum sie vermutlich ähnlich positive Resultate bringt wie die anderen Lebensstile, die den mTOR/Autophagieschalter betätigen.

Ketomathematik

Bei einer durchschnittlichen 70 Kilogramm schweren Person fließen immer etwa 80 Kalorien aus Glukose, was sechs bis sieben Würfeln Zucker entspricht, durch 5 Liter Blut. Glukose, die in den Muskeln gespeichert wird, Glykogen genannt, entspricht etwa 480 Kalorien, und in der Leber lagern weitere 280 Kalorien Glykogen. Macht 880 Kalorien, die sofort zur Verfügung stehen. Um das Ganze in Perspektive zu setzen: Dieselbe 70 Kilogramm schwere Person verbrennt im Schlaf circa 46 Kalorien pro Stunde, 68 Kalorien pro Stunde bei ruhigem Sitzen, 102 pro Stunde bei leichter Arbeit wie Einkaufen oder allgemeinen leichten Bewegungen und 170 pro Stunde durch mittelschwere Arbeiten im Haushalt oder Garten. Wenn die letzte Mahlzeit um 18 Uhr eingenommen wird, gefolgt von vier Stunden im Sitzen und anschließend acht Stunden Schlaf, hätte dieses Individuum bis 6 Uhr morgens ungefähr drei Viertel der gespeicherten Glukose/des Glykogens, also der gespeicherten Energie, verbraucht. Mir ist bewusst, dass sich diese Rechnung nur auf einen 70 Kilogramm schweren Menschen bezieht und die Zahlen je nach Gewicht, Größe, Alter und Geschlecht variieren. Die veröffentlichten Studien, auf denen diese Kalkulationen beruhen, beziehen sich in der Regel auf einen durchschnittlichen, 70 Kilogramm schweren Mann. Die meisten US-amerikanischen Männer sind heute etwas über 1,75 Meter groß und wiegen mindestens 10 Kilogramm mehr. Aber lassen Sie uns der Einfachheit halber für diese Erklärung bei den 70 Kilogramm als Referenzpunkt bleiben. Die Aussage bleibt dieselbe.

Wenn Sie Ihren Kohlenhydratkonsum für länger als zwölf Stunden erheblich einschränken, brauchen Sie höchstwahrscheinlich diese winzige Menge an eingelagerter Glukose und Glykogen auf und zwingen Ihren Körper somit, auf die »echte« Quelle eingelagerter Energie zurückzugreifen – Fett. Einem 70 Kilogramm schweren Mann mit 22 Prozent Körperfett stehen etwa 15 Kilogramm an Fettgewebetriglyzeriden zur Verfügung, was 135 000 Kalorien entspricht. Diese Prozentzahl gilt bei Männern als übergewichtig, liegt aber immer noch weit unter der von Adipösen, die über 25 Prozent Körperfett haben und zu denen derzeit etwa 50 Prozent aller US-Amerikaner über 65 Jahre zählen. Bei einem täglichen Verbrauch von mehreren Tausend Kalorien könnte man mit diesem Fett mehrere Monate lang nonstop fasten oder hungern.

Wenn der Körper eingelagerte Glukose und Glykogen verbraucht hat und anfängt, Fett zu verbrennen, produziert die Leber einen bereits erwähnten Alternativtreibstoff namens Ketonkörper. Man ist »in Ketose«, wenn Ketonkörper sich im Blut ansammeln. Jeder von uns erlebt eine leichte Ketose, wenn er oder sie fastet, nach einem langen Schlaf ohne Glukose erwacht oder ein anstrengendes Training absolviert hat. Ketose war im Laufe der menschlichen Evolution eine wichtige Anpassungsmaßnahme, die uns überleben ließ, wenn Nahrung knapp war. Der Wissenschaftsjournalist Gary Taubes schreibt in seinem Buch *Warum wir dick werden. Und was wir dagegen tun können*: »Diese milde Ketose ist also eigentlich der Normalzustand des menschlichen Stoffwechsels, wenn wir nicht die Kohlenhydrate essen, die in 99,9 Prozent der Menschheitsgeschichte noch gar nicht auf dem Speiseplan der Menschen standen. So gesehen, ist Ketose nicht nur ein natürlicher Zustand, sondern auch ein besonders gesunder.«[6]

Im Laufe unserer gesamten Evolution haben wir Menschen fette Nahrungsmittel – vor allem fette Organe wie Leber, Hirn und Knochenmark – als kalorienreiche Energiequelle gesucht. Möglicherweise ist das ein Grund, warum große Tiere wie das Mammut, das Wollnashorn und das Riesenfaultier alle aus den nördlichen Regionen der Erde verschwanden, während die menschliche Population dort wuchs: Diese Tiere waren hervorragende Fett- und Proteinquellen. Wir sollten auch nicht vergessen, dass viele unserer Vorfahren in einer 20 000 Jahre währenden Minieiszeit lebten, in der Kohlenhydrate nur in den kurzen Sommern zur Verfügung standen, wie es auch heute noch am Nördlichen Polarkreis in Gegenden wie Alaska oder Nordkanada der Fall ist. Dies könnte auch der Grund sein, weshalb Menschen so eine Vorliebe für Süßes und vor allem für Kohlenhydrate entwickelten; so sorgte die Natur dafür, dass wir ihre eingeschränkte Verfügbarkeit so gut wie möglich nutzten. Für den Rest des Jahres war es jedoch das Fett, das unsere Jäger-und-Sammler-Vorfahren gesund, schlank und energiegeladen hielt.

Wie Sie bereits wissen, regt der Verzehr von Kohlenhydraten die Insulinproduktion an. Doch der Konsum von zu vielen Kohlenhydraten und die daraus resultierende Insulinausschüttung führen zu Fettproduktion und Fetteinlagerung. Und das wiederum senkt die Fähigkeit, Fett zu verbrennen. Hersteller von industriell verarbeiteten Lebensmitteln versehen ihre Ware mit dem Etikett »low fat«, um den Verkauf von meist hochglykämischer, verarbeiteter Nahrung anzukurbeln. Und damit beginnt das Problem, denn solche Produkte erhöhen unseren Blutzuckerspiegel drastisch, regen den Appetit an, verursachen eine Insulinausschüttung, die dem Körper befiehlt, mehr Fett zu produzieren, anstatt das Fett zu verbrennen, das man bereits hat, und Autophagie so niedrig wie möglich zu halten, weil unser Stoffwechselschalter permanent auf Wachstum steht. Vor über 20 Jahren durchgeführte Studien haben eine höhere Sterblichkeitsrate bei Menschen mit hohem Kohlenhydratkonsum festgestellt und eine niedrigere Sterblichkeitsrate sowie ein geringeres Risiko für Herz-Kreislauf-Erkrankungen bei Menschen mit hohem Fettkonsum. Für eine jüngere Studie von 2017, die im angesehenen Fachjournal *The Lancet* veröffentlicht wurde, untersuchten Wissenschaftler von zahlreichen renommierten internationalen Institutionen über 135 000 Personen zwischen 35 und 70 Jahren aus 18 Ländern über einen Zeitraum von durchschnittlich 7,4 Jahren.[7] Die Forscher teilten die Versuchsteilnehmer, basierend auf deren selbsterstellten Ernährungsprotokollen, in Gruppen ein, je nachdem, wie viel Kohlenhydrate, Fett oder Eiweiß die Personen konsumierten. Dann verglichen sie die Ernährungsweisen mit dem Risiko für bestimmte Krankheiten, darunter dramatische kardiovaskuläre Probleme wie Schlaganfall und Herzversagen mit Todesfolge.

Was die Wissenschaftler herausfanden, widersprach der bisher vorherrschenden

Meinung. Als sie die Versuchspersonen mit dem höchsten Kohlenhydratkonsum (77 Prozent der täglichen Kalorien) mit denen mit den niedrigsten (46 Prozent der täglichen Kalorien) verglichen, stellten sie fest, dass ein höherer Kohlenhydratkonsum mit einem um 28 Prozent erhöhten Sterblichkeitsrisiko in Verbindung stand. Die Personen mit dem höchsten Fettkonsum (35 Prozent der täglichen Kalorien) hingegen hatten eine um 23 Prozent niedrigere Sterblichkeitsrate als die mit dem niedrigsten Fettkonsum (10 Prozent der täglichen Kalorien). Die Studie versuchte, die Wirkung unterschiedlicher Fettarten zu analysieren, und fand heraus, dass die Personen, die die größte Menge an mehrfach und einfach ungesättigte Fetten – zum Beispiel die guten Fette in vielen pflanzlichen Fetten, Nüssen, Samen, Avocados und Fisch – zu sich nahmen, ein um 19 beziehungsweise 20 Prozent geringeres Sterblichkeitsrisiko hatten. Und sogar bei Menschen, die viel von den gefürchteten gesättigten Fetten in Butter und Fleisch aßen, war das Sterblichkeitsrisiko 14 Prozent niedriger.

Die Studie hatte gewisse Schwächen, weil sie unterschiedliche Kohlenhydratarten in einen Topf warf – Kohlenhydrate aus Gemüse sind nicht dasselbe wie Kohlenhydrate aus raffiniertem Getreide – und weil es wissenschaftlich ungenau ist, sich auf von den Versuchspersonen selbst verfasste Ernährungstagebücher zu verlassen. Aber immerhin gelang es den Verfassern der Studie, dass sich der Fokus der Öffentlichkeit weg von Low-Fat-Diäten und hin zu einer Low-Carb-Ernährung bewegte. Meist ist es eine auf raffinierten Kohlenhydraten basierende Ernährung, die uns umbringt. Das Fazit der Autoren: »Ein hoher Kohlenhydratkonsum war mit einer höheren Gesamtsterblichkeit verbunden, während der Konsum von Gesamtfett und individuellen Fettarten mit einer niedrigen Sterblichkeitsrate einherging. Gesamtfett und einzelne Fettarten wurden nicht mit Herz-Kreislauf-Erkrankungen, Herzinfarkt oder einem kardiovaskulär bedingten Tod assoziiert, während gesättigte Fette in umgekehrter Verbindung zu Schlaganfällen standen. Die globalen Ernährungsrichtlinien sollten angesichts dieser Erkenntnisse neu überdacht werden.« Der letzte Satz ist entscheidend. Es wäre schön, wenn weltweit mehr Anstrengungen unternommen würden, um die Regelbücher der Ernährung zu überarbeiten.

Hochglykämische verarbeitete Kohlenhydrate – nicht Fette – sind die Hauptursache von Gewichtszunahme. Womit mästen die meisten Bauern ihr Schlachtvieh? Mit hochglykämischen Kohlenhydraten wie Mais und Getreide anstelle von niedrigglykämischem, ballaststoffreichem Gras und Heu, auf das die Tiere biologisch ausgerichtet sind. Dies erklärt zum Teil, warum ein manchmal drastischer Gewichtsverlust einer der wesentlichen gesundheitlichen Vorteile einer Low-Carb-Diät ist. Wenn Sie ständig viele schlechte Kohlenhydrate aufnehmen, die Ihre Insulinpumpe in Gang halten, verhindern Sie, dass Ihr Körperfett in Energie umgewandelt wird. Ihr Körper wird zuckersüchtig. Und auch wenn es Ihnen gelingt, die Glukose zu verbrennen, können Sie möglicherweise wegen des hohen Insulinspiegels in Ihrem Körper trotzdem kein Fett in Energie umwandeln. Deshalb haben viele fettleibige Menschen Schwierigkeiten abzunehmen, während sie weiterhin Kohlenhydrate essen. Ihr Insulinspiegel verschließt die Pforten zu den Fettspeichern. Bis sie die verarbeiteten hochglykämischen Kohlenhydrate durch gesunde Fette ersetzen, werden sie weiterhin in zu viel Insulin schwimmen und mit großer Wahrscheinlichkeit Diabetiker werden, wenn sie es nicht schon sind. Tatsächlich ist eine ketofreundliche Vollwerternährung zunehmend die bevorzugte Methode, um Typ-2-Diabetes zu behandeln. Stephen Phinney wusste das schon vor Jahrzehnten, aber die Idee setzt sich erst jetzt, nachdem die Wissenschaft laut gesprochen hat, allmählich durch.

Auch wenn Sie nicht insulinresistent oder Diabetiker sind: Wenn Sie verstehen, wie eine ketogene Ernährung solche ernsten Stoffwechselerkrankungen kurieren kann, werden Sie auch verstehen, welche enorme Wirkung die Ketogenese auf den Körper hat, wie sie die Fettverbrennung ankurbelt und, wenn richtig eingesetzt, Autophagie hochdreht. Der Körper eines Diabetikers hat ein Handicap, weil sein Stoffwechsel nicht richtig funktioniert. Der Körper stottert wie eine alte Maschine, die aufgrund von Systemfehlern und defekten Teilen nicht mehr effizient laufen kann. Eine ketogene Ernährung wirkt wie eine Generalüberholung: Sie repariert den Schaden und reinigt den Motor. Danach läuft er wieder wie neu.

Dr. Sarah Hallberg ist die medizinische Leiterin von Virta Health in Kalifornien, wo sie mit Dr. Phinney zusammenarbeitet. Sie ist außerdem die Gründerin und medizinische Leiterin des Arnett Physicians Weight Loss Program an der Indiana University. Dr. Hallberg und ihre Kollegen führten mit 349 Typ-2-Diabetikern einen Versuch durch.[8] Ein Teil der Gruppe wurde unter Aufsicht ihres Arztes ein Jahr lang auf konventionelle Weise behandelt; die andere Gruppe wurde auf eine Ketodiät gesetzt. Sie begannen mit 30 Gramm Kohlenhydraten pro Tag, und die Kohlenhydratmenge wurde so angepasst, dass die Probanden in Ketose blieben. Das Besondere an dieser Studie war, dass die Mitglieder der Interventionsgruppe – also die, die die Ketodiät machten – in ständigem Kontakt zu Gesundheitscoaches und Ärzten standen, die den Blutzucker- und Hämoglobin-A1c-Spiegel – das ist der durchschnittliche Blutzuckerspiegel der letzten drei Monate – sowie den Ketonspiegel im Blut maßen, um sicherzustellen, dass sie in Ketose blieben. Darüber hinaus wurden Körpergewicht und Medikation dokumentiert.

Nach einem Jahr hatten die Patienten auf Ketodiät 12 Prozent ihres Körpergewichts verloren, und ihr Spiegel an glykiertem Hämoglobin A1c hatte sich gesenkt, ein Zeichen für verbesserte Blutzuckerwerte. Glykation ist, kurz gesagt, der biochemische Begriff für die Reaktion von Zuckermolekülen mit Proteinen, Fetten und Aminosäuren. Hämoglobin ist das Protein in den roten Blutkörperchen, das Sauerstoff befördert, und wenn es im Blut auf Glukose trifft, verbinden sich beide durch den Vorgang der Glykation. Deshalb zeigt unser Spiegel an glykiertem Hämoglobin auch den Blutzuckerspiegel an; Ihr Arzt misst ihn wahrscheinlich bei Routineuntersuchungen. Er zeigt den Durchschnitt der vergangenen drei Monate an, weil dies die durchschnittliche Lebensdauer einer roten Blutzelle ist. Ganze 94 Prozent der Patienten, denen zuvor Insulin verschrieben worden war, konnten die Insulinzugabe reduzieren oder sogar ganz einstellen. Und alle Patienten, die Sylfonylharnstoffe, eine gängige orale Diabetesmedikation, einnahmen, konnten das Medikament absetzen. Bei den Patienten, die nicht auf eine ketogene Ernährung umstellten, gab es keine Veränderung des Hämoglobin-A1c-Spiegels, des Körpergewichts oder der Diabetesmedikation. Es ist wichtig zu betonen, dass die Ketodiätgruppe durchgängig von einem Gesundheitscoach und einem Arzt überwacht wurde, was auch zur starken Verbesserung des Zustands der Teilnehmenden beigetragen haben kann, da sie dadurch weniger Gefahr liefen, zu schummeln oder vom Diätplan abzuweichen. Diese 2018 veröffentlichte Studie zeigte, dass eine ketogene Ernährung eine der wirkungsvollsten Maßnahmen bei der Behandlung von Typ-2-Diabetes sein kann.

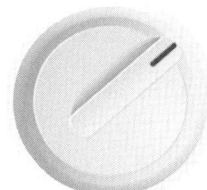 Ein Hämoglobin-A1c-Spiegel unter 5 Prozent und ein Blutzuckerspiegel von 75 bis 90 Milligramm pro Deziliter (mg/dl) bedeuten unabhängig von anderen Faktoren in der Regel gesündere Venen und Augen und ein weitaus geringeres Risiko, an Herzkrankheiten, Krebs und Alzheimer zu erkranken.

Warum sind Ketone biologisch so hilfreich? Die Antwort, die für uns alle relevant ist, ganz gleich, ob wir Stoffwechselprobleme haben oder nicht, lautet: weil sie vorteilhafte biologische Veränderungen bewirken. Sie peppen unseren Stoffwechsel auf. Ein bekannter Wissenschaftler sagt gern, dass wir »im Grunde genommen unseren gesamten Stoffwechsel neu organisieren«, wenn wir in Ketose sind.[9] Dabei senken wir unseren Blutzuckerspiegel und verbessern unsere Insulinsensitivität, senken Entzündungswerte, regen die Produktion von Antioxidantien an und erhöhen sogar die Aktivierung des Sirtuingens, das mit einer verlängerten Lebensdauer bei Tieren in Verbindung gebracht wird. Ketone beseitigen auch unser Verlangen nach Süßem und unser Hungergefühl generell; wir sind nach jeder Mahlzeit satt und müssen keine Kalorien zählen, weil diese bei dieser Diät automatisch eingeschränkt werden. Es ist schließlich schwer, sich an Avocados, Salat und pflanzlichen Proteinen zu überessen.

Studien haben gezeigt, dass die Ketodiät einen wesentlichen Effekt auf den Stoffwechsel hat und Diabetiker vor lebenslanger Medikamentenabhängigkeit bewahren kann. Doch darüber hinaus laufen aktuell zahlreiche Studien, die auch die Auswirkung auf andere Körpersysteme untersuchen, darunter das zentrale Nervensystem. Dies ist nicht allzu überraschend, wenn man bedenkt, dass die Gesundheit des Gesamtstoffwechsels die Gesundheit jedes Systems im Körper beeinflusst. Sogar der Stoffwechsel des Gehirns hängt vom allgemeinen Stoffwechsel des Körpers ab. Dies könnte eine Erklärung dafür sein, warum zum Beispiel eine kleine Pilotstudie 2017 feststellte, dass Alzheimerpatienten, die drei Monate lang an dem Ketodiätprogramm der University of Kansas teilnahmen, sich auf einer der wichtigsten kognitiven Bewertungsskalen demenzieller Symptome (ADAS-cog) um durchschnittlich vier Punkte verbesserten.[10] Die Diät bestand aus 70 Prozent Fett. In den Worten von Dr. Russell Swerdlow, der die Studie überwachte und sie auf der Alzheimer's Association International Conference präsentierte: »Dies ist die solideste Verbesserung auf der ADAS-cog-Skala bei einer nichtinterventionellen Alzheimerstudie, die mir bekannt ist.«[11] Zu Recht fordert er nun mehr Studien mit viel mehr Teilnehmern, um diese Ergebnisse zu betätigen. Alzheimer wird zunehmend auch als Typ-3-Diabetes bezeichnet, weil die Krankheit mit einem gestörten Insulinverhältnis einhergeht und Menschen mit Typ-2-Diabetes mindestens doppelt so häufig an Alzheimer erkranken wie Nichtdiabetiker. In einer viel umfangreicheren Studie von 2015 zeigte eine randomisierte klinische Studie mit älteren Menschen über einen Zeitraum von fünf Jahren, dass eine mediterrane Ernährung mit zusätzlich Olivenöl oder Nüssen, die viele mehrfach und einfach gesättigte Fettsäuren enthalten, mit einer verbesserten kognitiven Leistung in Verbindung gebracht wird.[12] Ebenfalls im Jahr 2017 wurden zwei unabhängige Mäusestudien durchgeführt – eine von einem Teams an der UC Davis und die andere von einem Team am Buck Institute for Research on Aging –, die Beweise dafür lieferten, dass eine ketogene Ernährung bei älteren Tieren sowohl das Gedächtnis verbessert als auch die Chancen erhöht, lang zu leben. Die im Fachjournal *Cell Metabolism* veröffentlichten Forschungsergebnisse weisen darauf hin, dass man mit einer ketogenen Ernährung die Spanne für ein gesundes Leben verlängern kann.[13] In beiden Studien wurde den Mäusen ab einem mittleren Lebensalter eine von drei möglichen Diäten verabreicht: eine für Nagetiere übliche kohlenhydratreiche Diät (die Kontrollgruppe), eine kohlenhydrat- und fettreiche Diät und eine strenge Ketodiät mit null Kohlenhydraten. Weil die Forscher befürchteten, dass die fettreiche Diät das Gewicht der Nager erhöhen und ihre Lebensspanne verkürzen würde, achteten sie darauf, dass alle drei Ernährungspläne dieselbe Kalorienmenge hatten. Fokus der Studie waren der Stoffwechsel und das Altern – es ging nicht in erster Linie ums Abnehmen. Sie gaben den Mäusen in verschiedenen Stadien bestimmte Aufgaben. Die Tiere sollten sich zum Beispiel in Labyrinthen zurechtfinden, auf Balken balancieren und in Rädern laufen. Außerdem wurde die Herzfunktion gemessen und anhand einer RNA-Sequenzierung, durch die Änderungen der Genregulation geprüft werden, festgestellt, dass die Diäten Insulinsignal- und Genexpressionsmuster kreierten, die typischerweise beim Fasten auftreten – keine große Überraschung.

Beide Studien zeigten Verbesserungen bei Lebensdauer, Gedächtnis und altersbedingten Entzündungsmarkern, doch eine der Studien kam außerdem zu dem Ergebnis, dass eine ketogene Ernährung die physische Fitness im Alter erhält.[14] Nebenbei bemerkt: Physische Fitness im Alter wird unter anderem durch das Testen von Griffkraft und Gehgeschwindigkeit gemessen. Wie kräftig jemand eine Faust machen kann und wie schnell jemand geht, sind Zeichen dafür, wie schnell dieser Mensch altert. Vorhergehende Studien haben auch herausgefunden, dass vor allem ein durch die Diät produzierter Ketonkörper, Beta-Hydroxybutyrat, nicht nur als Treibstoff fungiert, sondern auch bei der Zellsignalübermittlung (Signaltransduktion) mitwirkt.[15] Eine Beta-Hydroxybutyrat-Signaltransduktion könnte helfen, ein Tier gegen oxidativen Stress, einen Faktor des Alterns, resistent zu machen.

Ketose und Autophagie

Wenn eine Ketodiät physiologisch einer Kalorienrestriktion und Fasten ähnelt, könnte man vermuten, dass sie auch Autophagie auslöst. Tatsächlich kann Ketose ein Tor zur Autophagie sein. Aber man kann auch ohne Autophagie in Ketose sein und Autophagie haben, ohne in Ketose zu sein. Die beiden gehen nicht immer Hand in Hand; wenn man beispielsweise auf Ketone im Körper getestet wird, heißt das nicht, dass automatisch auch getestet wird, ob Autophagie angeschaltet ist. Ob man sich in dem einen oder anderen Zustand befindet – oder in beiden gleichzeitig –, hängt davon ab, was und wann man isst. Autophagie wird ja bei Energieentzug aktiviert, der durch eine eingeschränkte Aufnahme von Glukose und Proteinen sowie Fasten und Sport entstehen kann. Unser Stoffwechsel braucht einen niedrigen Insulin-, einen niedrigen mTOR- und einen hohen AMPK-Spiegel, damit die Autophagie eingeschaltet wird. Glykogenmangel in der Leber und Kohlenhydratentzug führen zur Bildung von Ketonkörpern. Ohne Glukose als Treibstoff kurbelt der Körper den Vorgang der Ketonproduktion mithilfe von Fett an. Das bedeutet, dass wir Nahrungsmittel essen können, die uns in Ketose halten, aber die Autophagie ausschalten. Und auf der anderen Seite braucht Autophagie keine Ketose, um anzuspringen. Noch mal: Es kommt darauf an, was Sie essen – auf die Zusammensetzung der Nahrung, die Kalorienmenge und ob Sie intervallweise fasten.

Im Zustand der Ketose erfüllt man natürlich generell schon viele Voraussetzungen für Autophagie, darunter einen niedrigen Insulin-, Blutzucker- und mTOR-Spiegel. Wenn Sie täglich nicht zu viele Kohlenhydrate oder Proteine zu sich nehmen, werden Sie Autophagie schneller einschalten können als jemand, der zuerst seine gesamte gespeicherte Glukose verbrennen muss. Da Ihr Körper es gewohnt ist, zur Energiegewinnung in den Fettverbrennungsmodus zu schalten, werden Sie auch viel weniger Hunger haben, wenn Sie eine Mahlzeit auslassen oder über mehrere Tage fasten. Der natürlichste und effektivste Weg, um Autophagie *und* Ketose gleichzeitig zu aktivieren, besteht darin, mehrere Tage lang zu fasten – eine Option, die ich auch bei den Ernährungsprogrammen mit aufgenommen habe. Dies führt zu Energieabbau und steigert die Ketonproduktion. Neben dem Fasten kommt eine therapeutische Ketodiät, die eine Form von Intervallfasten enthält – nicht mehr als zwei Mahlzeiten pro Tag –, so gut wie irgend möglich einer »Autophagiediät« nahe. Um im Rahmen einer Ketodiät Autophagie anzuschalten, müssen Sie nur darauf achten, dass Sie nicht zu häufig essen, irgendeine Form von zeitbegrenzter Nahrungsaufnahme praktizieren, nicht zu viel Protein essen und sportlich aktiv bleiben. Genau dieselben Prinzipien gelten aber auch für eine vegane, karnivore und Paleo-Ernährung. Ich werde Ihnen dabei helfen, dies einzuordnen, damit Sie bei Ihrem individuellen Ernährungsprogramm die Vorteile von Autophagie und Ketodiät ausbalancieren können. Idealerweise sollte man sich mehrmals im Jahr in beiden Zuständen befinden.

Die Ketodiät eignet sich nicht für jeden, und man sollte auch nicht an jedem Tag des Jahres danach leben. Ich mache sie im Laufe des Jahres sporadisch in bestimmten Abständen und nehme auch Intervallfasten und Kalorienrestriktion in mein Programm mit auf, um Autophagie zu beschleunigen. Es gibt aber auch Zeiten, in denen man mit der Ketoernährung aussetzen sollte. Leider gehen die meisten Ketodiätverfechter darauf nicht ein. In einer 2018 veröffentlichten Liste der von Ärzten und Ernährungsberatern gewählten »besten Ernährungsprogramme« stand die Ketodiät ziemlich weit unten. Das liegt jedoch daran, dass viele Menschen diese Diät falsch angehen und denken, dass sie dabei täglich Frühstücksspeck und andere verarbeitete Fleischprodukte oder nach Herzenslust gesättigte Fette essen dürfen. Weil eine ketogene Ernährung auf Fett setzt, müssen Sie aber dabei darauf achten, welche Fette Sie zu sich nehmen: mehr ungesättigte Fette aus Olivenöl, Avocados und bestimmten Nüssen; weniger schlechte Fette aus Käse, Butter, Milchprodukten und Fleisch. Die Ketodiät ist eine Option, die Sie im Rahmen des in Kapitel 9 beschriebenen Programms ausprobieren können. Ich werde allgemeine Ernährungsrichtlinien aufstellen, die wir alle befolgen sollten. Keto ist eine zusätzliche Option.

Ich sollte an dieser Stelle erwähnen, dass es oft eine Übergangszeit gibt, bevor man in den Zustand der Ketose gelangt, und diese kann ab dem Beginn der Ketodiät mehrere Tage dauern. In dieser Phase kann es zu Müdigkeit, Schwindel, Kopfschmerzen, Reizbarkeit, Muskelkrämpfen und Übelkeit kommen. Das ist ganz normal, da Ihr Stoffwechsel sich umstellt. Viele dieser negativen Effekte hängen mit dem Verlust von Flüssigkeit und Elektrolyten wie zum Beispiel Natrium zusammen – beides wird von Kohlenhydraten gebunden. Dies lässt sich jedoch mit bestimmten Nahrungsergänzungsmitteln abmildern, vor allem mit B-Vitaminen. Nach der Übergangsphase sind Sie dann »ketogen adaptiert«, was bedeutet, dass Ihr Körper seinen Treibstoff nun nicht mehr größtenteils aus Glukose, sondern aus Fett bezieht. Etwa eine Woche bis zehn Tage nach dem Start der Ketodiät werden Sie anfangen, sich besser zu fühlen, Sie werden mehr Energie, Ausdauer und Vitalität haben. Im Laufe der nächsten Wochen wird Ihr Körper weitere kleine Veränderungen durchmachen. So wird er zum Beispiel allmählich mehr Protein konservieren, sodass Sie weniger Heißhunger auf Eiweiß verspüren. Eine weitere

Veränderung, die vor allem Sportler oft bemerken, ist, dass man nach langen Trainingseinheiten weniger Muskelschmerzen verspürt, da sich in den Muskeln nun weniger Milchsäure bildet.

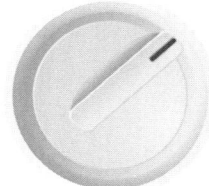 Ob Sie in Ketose sind, können Sie anhand von in Apotheken oder online erhältlichen Teststreifen ermitteln, die Ketone in Ihrem Urin messen. Die therapeutisch wirksame Spannbreite des Ketonspiegels im Blut eines Menschen liegt bei 0,5 bis 4,0 Millimolar (mM), aber es kann ziemlich herausfordernd sein, dies über einen längeren Zeitraum aufrechtzuerhalten. Zudem gibt es eine Eingewöhnungsphase, in der viele Menschen sich erst schlecht fühlen, bevor sie sich besser fühlen, oft als »Ketogrippe« bezeichnet. Das ist ganz normal und liegt daran, dass der Körper sich von Glukose auf Fett als Treibstofflieferant umstellen muss. Ist Ihr Körper aber einmal ketogenadaptiert, fällt es ihm leichter, immer wieder ohne solche Symptome Phasen mit Ketoernährung einzulegen.

In Kapitel 9 werde ich einen Standardketoernährungsplan für diejenigen vorschlagen, die ihre Resultate beschleunigen wollen. Das Knifflige an dieser Diät besteht darin, den Kohlenhydratkonsum ausreichend zu drosseln, aber gleichzeitig sicherzustellen, dass man keinen Mangel an bestimmten Nähr- und Ballaststoffen, Mineralien und Vitaminen hat und auch nicht an Magermasse verliert. Aus diesem Grund sollten manche Menschen, wie bereits erwähnt, bei dieser Diät Nahrungsergänzungsmittel einnehmen. Die Kohlenhydratmenge, die man zu sich nehmen darf, um in Ketose zu bleiben, ist bei jedem anders: Manche Menschen werden weniger Kohlenhydrate essen dürfen, um in Ketose zu bleiben, während Menschen, die viel Sport treiben, mehr davon konsumieren können, da ihre Muskeln Glukose verbrennen. Auch Faktoren wie Stress und Hormone spielen eine Rolle.

Alle Menschen haben unterschiedliche Risikofaktoren. Ich habe zum Beispiel mehrere genetische Varianten geerbt, bei denen ein hoher Gesamtcholesterin- und LDL-Cholesterinspiegel – das sogenannte schlechte Cholesterin – mit dem Konsum von gesättigten Fetten in Verbindung steht. Einen Monat lang Kokosöl zu essen, das viele gesättigte Fettsäuren enthält, verdoppelte meinen Gesamtcholesterinwert und erhöhte meinen schlechten Cholesterinspiegel erheblich. Da Ketogenese entsteht, indem man den Kohlenhydratkonsum so weit einschränkt, dass die Zellen Fett verbrennen, ist es egal, welche Art von Fett man als Ersatz für die fehlenden Kalorien wählt. Aber Sie sollten eine gute Wahl treffen, um nicht andere Gesundheitsprobleme zu verursachen. Ich verwendete anstelle des Kokosöls mehrfach ungesättigte und einfach ungesättigte Fettsäuren, die in Kapitel 7 eingehender behandelt werden, um ausreichend Kalorien aufzunehmen. Innerhalb eines Monats war mein Gesamtcholesterinspiegel zunächst nicht nur auf demselben Stand wie vor der Ketodiät, sondern er verringerte sich um weitere 50 Prozent – auf meinen besten Wert überhaupt.

Obwohl die Ketodiät erst seit etwa zehn Jahren im Trend und als Begriff in aller Munde ist, weil die Wissenschaft endlich Erklärungen für die anekdotischen Beweise ihrer biologischen Vorteile gefunden hat, wette ich, dass unsere schlanken, energiegeladenen, athletischen Vorfahren die meiste Zeit im Zustand der Ketose auf der Erde herumstreiften. Das mussten sie, weil keine kohlenhydratreiche Mahlzeit auf der Straße oder hinter dem nächsten Baum auf sie wartete. Zuckerhaltiges Fast Food existierte nicht. Und es gab keine Lebensmittelgeschäfte mit Zerealien voller raffinierter Kohlenhydrate, mit Backwaren, Snacks und fruktosehaltigen Softdrinks mit Maissirup. Sie ernährten sich so, wie wir es auch heute noch tun sollten.

KAPITEL 6

HÖHLENBEWOHNER UND INDUSTRIALISIERTE MENSCHEN

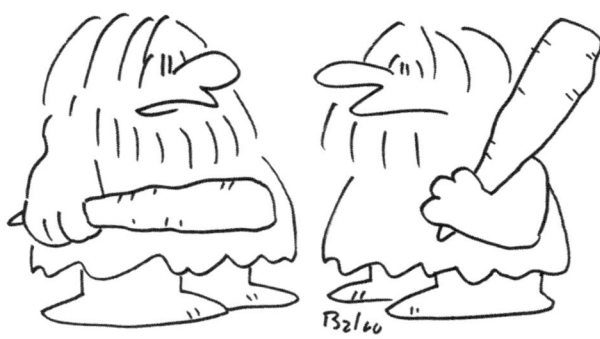

»Ich habe ja auch die Nase voll vom Jagen und Sammeln,
aber Lebensmittelläden wurden eben noch nicht erfunden.«

Im Jahr 1956, nur wenige Jahre nachdem die spiralförmige Molekularstruktur der DNA decodiert wurde, gründete Dr. James Neel die erste Fakultät der USA für Humangenetik an der University of Michigan. Dr. Neel war ein Pionier im Bereich Humangenetik – der erste Wissenschaftler, der die genetische Basis der Sichelzellenanämie erkannte, was dazu führte, dass diese seltene Erkrankung die erste beschriebene molekulare Krankheit wurde. Wie das Laron-Syndrom wird Sichelzellenanämie autosomal rezessiv vererbt, was bedeutet, dass die Mutationen von beiden Elternteilen kommen muss; wenn man nur eine Kopie hat, ist man nur ein Träger.

Neel ist wahrscheinlich am bekanntesten für seine ausführlichen Studien zu Überlebenden der Atombombenabwürfe über Hiroshima und Nagasaki und zu den Auswirkungen der Strahlung auf sie und ihre Nachkommen über einen Zeitraum von über 40 Jahren. Doch es waren seine Theorie der »sparsamen Gene« auf dem Gebiet der Genetik und seine Studien zu Jäger-und Sammler-Stämmen in Brasilien und Venezuela, die eine wissenschaftliche Revolution auslösten. Wie Dr. Neel im Jahr 1962 darlegte und in einem Aufsatz von 1998 weiter ausführte, ist das sparsame Genom (»thrifty genome«) eine genetische Veranlagung, die Glukose schnell aus unserem Blutkreislauf in die Zellen schickt, wo sie als Treibstoff verbrannt und als Fett eingelagert wird. Dieses Genom verschaffte unseren Jäger- und-Sammler-Vorfahren einen evolutionären Vorteil. Geerbte Gene, die das Risiko erhöhen, an Diabetes, Fettleibigkeit oder Bluthochdruck zu erkranken, gehen auf das Bedürfnis unserer Vorfahren zurück, genug Energie zu speichern, um lange Hungersnöte zu überstehen, und gleichzeitig genug Energie zu haben, um einem Säbelzahntiger zu entkommen.[1] Diese Gene waren in einer früheren Periode der Menschheitsgeschichte nützlich, als man an High-Performance-Energie in Form schnell verdaulicher Kohlenhydrate nicht leicht herankommen konnte. Tatsache ist, dass Glukosestoffwechselzellen in fast allen lebendigen Zellen, die einen Zellkern haben – also zum Beispiel nicht in Bakterien –, vorkommen. Wir finden sie in Hefe, Nematoden, Fruchtfliegen, Mäusen, Ratten und anderen Säugetieren. Die Evolution hat sie in vielen Spezies über 100 Millionen Jahre konserviert.*

Weil unser Genom seit jeher eine durchschnittliche Mutationsrate von nur 0,5 Prozent pro eine Million Jahre hat, müssen die Ernährungsbedürfnisse der Menschen sich durch natürliche Selektion im Laufe der Millionen Jahre unserer Evolution herausgebildet haben. Lassen Sie uns also eine Zeitreise zurück bis zu

---

* Die Sparsames-Gen-Hypothese hat durchaus auch Kritiker. Wenn es sparsame Gene schon seit etwa 200 000 Jahren gibt, in denen *Homo sapiens* existiert, und die Landwirtschaft erst vor 12 000 Jahren begann, müsste so ziemlich jeder einen Großteil der sparsamen Gene, die je existiert haben, in sich tragen. Dr. John Speakman, ein prominenter Kritiker der Sparsames-Gen-Hypothese, zeigte 2016 in einem Aufsatz, dass keines der gängigen mit Fettleibigkeit zusammenhängenden Gene irgendwelche Eigenschaften hervorbringt, die als Anpassungsvorteile angesehen werden könnten. Aber vielleicht gibt es ja sparsame Gene, die in der Zukunft mit weiterentwickelter Technologie identifiziert werden. Der Fall ist also noch nicht abgeschlossen.

unseren Ursprüngen vor *Homo sapiens* machen. Um zu wissen, was – und wie – wir essen sollten, müssen wir das Ernährungsmilieu verstehen, in dem die genetische Veranlagung unserer Spezies sich verfestigte.

Zeitachse der menschlichen Evolution[2]

Vor 55 Millionen Jahren
Erste primitive Primaten – kleine affenartige Kreaturen, die auf Bäumen leben

Vor 8 bis 6 Millionen Jahren
Erste Gorillas – später trennen sich die Linien von Schimpansen und Menschen

Vor 5,8 Millionen Jahren
Orrorin tugenensis – ältester menschlicher Vorfahr mit aufrechtem Gang

Vor 5,5 Millionen Jahren
Ardipithecus – früher Vormensch, der Schimpansen und Gorillas ähnelt und im Wald lebt

Vor 4 Millionen Jahren
Australopithecus – sein Gehirn ist mit einem Volumen von circa 400 bis 500 cm^3 nicht größer als das eines Schimpansen, aber er hat einen aufrechten Gang

Vor 3,2 Millionen Jahren
»Lucy«, ein berühmtes Exemplar des *Australopithecus afarensis* – lebt in der Nähe des heutigen Hadar in Äthiopien

Vor 2,7 Millionen Jahren
Paranthropus – lebt in Wäldern und Steppen und hat ein kräftiges Gebiss zum Kauen von Wurzeln und Pflanzen; stirbt vor 1,2 Millionen Jahren aus

Vor 2,5 Millionen Jahren
Homo habilis – sein Gesicht wölbt sich weniger stark nach vorn als das früherer Hominiden, aber er hat noch viele affenartige Merkmale. Sein Gehirnvolumen beträgt circa 600 cm^3. Hominiden benutzen Steinwerkzeug, das sie durch das Abschlagen von Steinen

herstellen; damit beginnt die Oldowan-Tradition des Werkzeugmachens, die eine Million Jahre andauert. Manche Hominiden ernähren sich als Aasfresser von viel Fleisch; man geht davon aus, dass die zusätzliche Energie die Entwicklung größerer Gehirne förderte.

Vor 2 Millionen Jahren

Homo ergaster – Gehirnvolumen bis zu 850 cm³; lebt in Afrika

Vor 1,8 bis 1,5 Millionen Jahren

Homo erectus – unser erster echter Jäger-Sammler-Vorfahre in Asien und auch der erste, der in großer Anzahl aus Afrika auswandert; Gehirnvolumen circa 1000 cm³

Vor 1,6 Millionen Jahren

Erster Gebrauch von Feuer – verfärbte Sedimente in Koobi Fora in Kenia deuten darauf hin. Weitere überzeugende Beweise für versengtes Holz und Steinwerkzeug, die 780 000 Jahre alt sein sollen, werden in Israel gefunden.
Komplexes Steinwerkzeug wird hergestellt und bleibt bis vor 100 000 Jahren die vorherrschende Technik.

Vor 600 000 Jahren

Homo heidelbergensis – lebt in Afrika und Europa. Seine Gehirnleistung ähnelt der moderner Menschen.

Vor 500 000 Jahren

Erste zweckgerichtete Behausungen (Holzhütten) – Spuren davon werden in der Nähe von Chichibu in Japan gefunden

Vor 400 000 Jahren

Beginn der Jagd mit Speeren

Vor 325 000 Jahren

Älteste erhaltene menschliche Fußabdrücke von drei Menschen, die von einem Vulkan in Italien abstiegen

Vor 280 000 Jahren

Erste komplexe Steinklingen und Mahlsteine

Vor 230 000 Jahren

Neandertaler – Verbreitung in ganz Europa, von Großbritannien im Westen bis nach Iran im Osten, bis sie mit dem Erscheinen des modernen Menschen vor 28 000 Jahren aussterben

Vor 195 000 Jahren

Homo sapiens – breitet sich von Afrika über Asien und Europa aus. Die ältesten Überbleibsel des modernen Menschen sind zwei Schädel, die in Äthiopien gefunden wurden. Durchschnittliches Gehirnvolumen: 1350 cm^3

Vor 170 000 Jahren

»Mitochondriale Eva« – direkte Vorfahrin aller heute lebenden Menschen; lebte vielleicht in Afrika

Vor 150 000 Jahren

Sprache – Menschen sind nun möglicherweise der Sprache mächtig. 100 000 Jahre alter Muschelschmuck deutet an, dass sie eine komplexe Sprache und Symbolsprache entwickelt hatten.

Vor 140 000 Jahren

Fernhandel – erste Hinweise

Vor 110 000 Jahren

Erste Perlen – aus Straußeneierschale – und erster Schmuck werden hergestellt.

Vor 50 000 Jahren

Die menschliche Kultur beginnt, sich viel schneller zu entwickeln als zuvor. Menschen beerdigen ihre Toten nun rituell, stellen Kleidung aus Tierfellen her und entwickeln komplexe Jagdtechniken wie Fallgruben. Australien wird von modernen Menschen bevölkert.

Vor 33 000 Jahren

Älteste bekannte Höhlenmalerei – später erschaffen Steinzeitkünstler die spektakulären Wandmalereien von Lascaux und Chauvet in Frankreich. *Homo erectus* stirbt in Asien aus, der moderne Mensch setzt sich durch.

Vor 18 000 Jahren

Homo floresiensis – lebt auf der indonesischen Insel Flores. Er misst knapp über einen Meter und sein Gehirn ist in etwa so groß wie das eines Schimpansen. Er besitzt aber komplexes Steinwerkzeug.

Vor 12 000 Jahren

Moderne Menschen erreichen den amerikanischen Kontinent.

Vor 10 000 Jahren

Landwirtschaft entwickelt und verbreitet sich. Die ersten Dörfer entstehen. Möglicherweise werden Hunde domestiziert.

Vor 5500 Jahren

Ende der Steinzeit, Beginn der Bronzezeit. Menschen fangen an, Metall einzuschmelzen, bearbeiten Kupfer und Zinn und verwenden Werkzeuge aus diesen Metallen anstelle von Steinwerkzeug.

Vor 5000 Jahren

Erste Schrift

Vor 4000 bis 3500 Jahren

Sumerer aus Mesopotamien entwickeln die erste Zivilisation der Welt.

Der frühe Mensch – ein Allesfresser

2012 veröffentlichten Vincent Balter von der École Normale Supérieure de Lyon in Frankreich und seine Kollegen einen Aufsatz über ihre Analyse diverser Isotopenmuster im Zahnschmelz des *Australopithecus africanus*, eines unserer Vorfahren, der vor drei bis zwei Millionen Jahren in der Region des heutigen Südafrika lebte.[3] Die weiblichen Mitglieder von *A. africanus* waren etwa 1,43 Meter groß und wogen etwa 27 Kilogramm, die Männer waren bis zu 25 Zentimeter größer und 33 Prozent schwerer. Ihre Ernährung ähnelte der von Schimpansen; sie bestand aus Obst, Pflanzen, Nüssen, Samen, Wurzeln, Insekten, Eiern und etwas Fleisch von kleinen Tieren. Aus den Nachfahren der *Australopithecus*-Gruppe bildeten sich mindestens zwei separate Zweige aus. Einer bestand aus der *Paranthropus*-Gruppe, deren Unterart *P. robustus* sehr große Zähne mit dicker Schmelzschicht und große Kaumuskeln hatte, mit denen man zähe, faserige Nahrung zermalmen konnte. Die Vertreter dieser Art gelten nicht als einer unserer direkten Vorfahren, teilen aber eine ökologische Nische mit dem frühen *Homo*, von dem wir abstammen. Der andere Zweig bestand aus der *Homo*-Gruppe, aus der *Homo habilis* hervorging (»geschickter Mensch«, möglicherweise ein direkter Vorfahr) und später der *Homo erectus* (»aufrechter Mensch«, sehr wahrscheinlich ein direkter Vorfahr). Der *H. habilis* bevölkerte die Erde etwa 1 Million Jahre lang, von vor 2,5 Millionen bis 1,4 Millionen Jahren. Obwohl er wie der *A. africanus* ein Allesfresser war, begann der *H. habilis*, gefährlichen Raubtieren wie Löwen Tierkadaver zu stehlen. Da er kein Feuer hatte, konnte er kein Muskelfleisch essen, aber er besaß eine Geheimwaffe: Steinwerkzeuge, mit denen er die Tierknochen und -schädel aufbrach, um an das nahrhafte Knochenmark und möglicherweise auch das Gehirn zu kommen. Da der *P. robustus* das Gehirnvolumen seiner Vorfahren behielt (400–500 cm³) und der *H. habilis* sein Gehirnvolumen drastisch erhöhte (auf 600–900 cm³), lässt sich vermuten, dass die Ausrichtung auf Fleisch der Grund für diese Erweiterung war.

Frühe afrikanische Fossilien des *H. erectus*, der vor 1,89 Millionen Jahren bis etwa vor 143 000 bis 70 000 Jahren lebte, sind Überreste der ältesten bekannten Menschen, die moderne Körperproportionen hatten, mit relativ langen Beinen und kürzeren Armen im Vergleich zur Länge des Rumpfes. Diese Attribute sind Anpassungen an das Leben am Boden und deuten auf einen Verlust der frühen Baumkletterfähigkeiten hin, denn sie ermöglichen es, aufrecht zu gehen und längere Strecken zu rennen. Diese Menschen waren zwischen 1,45 und 1,85 Meter groß und wogen zwischen 40 und 68 Kilogramm. Der *H. Erectus* hatte einen großen, dicken Schädel, ein großes Gehirn (im Schnitt 900 cm³), ein eindrucksvolles Stirnbein und einen kräftigen, schweren Körper.

Wissenschaftler glauben, dass Frühmenschen von der Art des *H. erectus* die erste von vielen Migrationswellen starteten, bei denen die Menschen von Afrika nach Eurasien auswanderten. Da sie damals noch nicht die Fähigkeit besaßen, Feuer zu machen – sie nutzten nur sporadisch Feuer, auf das sie zufällig stießen –, siedelten sie sich zunächst nicht weiter als etwa am 40. nördlichen Breitengrad an. Dort gibt es jedoch Jahreszeiten, in denen keine Pflanzen wachsen und in denen der *H. erectus* auf Tiere als Nahrungsquelle angewiesen war, vor allem auf rohes Knochenmark, Organe und Fett, was ohne Feuer leichter verdaulich ist als Muskelfleisch. Ein weiteres Indiz dafür, dass uns der *H. erectus* ähnlicher war als vorherige Ahnen: Fossilienfunde zeigen, dass er sich in seinen Gruppen um alte und schwache Individuen kümmerte. Vor 500 000 Jahren war der *H. erectus* schon intelligent und geschickt genug, um schmale glatte Muscheln als Werkzeuge zu verwenden und – wahrscheinlich mit Haifischzähnen – abstrakte Muster einzuschnitzen. Der *H. erectus* stellte durch beidseitiges Absplittern von Steinen große Werkzeuge her, darunter auch Faustkeile, die wahrscheinlich dazu dienten, großes Wild abzuschlachten. In jüngerer Zeit kam die Vermutung auf, dass der *H. erectus* vor etwa 780 000 Jahren zum ersten Mal Feuer verwendete; dies kam jedoch selten und zufällig vor, bis er vor etwa 400 000 Jahren lernte, Feuer zu machen und es fürs Kochen und anderes einzusetzen. Seitdem breitete er sich auch in den kälteren Regionen von Nordeuropa und Asien aus.

Der nächste Nachfahre des *H. erectus*, der *Homo heidelbergensis*, war besser an die Kälte angepasst und durchstreifte den Planeten von vor 700 000 bis vor 300 000 Jahren. Im englischen Boxgrove fanden Paläontologen zahlreiche Werkzeuge dieser Frühmenschen sowie Knochen von geschlachteten großen Pflanzenfressern, darunter inzwischen ausgestorbene Arten von Nashörnern – Sie lesen richtig: Nashörner in England! – und Bären sowie kleinere Säugetiere wie Wühlmäuse. 1990 entdeckte Dr. Hartmut Thieme in einem alten Bergwerk in Schöningen acht Wurfspeere aus Holz. Die Waffen wurden auf zwischen 300 000 und 400 000 Jahre vor unserer Zeitrechnung datiert. Man fand auch etwa 16 000 Knochen, von denen 90 Prozent von Pferden stammten, gefolgt von Rotwild und Europäischem Bison.

Während der europäische *H. heidelbergensis* vor etwa 450 000 Jahren zum *Homo neanderthalensis*, dem Neandertaler, wurde und sich in ganz Europa und Asien ausbreitete, entwickelte sich der afrikanische *H. heidelbergensis* vor 300 000 bis 200 000 Jahren zum *Homo sapiens* (»weiser Mensch« – das sind wir). Vor zwischen 70 000 und 60 000 Jahren verließen die modernen Menschen Afrika, verbreiteten sich in Eurasien und trafen dort auf ihre Cousins aus grauer Vorzeit, darunter Neandertaler und Denisovaner. Mit beiden vermischten sie sich wahrscheinlich, doch die Vertreter dieser Zweige starben vor 20 000 bis 30 000 Jahren aus unbekannten Gründen aus, und so blieb nur noch unsere Art, der *Homo sapiens*, übrig.

Der moderne Mensch

Erst 2003, als das menschliche Genom komplett entschlüsselt war, wussten wir wirklich, dass wir alle miteinander verwandt sind – und ein paar Prozent unserer Gene haben wir sogar von den Neandertalern geerbt. Wie bereits erwähnt, weist unser Genom seit Urzeiten eine durchschnittliche Mutationsrate von 0,5 Prozent pro eine Million Jahren auf. Wir haben uns seit dem Ende des Paläolithikums nicht verändert. Als die Menschen nach Europa und Asien zogen, trugen sie die Gene in sich, die es ihnen erlaubten, in der afrikanischen Steppe zu überleben, und seitdem haben nur geringfügige Anpassungen stattgefunden.

Im Vergleich zur Ernährung des präagrarwirtschaftlichen *Homo sapiens*, der im Jungpaläolithikum – also vor 40 000 bis 10 000 Jahren, auch als Jungsteinzeit bezeichnet – lebte, enthält die Nahrung der heutigen Menschen viel zu viel Proteine, Einfachzucker, Natrium und Chlorid und zu wenig Ballaststoffe, Kalzium und Kalium. Wen wundert es da, dass wir eine Adipositasepidemie zu beklagen haben und an einem breiten Spektrum an Krankheiten leiden, die von einer Ernährung kommen, an die unser Körper nicht gewöhnt ist. Eine groß angelegte Studie, die 2019 in *The Journal of the American Medical Association* veröffentlicht wurde, zeigte, dass ein erhöhter Konsum von hochglykämischen, verarbeiteten Lebensmitteln mit einer um 14 Prozent erhöhten allgemeinen Sterblichkeitsrate verbunden ist.[4] Eine andere, ebenfalls 2019 veröffentlichte Studie in *The Lancet*, die ich bereits erwähnt habe, stellte fest, dass weltweit einer von fünf Todesfällen im Jahr 2017 auf schlechte Ernährung zurückzuführen war.[5] Im 21. Jahrhundert tobt ein biologischer Krieg, den es zur Zeit unserer Vorfahren noch nicht gab.

Alle Mitteleuropäer waren bis vor etwa 7500 Jahren Jäger und Sammler. Sie waren Nachkommen der ersten anatomisch modernen Menschen, die die letzte Eiszeit überlebten und vor etwa 45 000 Jahren nach Europa kamen. Die genetischen Studien des Teams um Professor Joachim Burger am Institut für Anthropologie der Johannes-Gutenberg-Universität in Mainz lassen vermuten, dass Landwirtschaft und Sesshaftigkeit vor ungefähr 7500 Jahren durch zugewanderte Bauern nach Mitteleuropa kamen.[6] Ab diesem Zeitpunkt finden sich kaum noch Spuren des Jagens und Sammelns in archäologischen Funden und man nimmt gemeinhin an, dass die Jäger und Sammler entweder ausstarben oder zu Bauern wurden.

Da manche Menschen heute meinen, alle sollten auf die Paleo-Diät umsteigen, wird es Sie vielleicht überraschen zu hören, dass es so etwas wie eine ganz bestimmte Paleo-Diät nie gegeben hat. Der Erfolg unserer Spezies hat mit ihrer Anpassungsfähigkeit an jede Umgebung zu tun, in der unsere Vorfahren sich niederließen, nachdem sie ihre Herkunftsregion verlassen hatten. Mit anderen Worten: Der Speiseplan variierte stark. Sie aßen, was sie bekommen konnten und wann sie konnten, je nachdem, was die Umgebung gerade bot. Menschen an der Küste aßen sicher nicht dasselbe wie Menschen im Landesinneren oder auch in einer nördlichen Region, wo weniger pflanzliche Nahrung wuchs. Aber es gab generelle Ernährungsmuster, aus denen wir bestimmte Grundregeln ableiten können. Eine Paleo-Ernährung ist meist reich an hochwertigen Proteinen und Fetten – wobei mit »reich« nicht gemeint ist, dass unsere Vorfahren sich jeden Tag daran satt aßen –, an saisonalem Gemüse, Hülsenfrüchten, Obst und Nüssen. Es gibt keine raffinierten Kohlenhydrate, nur wenig Zucker und keine Milchprodukte.

Durch menschliche Fossilien wissen wir, dass unsere Vorfahren aus dem Paläolithikum groß waren, sich relativ guter Gesundheit erfreuten und generell keine »modernen« Krankheiten wie Krebs, Herzerkrankungen, Arthritis und Karies – die sogenannten Zivilisationskrankheiten – kannten.

Die Lebenserwartung von Jägern und Sammlern

Neben der Tatsache, dass Knochen nur unter sehr günstigen Bedingungen zu Fossilien und dann irgendwann von modernen Paläontologen gefunden werden – weshalb es davon nur wenige gibt –, ist es auch sehr schwierig, das Alter der Knochenbesitzer zu bestimmen, ohne einen großen Fundus an Knochen als Vergleich zu haben. Manche Knochen könnten einem gesunden 30-Jährigen oder einer sehr gesunden 60-Jährigen gehört haben. Mit Knochen jüngeren Datums können wir sie nicht wirklich vergleichen, da Umwelt und Ernährung sich stark verändert haben. Deshalb können wir von modernen Jäger-und-Sammler-Stämmen viel über die mögliche Lebensspanne unserer paläolithischen Vorfahren erfahren.

Im Jahr 2007 veröffentlichten Michael Gurven von der UC Santa Barbara und Hillard Kaplan von der University of New Mexico einen Artikel mit dem Titel *Longevity Among Hunter-Gatherers: A Cross-Cultural Examination* (»Langlebigkeit bei Jägern und Sammlern: eine kulturübergreifende Untersuchung«).[7] Darin fassten sie alle seriösen demografischen Studien über Jäger-Sammler-Populationen zusammen und kamen zu dem Schluss, dass es für unsere Spezies eine charakteristische Lebensspanne gibt, in der die Mortalität – das Risiko zu sterben – vom Säuglingsstadium an im Laufe der Kindheit stark zurückgeht. Darauf folgt eine Phase, in der die Sterblichkeitsrate bis zum Alter von etwa 40 Jahren im Wesentlichen gleich bleibt. Und danach steigt die Sterblichkeitsrate kontinuierlich, wie von Gompertz berechnet.*

Menschen überschreiten um das siebte Lebensjahrzehnt herum eine Linie. Diese Linie trennt die Zeit, in der wir dynamische Produzenten sind, von der Zeit der Vergreisung, die auf den Tod verweist. Wissenschaftler vermuten, dass der menschliche Körper darauf ausgerichtet ist, in der Umgebung, in der unsere Spezies sich entwickelte, etwa sieben Jahrzehnte lang gut zu funktionieren. Obwohl die Mortalitätsraten von verschiedenen Bevölkerungsgruppen und in verschiedenen Perioden sich unterscheiden – vor allem in Bezug auf das Risiko eines gewaltsamen Todes –, sind diese Unterschiede aus einer vergleichenden, speziesübergreifenden Perspektive klein. Gurvens und Kaplans Berechnungen zeigen, dass Individuen, die das Alter von 40 Jahre erreicht hatten, damit rechnen konnten, weitere 23 bis 26 Jahre zu leben, also bis zu einem Alter von 63 bis 66; wenn sie es bis 65 schafften, konnten sie mit weiteren fünf bis zehn Jahren rechnen, also bis zu einem Alter von 70 bis 75, und so weiter. Sie fanden heraus, dass prämoderne Bevölkerungen als Erwachsene ein durchschnittliches modales Sterbealter von circa 72 Jahren hatten, in einer Spanne von 68 bis 78. »Modal« bedeutet eine hohe Konzentration von Todesfällen in einer bestimmten Altersspanne. Aber natürlich gab es auch eine kleine Anzahl von Individuen, die ein Alter außerhalb dieser Spanne erreichten. Die *meisten* Jäger und Sammler starben, bevor sie 80 waren, aber ein sehr kleiner Prozentsatz könnte auch bis 90 oder 100 gelebt haben. Dies weicht nicht stark von

---

* 1825 berechnete ein britischer Versicherungsmathematiker namens Benjamin Gompertz das Sterberisiko von Menschen unterschiedlichen Alters, um festzulegen, wie viel ihre Lebensversicherung kosten sollte. Anhand von Daten aus verschiedenen Teilen Englands fand er heraus, dass das Sterblichkeitsrisiko mit zunehmendem Alter auf vorhersehbare Weise größer wurde, was nicht überrascht. Er berechnete, dass die Mortalitätsrate sich zwischen 20 und 60 Jahren – dem Alter, in dem damals die Menschen hauptsächlich Versicherungspolicen kauften – alle zehn Jahre verdoppelte. Die mathematische Formel, mit der Gompertz die exponentielle Steigerung der Sterblichkeit nach 20 berechnete, ist als Gompertz-Funktion bekannt und wird auch heute noch von Aktuaren und Demografen bei Sterblichkeitsberechnungen eingesetzt.

den Sterblichkeitsraten für Menschen in ärmeren Teilen der Welt heute ab. Und diese Tatsache widerspricht der herkömmlichen Meinung, dass unsere Vorfahren nicht alt wurden und Menschen in ärmeren Regionen heute zu einem frühen Tod verdammt sind.

Die Paleo-/Jäger-und-Sammler-Ernährung

Unsere Vorfahren deckten ihren täglichen Kalorienbedarf, indem sie großes Wild wie Elche, Mammuts und inzwischen ausgestorbene Kamel- und Pferdearten töteten. Es gibt mehrere Gründe, warum sie wahrscheinlich lieber Fett als Proteine konsumierten. Erstens hat Fett neun Kalorien pro Gramm, Eiweiß hingegen nur vier. Große Tiere boten viele Fettquellen, darunter das Knochenmark, Organe, das Gehirn sowie das Fett, das Muskeln und Organe umgibt. In den Müllgruben unserer Vorfahren zeigen zahlreiche Hinweise in Form von zerbrochenen Knochen, dass sie so oft wie möglich Knochenmark aßen. Zweitens ist rohes Fleisch schwer zu kauen und zu verdauen. Und auch nachdem sie vor etwa 400 000 Jahren lernten, Feuer zu benutzen und damit Fleisch zu kochen, hatten sie das Problem, dass unser Körper nur eine begrenzte Menge an Proteinen auf einmal verarbeiten kann – behalten Sie diesen Fakt im Hinterkopf, er ist einer der Gründe, warum wir unseren Eiweißkonsum begrenzen sollten.

Unterschiedliche Proteinquellen identifizieren

Seit etwa zehn Jahren gibt es eine neue Technologie namens Flüssigchromatografie, gekoppelt mit Isotopenverhältnis-Massenspektrometrie (LC-IRMS), mit der man das Verhältnis von Kohlenstoff- und Stickstoffisotopen messen kann. Das Ergebnis ermöglicht es Wissenschaftlern zu bestimmen, ob die Proteine in menschlichen oder Tierknochen entnommenem Kollagen von einer vorwiegend tierischen oder pflanzlichen Ernährung stammen. Das Kollagen von Pflanzenfressern zeigt ein anderes Isotopenprofil als das von Fleischfressern. Man kann anhand des Konzentrationsgrads dieser Isotope sogar bestimmen, wie weit oben in der Nahrungskette das jeweilige Tier oder der Mensch steht. Da der von Meerestieren – Fischen und Schalentieren – aufgenommene Kohlenstoff sich von dem von Landtieren aufgenommenen Kohlenstoff unterscheidet, kann diese Technologie auch differenzieren zwischen Proteinen, die durch den Konsum von Meerestieren aufgenommen wurden, und solchen, die von Landtieren stammen.

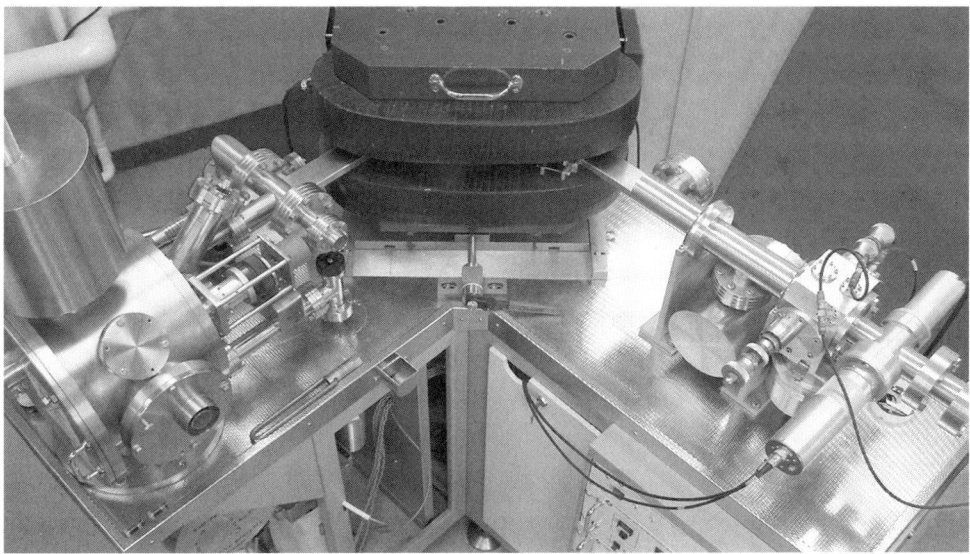

Apparat für Flüssigchromatografie, gekoppelt mit Isotopenverhältnis-Massenspektrometrie

Michael Richards, ein Paläobiologie, der früher am Max-Planck-Institut für evolutionäre Anthropologie in Leipzig forschte, hat Tausende von Knochenproben untersucht, um zu bestimmen, was diverse Tiere, darunter auch Primaten aus unserer Abstammungslinie, fraßen. 2009 veröffentlichte er zusammen mit dem kanadischen Anthropologen Erik Trinkaus einen Fachartikel, in dem er den direkten isotopischen Beweis für die Ernährung von Neandertalern und modernen Menschen in Europa lieferte.[8] Die beiden Wissenschaftler fanden heraus, dass die Neandertaler von vor 120 000 bis 37 000 Jahren echte Fleischfresser waren und fast ihr gesamtes Protein von großen Pflanzenfressern bezogen. Es gibt keine Indizien dafür, dass sie Meerestiere aßen. Dieses Ergebnis passt zur Analyse ihrer Werkzeuge und Müllgruben, in denen Tierknochen, menschliche Exkremente etc. entsorgt wurden, sowie auch der lokalen Flora und Fauna, also aller Pflanzen- und Tierfossilien in einer bestimmten Erdschicht. Im Gegensatz zu den Neandertalern verzehrten die frühen Menschen, die Richards und Trinkaus untersuchten, jedoch nicht nur Landtiere, sondern auch eine signifikante Menge an Meerestieren.

Der inzwischen pensionierte Arzt Stanley Boyd Eaton studierte in Harvard Medizin und arbeitete die meiste Zeit seines Berufslebens in Atlanta, Georgia als diagnostischer Radiologe, wo er sich auf Muskel-Skelett-Erkrankungen spezialisierte (zu seinen Patienten gehörten viele Spieler der Atlanta Braves, Atlanta Hawks und Atlanta Falcons). Dr. Eaton war einer der ersten Ärzte, die über paläolithische Ernährung schrieben. Zusammen mit Melvin Konner, Professor für Anthropologie, Neurowissenschaften und Verhaltensbiologie an der Emory University in Atlanta, publizierte er mehrere Fachartikel. Einer ihrer bahnbrechenden Aufsätze, *Paleolithic Nutrition – A Consideration of Its Nature and Current Implications* (»Paläolithische Ernährung – eine Betrachtung ihrer Natur und aktuellen Auswirkungen«), erschien 1985 in *The New England Journal of Medicine*[9] und wurde seitdem häufig in anderen Fachartikeln zitiert.

Laut Eaton und Konner erhöhte sich die Konzentration auf die Großwildjagd, als der Cro-Magnon-Mensch und andere moderne Menschen auf der Bildfläche erschienen. Ihre Jagdtechniken und -ausrüstung waren gut entwickelt, während ihre Zahl im Vergleich zur Biomasse des verfügbaren Wilds noch relativ klein war. In manchen Regionen deckten Tiere damals wahrscheinlich über 50 Prozent des Nahrungsbedarfs ab. Doch aufgrund von Überjagung, Klimawandel und Bevölkerungswachstum war die Periode kurz vor Beginn der Landwirtschaft und Viehzucht geprägt von einer Abkehr von der Großwildjagd hin zu einem breiteren Spektrum an Aktivitäten zur Lebenserhaltung. Überreste von Fisch, Schalentieren und Kleinwild kommen an Ausgrabungsstätten aus dieser Zeit häufiger vor, zusammen mit

Werkzeugen, mit denen man Pflanzennahrung verarbeiten kann, wie zum Beispiel Mahlsteine, Mörser und Stößel. An mindestens zwei Ausgrabungsstätten im Nahen Osten hat eine Strontiumspurenanalyse in den Knochen eindeutig ergeben, dass die Ernährung dieser Menschen mehr Pflanzen und weniger Fleisch enthielt. Die Jäger und Sammler ähneln den Menschen dieser, relativ gesehen, noch nicht weit zurückliegenden Periode.

Mit der aufkommenden Landwirtschaft veränderten sich die Ernährungsmuster der Menschen drastisch: Im Laufe von nur wenigen Jahrtausenden verringerte sich der Fleischanteil extrem, während Pflanzenkost bis zu 90 Prozent der Ernährung ausmachte. Dieser Wandel hatte erhebliche Konsequenzen für die Struktur des menschlichen Körpers. Der frühe europäische *Homo sapiens*, der vor 30 000 Jahren viel tierisches Eiweiß zu sich nahm, war im Schnitt 23 Zentimeter größer als seine Nachkommen, die nach dem Aufkommen des Ackerbaus lebten. Dasselbe Muster wiederholte sich später in der Neuen Welt. Die Paläoindianer waren vor 10 000 Jahren Großwildjäger, aber ihre Nachfahren, die kurz vor der ersten Kontaktaufnahme mit den Europäern lebten, betrieben eine intensive Nahrungsproduktion, aßen nur wenig Fleisch, waren deutlich kleiner und wiesen in ihren Skeletten Zeichen einer suboptimalen Ernährung auf. Die Kombination aus den direkten Resultaten eines Proteinkalorienmangels und der Interaktion zwischen Fehlernährung und Infektionen zeigte ebenfalls Wirkung. Seit der industriellen Revolution ist der Proteingehalt westlicher Speisepläne adäquater geworden, was sich an einer Steigerung der Durchschnittsgröße erkennen lässt. Wir sind heute fast so groß wie die ersten biologisch modernen präagrarwirtschaftlichen Menschen. Aber unsere Ernährung unterscheidet sich immer noch stark von der ihrigen, und diese Unterschiede bilden die Kernpunkte dessen, was man als »Fehl- und Mangelernährung trotz Überfluss« bezeichnet und was unsere Zivilisationskrankheiten verursacht.

Fehl- und Mangelernährung trotz Überfluss und genetische Fehlanpassung

Zu behaupten, unsere Ernährung stehe nicht im Einklang mit unserem genetischen evolutionären Erbe, ist eine Untertreibung. Das Aufkommen der Landwirtschaft hatte schlimme Auswirkungen auf Gesundheit und Wohlbefinden vieler Bevölkerungsgruppen weltweit. Wie bereits beschrieben, aßen unsere Vorfahren viel fettes Fleisch, Organfleisch und Gehirn, beides stark fetthaltig, Kaltwasserfische und Schalentiere, reich an Fettsäuren, und Fett aus Nüssen und Samen, Kokosnüssen und Avocados. Sie bevorzugten sehr fette Tiere wie Mammuts, Elefanten und Nilpferde anstelle von fettärmerem Wild wie Damwild und kleinerem Wild, das sie an ihre Hunde verfütterten, es sei denn, fettere Tiere waren gerade Mangelware.

Mit der Einführung des Ackerbaus in Südeuropa nahm, wie ich bereits erwähnte, die Durchschnittsgröße der Bevölkerung um 15 Zentimeter ab. Und auch die durchschnittliche Lebenserwartung sank, und zwar um zehn Jahre. Ähnliche Auswirkungen wurden bei den indigenen Nordamerikanern beobachtet, als diese, 1000 Jahre bevor Kolumbus kam, mit Landwirtschaft begannen. Nomadische Stämme, die sich dem agrarwirtschaftlichen Trend widersetzten, wie beispielsweise die Osage, Kiowa, Blackfeet, Shoshone, Assiniboine und Lakota, und fast ausschließlich von Büffeln lebten, waren 15 bis 30 Zentimeter größer als die europäischen Siedler, die sich vorwiegend von Weizen und Mais ernährten. Die Massai in Ostafrika lebten interessanterweise als nomadische Viehhirten auch von Fleisch und Milch, und auch sie sind für ihre Größe und Kraft bekannt. Und: Noch zu Anfang des 20. Jahrhunderts erkrankten die Einwohner des abgelegenen kanadischen Nordostens kaum an Herzerkrankungen, Krebs oder Alzheimer. Diejenigen hingegen, die in der Nähe der »Zivilisation« lebten und Mehl und Zucker aßen, bekamen all diese Krankheiten.

Obwohl die Agrarrevolution vor über 10 000 Jahren begann, fanden raffinierte Kohlenhydrate – Zucker und Weißmehl – erst im Mittelalter Eingang in den Speiseplan der meisten Menschen. Im 19. Jahrhundert wurden westliche Ärzte von ihren Regierungen entsendet, um mit »Eingeborenen« zu arbeiten, und dokumentierten, wie schnell diese sich durch den Konsum von immer mehr Mehl und Zucker von gesunden, schlanken Jägern und Sammlern in fettleibige Menschen verwandelten, die an genau denselben Zivilisationskrankheiten – Krebs, Herzerkrankungen, Bluthochdruck, Typ-2-Diabetes, Adipositas, Karies, Autoimmunkrankheiten, Osteoporose, Alzheimer etc. – litten wie die Menschen aus den westlichen Industrieländern. Im frühen 19. Jahrhundert verzehrte der durchschnittliche Amerikaner nur etwa sieben Kilogramm Zucker pro Jahr – es gab damals zwar noch keine Automaten mit Süßkram, aber Zucker gehört zu unserer Ernährung, seit Zuckerrohr vor Tausenden von Jahren kultiviert wurde, und andere Zuckerquellen kamen noch hinzu. Zum Ende des 20. Jahrhunderts hatte sich der Konsum fast verzehnfacht, und Amerikaner verzehrten mindestens 54 Kilogramm Zucker pro Jahr pro Person![10] Ein gut ausgebautes Kühlungs- und Transportsystem sorgte zudem dafür, dass Milchprodukte zum Grundnahrungsmittel für alle wurden. Wie wir bereits wissen, führten diese Veränderungen des Lebensstils zu einem höheren Blutzuckerspiegel und mehr verzweigtkettigen Aminosäuren (BCAA), wodurch mTOR an- und Autophagie abgeschaltet blieb – und das sieben Tage die Woche rund um die Uhr.

Steinzeiternährung ohne Milchprodukte, Getreide, verarbeiteten Zucker, Pflanzenöl und Alkohol

Laut Loren Cordain, Professor emeritus der Colorado State University, den viele als Gründer der modernen Paleobewegung ansehen, tauchten Gerätschaften zum Mahlen von Getreidekörnern zuerst vor 40 000 bis 12 000 Jahren in der Jungsteinzeit auf, aber Beweise für eine regelmäßige und dauerhafte Nutzung von Getreidekörnern durch eine Gruppe von Jägern und Sammlern gab es erst im Natufien, einer Kultur des Epipaläolithikums, in der östlichen Mittelmeerregion der Levante vor etwa 13 000 Jahren.[11] Tiere wurden erst vor 11 000 bis 10 000 Jahren domestiziert, aber erste Beweise für das Melken und den Konsum von Tiermilch sind erst 6000 Jahre alt. Honig scheint nur in geringem Maße auf dem Speiseplan der Jäger und Sammler gestanden zu haben, und kristalliner Zucker aus Zuckerrohr tauchte erst vor 2500 Jahren in Indien auf. Olivenöl war eines der ersten menschengemachten Öle und ist schon 6000 Jahre alt. Andere zum Verzehr geeignete Öle waren praktisch unbekannt, bis die industrielle Revolution im späten 18. Jahrhundert die Massenproduktion ermöglichte. Die erste Weinfermentation fand wahrscheinlich vor etwa 7500 Jahren statt und das Brauen von Getreide zu Bier vor 4000 Jahren. Das Destillieren von alkoholischen Getränken ist erst 1200 Jahre alt. Wie man sieht, wurden diese Lebensmittel, die zusammen fast drei Viertel der aktuellen Kalorienaufnahme eines US-Amerikaners ausmachen, erst vor Kurzem in unseren Ernährungsplan aufgenommen, und es ist unwahrscheinlich, dass die meisten von uns genetisch daran angepasst sind.

Man bedenke auch, dass die Abkehr von Lebensstil und Ernährung des Jägers und Sammlers geografisch unterschiedlich verlief und in Nordeuropa erst vor etwa 2000 bis 1500 Jahren stattfand. Außerdem sind raffinierte Kohlenhydrate, mit Getreide gefütterte Tiere und Einfachzucker, die die westliche Ernährung beherrschen, erst seit 100 bis 150 Jahren unbegrenzt zugänglich. Niemand wird behaupten, dass die Menschen genug Zeit hatten, sich an diese Lebensmittel anzupassen.

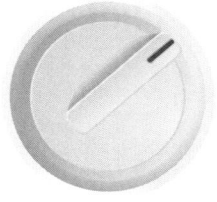

Der Wandel von einer Jäger-und-Sammler-Ernährung zu einer auf Getreide basierteden Ernährung führte zu zahlreichen negativen gesundheitlichen Auswirkungen: erhöhter Kindersterblichkeit, geringerer Größe, geringerer Knochendichte, mehr Zahnverfall, mehr Blutarmut und einer geringeren Lebensdauer.

Der frühe Mensch ernährte sich niedrigglykämisch und ballaststoffreich

Es gibt Belege dafür, dass der *Homo* schon seit sehr langer Zeit Samen, Gräser, Beeren und andere niedrigglykämische, ballaststoffreiche Obst- und Gemüsesorten und Lieferanten resistenter Stärke wie Yams- und Tarowurzeln isst. Forscher der Smithsonian Institution und des Center for Advanced Study of Hominid Paleobiology an der George Washington University in Washington, D.C. analysierten Zahnstein aus den Mündern circa 44 000 Jahre alter Neandertalschädelfossilien und fanden heraus, dass deren Besitzer eine Bandbreite an Pflanzen verzehrt hatten, darunter Datteln, Hülsenfrüchte und Grassamen, von denen einige gekocht werden mussten.

Doch weil diese Lebensmittel nicht viele Kalorien liefern, bestand der Großteil der täglichen Kalorienzufuhr wohl immer noch aus Tierfleisch (Proteine) und Fett. Man darf nicht vergessen, dass diese Menschen größer und aktiver waren als die heutigen Menschen im Schnitt und ähnliche kalorische Bedürfnisse wie wir hatten: 1800 Kalorien pro Tag für Frauen und bis zu 2800 Kalorien pro Tag für Männer. 350 Gramm Spinat liefern nur 100 Kalorien, obwohl dieses niedrigglykämische Gemüse etwa 12 Gramm Ballaststoffe enthält.

Viele moderne verarbeitete Lebensmittel sind mit Zusatzstoffen angereichert, und die Hersteller wollen uns weismachen, dass das gut sei – schon das Wort »angereichert« impliziert etwas Reichhaltiges, also Nahrhaftes. Aber wussten Sie, dass der Überkonsum von Lebensmitteln, die mit Niazin (Vitamin B$_3$) angereichert sind, das Risiko für bestimmte Krankheiten erhöhen kann? In den frühen 2000er-Jahren überstieg der tägliche Pro-Kopf-Konsum in den USA 33 Milligramm – das Doppelte der von der US Food and Nutrition Board empfohlenen Höchstmenge. Man weiß schon lange, dass hohe Dosen Niazin die Glukosetoleranz beeinträchtigen, Insulinresistenz verursachen und die Insulinausschüttung verstärken.[12] Niazin regt auch den Appetit an, wohingegen Niazinmangel zu Appetitlosigkeit führen kann, was bedeutet, dass es direkt mit der Fähigkeit zum Abnehmen zusammenhängt. Wissenschaftler in China und Japan haben festgestellt, dass aus Getreideprodukten bezogenes Niazin die Menge überstieg, die in den frühen 1970ern in den USA aus Fleisch bezogen wurde. Das liegt hauptsächlich an einer Überarbeitung der Niazinanreicherungsrichtlinie, die Herstellern vorschrieb, mehr Niazin in ihre Produkte zu stecken.[13] Eine kleine Nebenbemerkung: Niazin wird in NAD+ umgewandelt und von den Mitochondrien verwendet, um ATP oder zellulare Energie zu produzieren. Allerdings erfolgt diese Umwandlung von NAD+ nicht in hohem Maße. Mithilfe eines Arztes und diverser anderer Beteiligter habe ich eine Reihe von klinischen Studien durchgeführt, um zu bestimmen, wie man NAD+ auf andere Weise erhöhen kann, zum Beispiel durch direkte Infusionen von NAD+ oder die orale Aufnahme seines Vorläufers Nicotinamidribosid. Dadurch bleiben diverse Langlebigkeitsgene angeschaltet, während gleichzeitig die Ablagerung von Nicotinamid verringert wird, die – vor allem mit zunehmendem Alter – durch einen hohen Niazinkonsum entsteht.

Die Risiken der modernen Ernährung

Jared Diamond, renommierter Geograf, Pulitzer-Preisträger und einer der führenden Historiker weltweit, hat viel über die Auswirkung der Landwirtschaft auf die Gesundheit des Menschen geschrieben. Als einer der Ersten dokumentierte er, wie sich Größe und Lebensspanne des Menschen mit Einführung des Ackerbaus veränderten, einem Ereignis, das er als »den schlimmsten Fehler in der Geschichte des Menschen« bezeichnete.[14] Diamond hat nicht nur beschrieben, dass sich Jäger und Sammler im Gegensatz zu den frühen Bauern sehr abwechslungsreich ernährten, sondern er hat auch darauf hingewiesen, dass der Handel, der sich durch die Agrarrevolution ergab, zur Verbreitung von Viren und ansteckenden Krankheiten beigetragen haben könnte. Seine kühne These lautet, dass die Landwirtschaft, »angeblich unser entschiedenster Schritt hin zu einem besseren Leben, in vieler Hinsicht eine Katastrophe war, von der wir uns nie erholt haben«.[15] Der Historiker

Yuval Noah Harari formulierte es in seinem Bestseller *Eine kurze Geschichte der Menschheit* noch schärfer: »Die Agrarrevolution erhöhte zwar die Gesamtmenge der zur Verfügung stehenden Nahrung, aber dieses zusätzliche Essen führte nicht zu einer besseren Ernährung oder mehr Freizeit [...] Die Agrarrevolution war der größte Betrug in der Geschichte.«[16]

Die Abkehr von einem Leben als Jäger und Sammler hin zur Subsistenzwirtschaft hatte durchaus ihre Vorteile. Sie ist teilweise für einen rasanten Bevölkerungsanstieg und den Aufbau stabilerer Gemeinschaften verantwortlich. Doch obwohl die Menschen sich stärker vermehrten, wurde ihre Ernährung nicht unbedingt gesünder. Die Landwirtschaft brachte einen Überfluss an Nahrung hervor, und die Menschen konnten leicht mehr Kalorien konsumieren, als sie brauchten. Der Ackerbau führte auch zu einer weniger vielseitigen Ernährung, vor allem seit der Einführung verarbeiteter, auf Getreide basierender Lebensmittel, denen künstliche und raffinierte Zutaten zugesetzt wurden. Manche behaupten, dass die Landwirtschaft den Verlauf der Menschheitsgeschichte mehr verändert hat als jedes andere von Menschen bestimmte Ereignis. Und der Rückgang der Vielseitigkeit in der Ernährung ging mit einem Mangel an bestimmten Nährstoffen einher. Diese Kombination aus Nährstoffmangel einerseits und einem Überfluss an kalorienreichen verarbeiteten Lebensmitteln andererseits hatte zur Folge, dass wir dicker und kränker wurden. Wissenschaftler der Tufts University kamen zu dem Schluss, dass man alleine in den USA 100 Milliarden Dollar an Gesundheitskosten einsparen könnte, wenn man Vollwertkost – Obst und Gemüse – »verschreiben« könnte.[17]

Werfen wir nun einen genaueren Blick darauf, was biologisch passiert, wenn wir mehr landwirtschaftliche, verarbeitete Lebensmittel zu uns nehmen.

Gene aus der Steinzeit im Weltraumzeitalter

Wenn wir eine Zeitreise in die Steinzeit unternehmen könnten, würden wir dort kaum auf übergewichtige Menschen treffen. Die Diskrepanz zwischen unserer uralten Physiologie und der Ernährung und dem Lebensstil westlicher Industrieländer lässt sich damit beschreiben, dass wir mit unseren Steinzeitgenen im Weltraumzeitalter leben – die Feuersteins treffen auf die Jetsons. Zwei Menschen mit derselben Größe, von denen einer 55 und der andere 110 Kilogramm wiegt, sehen von außen völlig unterschiedlich aus. Scannt man sie aber, sieht man ähnliche Skelette, nur dass eines mit jeder Menge überschüssigem Fett belastet ist.

Die Theorie der »sparsamen Gene« deutet darauf hin, dass der Unterschied zwischen diesen beiden Menschen auf einer Diskrepanz zwischen Steinzeitgenen und Weltraumzeitalterlebensstil beruht. Wir alle kennen jemanden, der riesige Portionen verdrücken kann, aber dabei schlank bleibt, selbst ohne Sport. Doch diese Person hätte in der Steinzeit wahrscheinlich nicht lange überlebt. Solche Menschen, die wir heute beneiden, sind das Gegenteil des sparsamen Phänotyps. Jemand, der generell leicht zunimmt, speichert mehr Kalorien aus der aufgenommenen Nahrung in Form von Fett und wird in Hungersnotzeiten viel länger überleben. Die Fähigkeit, überschüssige konsumierte Energie einzulagern, half uns im Laufe der Evolution zu überleben. Das funktionierte bestens in den Jahrmillionen, in denen unseren Vorfahren nur begrenzte Nahrungsquellen zur Verfügung standen. Doch wenn Körper, die auf Nahrungsknappheit ausgerichtet sind, sich auf einmal in einer Welt des Kalorienüberflusses wiederfinden, kann das zu Übergewicht oder Fettleibigkeit führen.

Eine wichtige biologische Erkenntnis ist, dass nicht jeder Kalorien in gleichem Maße verbrennt und dass nicht alle Kalorien auf dieselbe Art entstehen. Kalorien in Lebensmitteln werden mithilfe eines sogenannten Bombenkalorimeters gemessen. Dabei wird in einem versiegelten Behälter eine Probe der jeweiligen Nahrung in reinem Sauerstoff bei Überdruck entzündet und der daraus resultierende Temperaturanstieg gemessen. Eine Kalorie ist per Definition die Energie, die benötigt wird, um die Temperatur von 1 Gramm Wasser um 1 Grad Celsius zu erhöhen (eine Nahrungskalorie entspricht 4,184 Joule Energie). Aber der menschliche Körper ist nicht wie ein Bombenkalorimeter, er verbrennt nicht alle Kalorien auf dieselbe Art. Eine Kalorie gleicht einer Kalorie nur dann, wenn man Wasser kocht. Erinnern Sie sich, dass ich geschrieben habe, Eiweiß würde etwa 4 Kalorien pro Gramm liefern, während Fett 9 Kalorien pro Gramm liefert? Fette sind also ganz klar energiereicher. Biologisch gesehen, sind Proteine, Kohlenhydrate, die auch 4 Kalorien pro Gramm liefern, und Fette aber sehr unterschiedlich, weil sie unterschiedlich verstoffwechselt werden und der Körper unter bestimmten Umständen lieber eine Nährstoffart einlagert und die andere verbrennt und umgekehrt.

Wenn Sie 100 Kalorien an Kohlenhydraten in Form von raffiniertem Zucker, also etwa sechs Teelöffel Kristallzucker, zu sich nehmen, ist das nicht dasselbe, wie wenn Sie 100 Kalorien an Fett in Form von Olivenöl, also etwa einen Esslöffel, essen. Sie können den Unterschied anhand von Hungergefühl und Sättigungsgrad selber spüren. Dazu können Sie ein kleines Experiment durchführen: Nehmen Sie an einem Tag ein kohlenhydratlastiges Frühstück zu sich, zum Beispiel Waffeln mit Sirup oder Frühstückszerealien mit fettreduzierter Milch, und beobachten Sie, wie lange es dauert, bis Sie wieder Hunger haben. Essen Sie dann am nächsten Tag ein fettreiches Frühstück mit Proteinen, zum Beispiel ein Gemüseomelette. Achten Sie darauf, dass beide Mahlzeiten dieselbe Kalorienmenge enthalten. Nach dem Waffel- oder Zerealienfrühstück werden die meisten Menschen innerhalb von zwei Stunden oder weniger wieder Hunger verspüren, während das Eiergericht Sie wahrscheinlich mehrere Stunden lang satt hält. Das liegt daran, dass Ihr Körper die beiden Frühstücke auf unterschiedliche Weise verstoffwechselt, obwohl beide dieselbe Energiemenge enthalten. Und Sie erleben jede Mahlzeit anders. Was geht im Körper vor, das diese Unterschiede erklärt? Kurz gesagt: sehr viel.

Essen und das Verstoffwechseln von Nährstoffen ist ein komplexes Phänomen. Wir aktivieren dabei eine Vielzahl von hormonellen Signalpfaden, die eine Auswirkung darauf haben, wie wir Nahrung verdauen, wie unsere Zellen reagieren, wie unser Gehirn Hunger- und Sättigungssignale interpretiert und letztendlich wie wir uns fühlen. Wenn wir alle auf dieselbe Art und Weise Kalorien verbrauchen würden, würden wir bei gleicher Ernährung und Bewegung alle gleich viel wiegen. Aber keine zwei Stoffwechsel sind identisch.

Das Problem mit Zucker

Im Jahr 2011 schrieb der bereits erwähnte Gary Taubes, Autor von *Good Calories, Bad Calories* und *Warum wir dick werden*, für die *New York Times* einen Aufsatz mit dem Titel *Is Sugar Toxic?* (»Ist Zucker giftig?«).[18] Darin schilderte er nicht nur die Geschichte des Zuckers in unserem Leben und seine Bedeutung in der Lebensmittelproduktion, sondern auch, wie die Wissenschaft erst allmählich erkannte, welche Auswirkungen Zucker auf unseren Körper hat. Danach schrieb er Ende 2016 *The Case Against Sugar* (die deutsche Ausgabe erschien 2019 unter dem Titel *Der süße Tod*), in dem er Zucker als Hauptursache chronischer Krankheiten ausmachte.[19] Robert Lustig, ein Spezialist für Hormonstörungen bei Kindern und führender Experte für Adipositas bei Kindern an der School of Medicine der University of California in San Francisco, hat ebenfalls schon viel zu diesem Thema publiziert, darunter das Buch *Die bittere Wahrheit über Zucker*, und wird auch von Taubes zitiert. Laut Lustig verstoffwechselt der Körper verschiedene Zuckerarten auf unterschiedliche Weise.[20] Reine Glukose, die einfachste Zuckerform, ist nicht dasselbe wie weißer Kristallzucker, eine Kombination aus Glukose und Fruktose. Fruktose, umgangssprachlich auch »Fruchtzucker« genannt, ist eine natürliche Zuckerform, die nur in Obst und Honig vorkommt, und das süßeste aller natürlichen Kohlenhydrate. Ich werde noch ausführlicher darauf eingehen. Diese zwei Zuckertypen liefern Gramm für Gramm genau dieselbe Kalorienmenge. Aber sie werden vom Körper unterschiedlich verarbeitet.

Wie Sie bereits wissen, hebt Glukose den Blutzuckerspiegel und kann von sämtlichen Körperzellen verstoffwechselt werden. Fruktose hingegen wird ausschließlich von der Leber verarbeitet und hat keine direkte Auswirkung auf den Insulinspiegel. Fruktose in flüssiger Form, beispielsweise in Saft oder Limonade, zu sich zu nehmen, ist nicht dasselbe, wie die entsprechende Menge in Form von ganzen Früchten oder Honig zu essen. Fruktose hat den niedrigsten glykämischen Index aller natürlichen Zuckerarten. Obwohl es keinen rasanten Anstieg des Blutzuckerspiegels bewirkt, kann es bei Überkonsum, vor allem aus unnatürlichen Quellen wie dem in Verruf geratenen fruktosereichen Maissirup, langfristige Auswirkungen haben. Wissenschaftlich ist schon seit Langem klar: Der Konsum von Fruktose wird mit einer verminderten Glukosetoleranz, Insulinresistenz, einem hohen Blutfettspiegel und Bluthochdruck in Verbindung gebracht. Ein exzessiver Konsum von Fruktose schädigt unseren Stoffwechsel massiv, insofern er nicht die Produktion von Insulin und Leptin auslöst, von zwei Hormonen, die bei der Regulierung des Stoffwechsels und des Sättigungsgefühls eine Schlüsselfunktion einnehmen. Das erklärt, warum eine fruktosereiche Ernährung zu Adipositas und ihren metabolischen Konsequenzen führen kann.

Unsere Vorfahren aus der Steinzeit aßen Obst, aber ganz sicher nicht täglich oder sogar monatlich, und das Obst, das sie saisonal vorfanden, war nicht annähernd so süß wie die Sorten, die wir heute anbauen. Unsere Körper hinken hinterher; wir haben uns noch nicht dahingehend entwickelt, dass wir die großen Mengen an Fruktose bewältigen können, die wir heutzutage zu uns nehmen. Und das meiste davon kommt nicht aus der Natur, sondern aus industriell hergestellten Lebensmitteln. Obst enthält relativ wenig Zucker im Vergleich zu einer Dose mit Fruktose gesüßter Limonade. Vergleichen wir zum Beispiel einen mittelgroßen Apfel mit einer 350-ml-Dose mit Fruktose gesüßter Limo. Der Apfel enthält etwa 44 Kalorien aus Zucker, aber diese sind von Ballaststoffen umgeben. Im Fruchtfleisch steckt lösliches Pektin, und in der Schale sitzen unlösliche Ballaststoffe. Der Softdrink enthält hingegen circa 80 Kalorien aus Zucker – fast die doppelte Menge – und keinerlei Ballaststoffe. Und was passiert, wenn man aus Äpfeln 350 Milliliter Apfelsaft presst? Man erhält ein Getränk, das dem Softdrink in Fruktose und Kalorien gleicht. Und wenn diese Fruktose die Leber erreicht, wird das meiste davon in Fett umgewandelt und in unseren Fettzellen eingelagert. Biochemiker bezeichnen Fruktose schon seit Jahrzehnten als den größten Dickmacher unter den Kohlenhydraten! Denken Sie nur daran, was es bedeutet, wenn unsere Körper diese Umwandlung bei jeder Mahlzeit durchführen müssen. An irgendeinem Punkt wird auch unser Muskelgewebe insulinresistent.

Wie gesagt: Der Großteil der Fruktose, die wir konsumieren, liegt nicht in ihrer natürlichen Form vor. Der durchschnittliche US-Amerikaner nimmt 163 Gramm raffinierten Zucker pro Tag zu sich, also über 650 Kalorien. Davon sind grob 76 Gramm, also über 30 Kalorien, eine hochverarbeitete Form von Fruktose, die aus Maissirup stammt.[21] Maissirup mit hohem Fruchtzuckergehalt ist die Zuckerform, die in industriell verarbeiteten Lebensmitteln am häufigsten vorkommt. Obwohl man in Statistiken lesen kann, dass fruktosereicher Maissirup sich aus etwa 55 Prozent Fruktose, 42 Prozent Glukose und 3 Prozent anderen Kohlenhydraten zusammensetzt, können diese Prozentzahlen von Produkt zu Produkt stark variieren. Studien haben gezeigt, dass fruktosereicher Maissirup viel mehr freie Fruktose enthalten kann als vom Hersteller angegeben. Dr. Michael Goran, Leiter des Childhood Obesity Research Center und Professor für Präventivmedizin an der University of Southern California, fand in Limonaden, die in der Region Los Angeles gekauft wurden, einen Gehalt an freier Fruktose von bis zu 65 Prozent.[22] Mit anderen Worten: Man weiß nicht, was man isst, wenn man industriell verarbeitete Lebensmittel isst, die voll von Maissirup mit hohem Fruchtzuckergehalt sind. Und ich spreche dabei nicht nur von Fast Food, Süßigkeiten und Softdrinks. Dieser Zucker kann sich auch in Salatdressings, Energieriegeln, Joghurt und Brot verstecken. Er ist heutzutage einfach überall.

Maissirup mit hohem Fruchtzuckergehalt gehört erst seit relativ kurzer Zeit zu unserem Speiseplan. Er wurde 1978 als billiger Ersatz für Kristallzucker in Getränken und anderen Lebensmitteln eingeführt und gilt schon seit einiger Zeit als ein Hauptverantwortlicher für die Fettleibigkeitsepidemie, die unsere Zivilisation plagt und uns umfangreiche Bauchumfänge und das Krankheiten verursachende Metabolische Syndrom beschert. Doch Maissirup ist nicht der Alleinschuldige: Wir können mit dem Finger auch auf alle anderen Zuckerarten zeigen, denn sie sind alle Kohlenhydrate. Sie standen nicht mit einem Knopfdruck oder Fingerwischen zur Verfügung, als unsere Gene sich entwickelten. Ich sollte auch darauf hinweisen, dass häufig andere von Menschen produzierte Chemikalien, die ebenfalls dick machen, zusammen mit fruktosereichem Maissirup in verarbeiteten Lebensmitteln stecken.[23]

Ich erkläre diese ganze »Zuckerbiologie« so ausführlich, weil sie hilft zu verstehen, warum wir heute so stark an Zivilisationskrankheiten leiden, obwohl wir genetisch gar nicht dafür disponiert sind. Natürlich haben manche Menschen eine genetische Disposition für Diabetes, Herzerkrankungen oder Krebs. Aber meine These lautet, dass wir alle dafür empfänglich sind, wenn wir mit dem Stoffwechsel und der Physiologie von *Homo sapiens* unsachgemäß umgehen. Und all jenen, die »schlechte Gene« geerbt haben und dadurch zu einer Risikogruppe gehören, möchte ich sagen, dass sie ihr Schicksal durch bewusste Lifestyleentscheidungen abwenden können. Wir alle kennen doch Menschen, die mit einem höheren Risiko leben, erblich bedingt eine bestimmte Krankheit zu bekommen, oder die vielleicht sogar mit bestimmten Genvarianten diagnostiziert wurden und trotzdem kerngesund bleiben. Ein ganzes Forschungsgebiet untersucht heutzutage im Hinblick auf die Lebensdauer die Interaktion zwischen Lifestylefaktoren und genetischer Expression. Das nennt sich »Epigenetik«, und Wissenschaftler wie Steve Horvath an der UCLA entwickeln gerade Methoden, um die »epigenetische Uhr« des Körpers abzulesen, die das biologische Alter anzeigt.

Lungenkrebs wäre wahrscheinlich viel rarer, wenn es keine Tabakindustrie gäbe. Und Adipositas träte selten auf, wenn es keine Lebensmittelindustrie gäbe, die jede Menge verarbeitete Kohlenhydrate verkauft. Auch Krankheiten wie Diabetes, Herzerkrankungen, Demenz und viele Krebsarten gäbe es dann wahrscheinlich kaum. Ich glaube, es ist an der Zeit, unsere Vorfahren als Vorbilder zu nutzen und uns einen gesunden Ernährungsstil anzueignen, der dem der Steinzeit ähnelt – aber mit einem Kniff.

So essen, wie es unserem Genom entspricht

Betrachtet man die menschliche Evolution, die ich in diesem Kapitel beschrieben habe, versteht man, wie dysfunktional die Menschen in den westlichen Industrieländern heutzutage in ihren Essgewohnheiten sind. Wir sind nicht den Härten eines Nomadenlebens ausgesetzt, müssen nicht nach Nahrung suchen oder jagen und Hungersnöte überstehen. Wenn wir so, wie unser Genom es von uns erwartet, essen und gleichzeitig die Kraft der Autophagie ankurbeln wollen, können wir nicht täglich große Mengen an Kohlenhydraten, vor allem Weißmehl und Zucker, und an tierischem Eiweiß verzehren. Obwohl die Ernährung unserer Vorfahren auf Proteinen und Fett basierte, konsumierten sie diese Makronährstoffe nicht zu jeder Mahlzeit und jedem Snack, so wie wir es tun. Wir müssen unsere Ernährung umstellen.

Obwohl Paleo-Diäten auf einige der schlimmsten raffinierten Kohlenhydrate, vor allem auf Weißmehl und Zucker, verzichten, erlauben sie große Mengen an Obst, Honig und natürlich an tierischem Eiweiß. Diese Ernährungsprogramme fördern oft einen viel höheren Konsum an Proteinen, als gut wäre, um mTOR ab- und Autophagie angeschaltet zu lassen. Die Kombination aus zu vielen Kohlenhydraten und Proteinen, die mehrere Wissenschaftler als »Nährstoffüberfrachtung« bezeichnen, führt die Menschen, die nach solchen Diäten leben, genauso zielsicher zu Zivilisationskrankheiten wie eine typische westliche Ernährung. In Kapitel 9 werde ich Nahrungsmittel empfehlen, die in einen Paleo-Plan passen und dabei trotzdem mTOR unter Kontrolle halten.

KAPITEL 7

WALNÜSSE UND MIT MAIS GEFÜTTERTE KÜHE

Wie ich bereits in den vorangegangenen Kapiteln erklärt habe, bewirkt der Konsum von zu vielen verarbeiteten Kohlenhydraten und tierischen Proteinen, dass mTOR ständig eingeschaltet ist. Dadurch steckt unser Stoffwechselschalter im Wachstumsmodus fest, und der intrazellulare Hausputz-mechanismus – Autophagie – ist beständig ausgeschaltet. Ich habe auch dargelegt, dass eine fettreiche Ernährung die Lösung sein kann, um die nötigen Kalorien aufzunehmen und gleichzeitig den Konsum von mTOR-aktivierenden raffinier-ten Kohlenhydraten und Tierproteinen wie beispielsweise in Cheeseburgern, Pizza, Spaghetti bolognese, Steaks und Kartoffeln zu drosseln.

Aber der Gedanke an eine fettreiche Ernährung beschwört vielleicht Bilder von ungesundem Fast Food und Völlerei herauf. Wie wir gesehen haben, schöpften unsere Vorfahren – vom Steinzeithöhlenmenschen bis hin zu unseren Ururgroßel-tern – ihre Energie aus der Fettverbrennung. Gesunde Mengen an Körperfett waren für sie ein gewaltiger Energiespeicher, auf den sie in schwierigen Zeiten – sprich: Hungersnöten – zurückgreifen konnten. Diese Speicherung ist eine Grundfunktion unseres Körpers und findet in Muskelgewebe, Gehirn und Zellmembranen statt. Aber uns ist allen schmerzhaft bewusst, dass viele von uns zu viel Fett mit sich he-rumschleppen. In den 1980er- und 1990er-Jahren galt Fett als das große Problem, und »low fat« war der angesagte Slogan der Lebensmittelindustrie. Damals ahnten wir nicht, dass eine fettarme Ernährung – wobei Fette größtenteils durch Weißmehl und Zucker ersetzt wurden – genau das Gegenteil des gewünschten Effekts haben und uns Diabetes und Fettleibigkeit bescheren würde. Besonders gefährlich ist es, wenn das Fett sich tief in unserem Gewebe und um unsere lebenswichtigen Organe herum ablagert. Viszerales Fettgewebe wird umgangssprachlich auch als »Bauchfett« bezeichnet. Es befindet sich in der Bauchhöhle und legt sich um die Organe.

Bauchfett ist am schlimmsten, weil es die meisten metabolischen Konsequenzen hat. Eine davon ist die Seneszens von Fettzellen: Sie hören auf, sich zu teilen, sterben aber nicht ab. Seneszente Zellen senden Entzündungssignale aus, die das Immunsystem mobilisieren. Wenn viele seneszente Fettzellen vorhanden sind, kommt es zu einer chronisch-systemischen Entzündung. Weil Bauchfett sich um unsere Organe herum ablagert, bringen die Entzündungssignale der seneszenten Fettzellen die Funktionen dieser Organe durcheinander. Darüber hinaus versetzen sie Stammzellen in den Ruhezustand. Wenn Stammzellen, eine Art Vorläufer- oder Babyzellen, die sich zu jeder Art von Zelle ausbilden können, inaktiv sind, entstehen Probleme. Der Körper kann sie nicht verwenden, um beschädigtes Gewebe und kranke Organe zu regenerieren oder zu reparieren. Ständige Entzündungen überreizen zudem das Immunsystem, was zu Autoimmunkrankheiten wie rheumatoider Arthritis, multipler Sklerose, Reizdarm und Lupus führen kann.

Willkommen im Kapitel über Fett. Ich werde über gute und schlechte Fette sprechen, weil Sie vermutlich wie die meisten anderen Menschen mit falschen Fakten gefüttert wurden oder völlig verwirrt sind von den gegensätzlichen Behauptungen der Verfechter diverser Diäten oder der Lebensmittelhersteller im Hinblick darauf, was denn nun gesund ist und was dick macht. Mit einem ausgewogenen Konsum von Nahrungsfett schaffen Sie es, Autophagie effektiver einzuschalten.

Fett: die Grundlagen

Fangen wir mit den Grundlagen an. Wenn wir sagen, dass unser Körper Fett braucht, meinen wir meistens Fettsäuren. Das sind wichtige chemische Verbindungen, die sich in Pflanzen, Tieren und Mikroorganismen finden. Bei Menschen helfen Fettsäuren, Bluthochdruck und Entzündungen zu kontrollieren, und verhindern, dass Blut gerinnt. Fettsäuremoleküle sind an der zellularen Entwicklung und der Ausbildung von gesunden Zellmembranen beteiligt, und es wurde nachgewiesen, dass sie in Tieren die Tumorbildung blockieren und in Menschen das Wachstum von Brustkrebszellen verlangsamen können.

Ich werde mich mit chemischen Details zurückhalten, aber ich möchte, dass Sie ein Grundverständnis von Fett bekommen. Eine Fettsäure besteht typischerweise aus einer geraden Kette von Kohlenstoffatomen. Entlang der Kette und an einem Ende befinden sich Wasserstoffatome. Am anderen Ende befindet sich eine Carboxygruppe (-COOH), und diese Carboxygruppe macht das Ganze zu einer Säure (Carbonsäure). Die Struktur dieser Atombindungen bestimmt, ob die Fettsäure gesättigt oder ungesättigt ist. Wenn die Bindungen zwischen den Kohlenstoffatomen alle einfach sind, nennt man die Fettsäure gesättigt. Sind die Bindungen doppelt oder dreifach, spricht man von ungesättigter Fettsäure. Einige Fettsäuren haben verzweigte Ketten – nicht zu verwechseln mit verzweigtkettigen Animosäuren, die häufig in Tierproteinen vorkommen. Andere, zum Beispiel Prostaglandine – hormonartige Fettverbindungen, die an der reibungslosen Kontraktion und Entspannung von Muskeln beteiligt sind –, enthalten Ringstrukturen. Obwohl es das Bild verkompliziert, muss ich noch hinzufügen, dass Fettsäuren in Kombination mit dem Alkohol Glycerol (umgangssprachlich Glyzerin) als Triglyzeride vorkommen. Die am weitesten verbreitete Fettsäure ist Ölsäure, die reichlich in einigen Pflanzenölen wie beispielswese Oliven-, Palm-, Erdnuss- und Sonnenblumenöl vorkommt und etwa 46 Prozent des Körperfetts ausmacht. Darüber hinaus gibt es essenzielle und nichtessenzielle Fettsäuren. Essenzielle Fettsäuren sind Fettsäuren, die wir zum Leben brauchen, aber nicht selbst herstellen können; wir müssen sie aus der Nahrung nehmen. Omega-3- und Omega-6-Fettsäuren sind die zwei größten Gruppen der essenziellen Fettsäuren; mehr dazu weiter unten.

Wenn es um Nahrungsfette geht, sprechen wir oft von diesen drei Typen: gesättigten Fetten, ungesättigten Fetten und Transfetten. Gesättigte Fette sind bei Zimmertemperatur meist fest und kommen in Tierfleisch und Vollmilchprodukten wie Milch, Käse, Butter und Sahne vor. Einige gesättigte Fette finden sich auch in pflanzlicher Nahrung wie tropischen Ölen, zum Beispiel Kokos- oder Palmöl, und Nüssen. Sie sind die einzigen Fettsäuren, die den Gesamtcholesterinspiegel und den LDL-Cholesterinspiegel – das »schlechte« Cholesterin – ansteigen lassen. Wenn man zu viel davon isst und eine genetische Prädisposition dafür hat, können sie das Risiko erhöhen, an kardiovaskulären Krankheiten und Typ-2-Diabetes zu erkranken. Obwohl wir dazu neigen, gesättigte Fette als »schlecht« anzusehen, braucht jede Zelle in unserem Körper sie zum Überleben. Tatsächlich bestehen unsere Zellmembranen zu 50 Prozent aus gesättigten Fetten, die zur Struktur und Funktion von Lungen, Herz, Knochen, Leber und des Immunsystems beitragen. Sogar unser Hormonsystem greift auf gesättigte Fettsäuren zurück, um den Bedarf für bestimmte Hormone inklusive Insulin zu kommunizieren. Und sie sagen dem Gehirn, wann wir satt sind.

Transfette sind im Wesentlichen synthetisch hergestellte Fette, die sich ähnlich verhalten wie gesättigte Fette. Sie werden durch einen Prozess namens Hydrierung produziert, wenn Mais-, Sojabohnen- oder Pflanzenöl zu festen Fetten umgewandelt werden – daher der Hinweis »gehärtete« oder »teilweise gehärtete« Öle und Fette auf Zutatenlisten. Obwohl bei industriell hergestellten Lebensmitteln dank der neuen Richtlinien der Food and Drug Administration zunehmend auf Transfette verzichtet wird,[*] verstecken sie sich immer noch in zahlreichen verarbeiteten Lebensmitteln wie Snacks, Crackern und Chips, in kommerziellen Backwaren wie Muffins, Keksen und Kuchen, in Backfett und vielen frittierten Speisen. Solche Nahrungsmittel zählen wohl zu den schädlichsten und enthalten so gut wie keine gesunden Zutaten. Ich hoffe, dass sie in den kommenden Jahren aus dem Handel genommen werden.

Ungesättigte Fette sind bei Zimmertemperatur meist flüssig. Sie kommen in den meisten Gemüseprodukten, in Nüssen und Ölen vor und werden oft als »einfach

---

[*] In Zukunft dürfen Lebensmittel in der Europäischen Union höchstens 2 Gramm industriell hergestellte Transfette pro 100 Gramm Fett enthalten. Das hat die Europäische Kommission beschlossen. Der Grenzwert ist ab dem 2. April 2021 gültig, wenn die entsprechende Verordnung in Kraft tritt. Er gilt für Nahrungsmittel, die für den Endverbraucher und den Einzelhandel bestimmt sind. Transfette, die natürlicherweise in tierischen Produkten wie Milch und Fleisch vorkommen, sind von der Regelung ausgenommen (Bundeszentrum für Ernährung, Stand: 30.04.2019, www.bzfe.de/inhalt/transfette-in-lebensmitteln-33884.html).

ungesättigt« oder »mehrfach ungesättigt« kategorisiert. Einfach ungesättigte Fettsäuren haben ein Paar Kohlenstoffmoleküle, die in der Kohlenstoffkette mit einer Doppelbindung verbunden sind; bei mehrfach ungesättigten Fetten gibt es zwei oder mehr Doppelbindungen zwischen den Kohlenstoffatomen in der Kette. Studien belegen, dass der Verzehr von Nahrungsmitteln, die reich an einfach ungesättigten Fettsäuren sind, den Cholesterinspiegel im Blut verbessert.[1] Untersuchungen haben auch gezeigt, dass einfach ungesättigte Fettsäuren eine positive Wirkung auf den Insulin- und Blutzuckerspiegel haben können – eine gute Grundlage, um das Körpergewicht zu kontrollieren und das Risiko, an Stoffwechselstörungen zu erkranken, einzudämmen.[2] Zu den ungesättigten Fettsäuren gehören Oliven- und Rapsöl sowie Avocados und das aus ihnen gewonnene Öl.* Mehrfach ungesättigte Fettsäuren stecken meist in pflanzlichen Lebensmitteln und Ölen und in Ölen von fetten Fischarten wie Lachs, Hering, Heilbutt sowie in Meeresalgen. Es ist belegt, dass der Verzehr von Lebensmitteln, die reich an mehrfach ungesättigten Fettsäuren sind, ebenfalls den Cholesterinspiegel senkt und dabei hilft, das Risiko für Typ-2-Diabetes zu senken.[3] Omega-3-Fettsäuren sind eine Art von mehrfach ungesättigtem Fett, die möglicherweise besonders gut schützt.

Zwei der wichtigsten Omega-3-Fettsäuren sind Docosahexaensäure (DHA) und Eicosapentaensäure (EPA). Wir brauchen beide, obwohl DHA durch seine gesundheitsfördernden Eigenschaften mehr Aufmerksamkeit bekommt – mindestens 200 bis 300 Milligramm täglich, aber die meisten US-Amerikaner konsumieren weniger als 25 Prozent davon. DHA ist ein wesentlicher struktureller Bestandteil des Säugetiergehirns und die Omega-3-Fettsäure, die im Gehirn in größtem Maße vorkommt. Man glaubt, dass sie die Gehirnleistung steigern und das Risiko verringern kann, geistig nachzulassen oder an Demenz zu erkranken. Da DHA ein wichtiger Bestandteil der neuronalen Membrane ist und unser Körper die Omega-3-Fettsäure nicht effizient selbst produzieren kann, sind wir auf den Verzehr von Nahrungsmitteln wie fettem Fisch und mit DHA angereicherten Eiern angewiesen.

---

* Rapsöl hat in der Öffentlichkeit einen schlechten Ruf, denn es kann zu stark verarbeitet sein und hat nicht denselben Ruf in Bezug auf Gesundheit wie Olivenöl. Aufgrund seines höheren Rauchpunkts kann es aber besser zum Braten geeignet sein. Wählen Sie eine hochwertige Biomarke.

Einige der Mechanismen, durch die DHA unsere Gehirnleistung beeinflusst, werden allmählich wissenschaftlich beleuchtet. So wurde zum Beispiel entdeckt, dass DHA als Nahrungsergänzungsmittel den Spiegel des Wachstumsfaktors BDNF, eines Gehirnwachstumshormons, erhöht und die kognitive Funktion bei Nagetieren mit Hirntrauma verbessert. Tatsächlich haben zahlreiche Studien eine Korrelation zwischen DHA-Spiegel und Gehirnvolumen gezeigt. Im Rahmen der Women's Health Initiative Memory Study untersuchte eine große Studie 2014 über 1100 Frauen nach der Menopause.[4] Wie bei vielen solcher Studien benutzten die Forscher MRT-Gehirnscans, um das Gehirnvolumen zu Anfang der Studie und acht Jahre später zu messen. Ein höherer DHA-Spiegel bedeutete auch ein größeres Gehirn, vor allem einen größeren Hippocampus, der die Gedächtniszentrale des Gehirns ist. Eine frühere Studie aus dem Jahr 2012 kam bei der Untersuchung von über 1500 Männern und Frauen, die Teil der berühmten Framingham-Herz-Studie waren, zum selben Ergebnis.[5] Die Framingham-Herz-Studie gehört zu den wertvollsten medizinischen Langzeitstudien und hat eine enorme Menge an Daten geliefert, die Aufschluss über bestimmte Krankheitsrisikofaktoren geben. Sie startete 1948 mit 5209 gesunden Männern und Frauen zwischen 30 und 62 aus dem Ort Framingham in Massachusetts/USA und dauert bis heute an. Die Wissenschaftler suchen dabei innerhalb der Parameter von Alter, Geschlecht, physischen Eigenschaften und genetischen Mustern nach Ursachen und Risiken bestimmter Krankheiten.[6]

Wenn Sie also die natürliche Schrumpfung Ihres Gehirns abwenden wollen, ist der Konsum von DHA eine mögliche Strategie. Man glaubt, dass DHA die Formbarkeit des Gehirns erhöht, was wiederum mit dessen Fähigkeit zu tun hat, sich neu zu verdrahten und neu und besser aufzustellen. DHA stärkt die Verbindungen und ordnet die Kommunikation zwischen den Gehirnzellen. Darüber hinaus wirkt die Fettsäure möglicherweise auch aufgrund ihres positiven Effekts auf den Stoffwechsel, da sie den Glukoseverbrauch und mitochondriale Funktionen stimuliert und dadurch oxidativen Stress reduziert. All dies hilft dabei, Autophagie anzukurbeln, wenn gleichzeitig andere Maßnahmen wie Intervallfasten, Kalorienrestriktion und Proteincycling ergriffen werden.

Was jetzt kommt, ist wirklich wichtig: Eine Theorie dazu, warum DHA so gut fürs Gehirn ist und unsere Kognition fördert, besagt, dass DHA zum vitalen Bestandteil unserer Zellmembranen und vor allem der Gehirnneuronen wird, wenn sie in unserer Ernährung in ausreichendem Maße vorhanden ist. Essen wir jedoch nicht genug DHA, nehmen die Zellen andere Moleküle wie zum Beispiel Omega-6-Fettsäuren in die Membran auf, obwohl diese weit weniger flexibel sind und den Transfer von elektrischen Impulsen in die Zelle behindern. Ein solcher Ersatz kann auch bestimmte Strukturen, die G-Proteine, beeinflussen, die innen an der Zellmembran sitzen und ein wesentliches Verbindungsglied bei der Übermittlung von Signalen zwischen Gehirnzellen darstellen. Diese Proteine helfen den Molekülen an der Außenseite der Membran, mit den Molekülen innen zu kommunizieren.

Die andere bekannte Omega-3-Fettsäure, EPA, ist ein wichtiger Entzündungsregulator, vor allem bei der Kontrolle zellularer Entzündungen im Gehirn. Viele Studien über Krankheiten, die mit dem Gehirn zu tun haben, zeigen, dass EPA in diesem Bereich wirkungsvoller ist als DHA. Wir brauchen also beide Omega-3-Fettsäuren, und sie kommen auch oft gemeinsam in Lebensmitteln und Nahrungsergänzungsmitteln vor.

Streng genommen wird Cholesterin nicht immer als Fett angesehen, obwohl es genauso wichtig ist. Cholesterin ist eine wachsartige, weiche, fettähnliche Substanz, die jede Zelle herstellen kann. Im Gegensatz zu dem, was Sie vielleicht denken, sind die zwei Cholesterinvarianten, von denen man immer spricht – HDL (High Density Lipoprotein) und LDL (Low Density Lipoprotein) –, nicht zwei verschiedene Cholesterinarten, sondern unterschiedliche Gefäße für Cholesterin und Fette, die jeweils eine besondere biologische Rolle spielen. Wir brauchen beide zum Leben, aber es kann zu einem Ungleichgewicht kommen. Ein niedriger LDL-Spiegel senkt das Risiko einer Herzerkrankung, und zu viel HDL kann zu verstopften Arterien führen. Generell bildet Cholesterin zusammen mit anderen gesättigten Fetten die Zellmembrane. Außerdem fungiert es als eine Art Pförtner, der diese Membrane und ihre Durchlässigkeit bewacht, sodass diverse chemische Reaktionen innerhalb und außerhalb der Zelle stattfinden können. Die Gallensalze der Gallenblase, die ausgeschüttet werden, um Fett zu verdauen und die Aufnahme von fettlöslichen Vitaminen zu erleichtern, bestehen zum Beispiel aus Cholesterin.

Wir hören oft, dass es gut sei, einen niedrigen Cholesterinspiegel zu haben. Aber er sollte nicht zu niedrig sein, weil dadurch nicht nur die Fähigkeit, Fett zu verdauen, eingeschränkt wäre, sondern auch der Elektrolythaushalt, der zum Teil vom Cholesterin kontrolliert wird, in ein Ungleichgewicht geriete.

Cholesterin unterstützt auch die Entwicklung und Funktion des Gehirns. Unser Gehirn macht nur 2 Prozent der Gesamtkörpermasse aus, enthält aber 25 Prozent des Gesamtcholesterins. Ein Fünftel der Gehirnmasse besteht aus Cholesterin, und jetzt wissen wir auch, warum: Das Vorhandensein von Cholesterin im Gehirn kann darüber bestimmen, ob neue Synapsen – also neuronale Verbindungen – entstehen können. Cholesterin bringt die Membrane der Gehirnzellen zusammen, sodass die Signale leicht über die verbindende Synapse springen können. Cholesterin im Gehirn dient auch als wirksames Antioxidans; es schützt das Gehirn vor den schädlichen Auswirkungen freier Radikaler. Ohne Cholesterin könnten wir keine Steroidhormone wie Östrogen und Androgene produzieren und auch kein Vitamin D, ein wichtiges fettlösliches Antioxidans. Cholesterin ist in diesen Hormonen ein Vorläufermolekül – eine Starterkomponente.

Ein weiterer wichtiger Grund, über die Nahrung Fett aufzunehmen, ist, dass dieses dabei hilft, essenzielle fettlösliche Vitamine wie A, D, E und K aufzunehmen und zu verwenden. »Fettlöslich« bedeutet, dass diese Vitamine sich nicht in Wasser auflösen; sie brauchen Fett, um absorbiert zu werden. Wer an Vitamin-K-Mangel leidet, dessen Blut gerinnt nicht. Vitamin K wird Neugeborenen direkt nach der Geburt verabreicht, um eine seltene, aber potenziell tödliche Blutungsstörung zu verhindern. Vitamin-A-Mangel kann zu Blindheit führen und erhöht das Risiko für Infektionskrankheiten. Und bei Vitamin-D-Mangel ist man empfänglicher für mehrere chronische Krankheiten, darunter Depression, neurodegenerative Erkrankungen und eine Reihe von Autoimmunkrankheiten wie Typ-1-Diabetes. Auch das Risiko für Herzerkrankungen, vor allem Bluthochdruck und Herzvergrößerung, erhöht sich. Unsere westliche Ernährung ist bereits aufgrund des Überangebots an verarbeiteten, unnatürlichen Lebensmitteln vitaminarm. Wenn wir auch noch Fett vermeiden, wird das Risiko, an Vitaminmangel zu leiden, noch größer.

Das Fettparadoxon

Dass es menschliche Gemeinschaften gibt, die viel Fett konsumieren, aber nicht an den stereotypen Folgeerscheinungen leiden, ist ein legendäres Paradoxon, wenn auch nur ein scheinbares. In den Nunavik-Dörfern der Inuit im nördlichen Quebec in Kanada beziehen die Erwachsenen über 40 Jahre zum Beispiel über die Hälfte ihrer Kalorien aus regionalen Nahrungsquellen – zum Großteil aus frei lebenden Tieren, die das fressen, was die Natur für sie vorgesehen hat, anstelle von industriell verarbeitetem Futter.[7] Über 50 Prozent der Kalorienaufnahme dieser Inuit kommt aus Fett, und trotzdem ist ihre Sterblichkeitsrate durch Herztod nur etwa halb so hoch wie die von anderen Kanadiern oder US-Amerikanern. Ihre Ernährung hilft ihnen zweifellos, Autophagie zu unterstützen, um Krankheiten abzuwehren.[8]

Es gibt allerdings einen großen Unterschied zwischen Fett von einem wild lebenden und Fett von einem domestizierten Tier.[9] Bei Wild ist weniger Fett gesättigt und mehr einfach ungesättigt, wie das in Olivenöl. Wild enthält über fünfmal so viel mehrfach ungesättigtes Fett pro Gramm wie Nutztiere. Darüber hinaus enthält das Fett wild lebender Tiere auch eine nennenswerte Menge, etwa 4 Prozent, der Omega-3-Fettsäure EPA. Wie bereits erwähnt, wird diese Fettsäure derzeit klinisch auf ihre Antiarteriosklerose-, entzündungshemmenden und kognitionsfördernden Eigenschaften untersucht. US-amerikanisches, vom US-Landwirtschaftsministerium USDA zertifiziertes Rindfleisch enthält hingegen nur verschwindend geringe Mengen dieses wichtigen Nährstoffs. Massenproduziertes, vom USDA zertifiziertes Rindfleisch stammt von Kühen, die mit Getreide, Soja, Mais und anderen Zusatzstoffen gefüttert wurden. Oft werden ihnen auch Wachstumshormone und Antibiotika verabreicht. Diese Ernährung verändert die Zusammensetzung ihres Fleisches, das mehr Kalorien als das Fleisch von Weiderindern enthält und zudem auch eine weniger günstige Gewichtung der gesunden Fette.

Kaltwasserfische und Meeressäugetiere, die ebenfalls auf dem Speiseplan der Inuit stehen, sind besonders reich an mehrfach ungesättigten Omega-3-Fettsäuren. Wie bereits erwähnt, scheinen diese Fette gut für Herz und Gefäße zu sein. Aber die mehrfach ungesättigten Fette in der Ernährung der meisten US-Amerikaner sind größtenteils die entzündungsfördernden Omega-6-Fettsäuren, die in großen Mengen in Pflanzenölen, den meisten Hülsenfrüchten, Nüssen und Samen stecken. Walfett hingegen besteht zu 70 Prozent aus einfach ungesättigtem Fett und zu fast 30 Prozent aus Omega-3-Fettsäuren.

Omega-3-Fettsäuren helfen, den HDL-Cholesterinspiegel anzuheben und die Triglyzeride zu senken, und sind für ihre Antiblutgerinnungswirkung bekannt. So fiel Ethnografen auf, dass Eskimos zu Nasenbluten neigen. Diese Fettsäuren sollten das Herz auch vor lebensbedrohlichen Herzrhythmusstörungen bewahren, die zum Herzstillstand führen können. Und mehrfach ungesättigte Omega-3-Fette fungieren als »natürliches Aspirin« und helfen, Entzündungen einzudämmen, die bei Arteriosklerose, Diabetes, Fettleibigkeit, Arthritis, Demenz und anderen sogenannten Zivilisationskrankheiten eine Rolle spielen.[10]

Schon 1908 untersuchte das dänische Ärzteehepaar Marie und August Krogh die Ernährung der grönländischen Inuit.[11] Sie stellten fest, dass die Bevölkerung Grönlands den zu dieser Zeit höchsten bekannten Fleischkonsum weltweit hatte. Zwei andere dänische Ärzte, Hans Olaf Bang und Jørn Dyberg, bestätigten ihre Ergebnisse zwischen 1970 und 1979.[12] Sie fanden heraus, dass der grönländische Ernährungsplan, der vorwiegend aus Omega-3-reichen Robben und Kleinwalen besteht, dem der kanadischen Inuit ähnelt. Der hohe Konsum von mehrfach ungesättigten Omega-3-Fettsäuren könnte das geringe Vorkommen von Herz-Kreislauf-Erkrankungen in diesen Bevölkerungsgruppen erklären. Auch die Lebensmittel auf dem Speiseplan westlicher Industrieländer enthalten mehrfach ungesättigte Fettsäuren, vor allem seit Butter von vielen durch pflanzliche Margarine ersetzt wurde; doch diese gehören zu einer anderen Familie – den Omega-6-Fettsäuren. Auf diese wollen wir im Folgenden näher eingehen.

Omega-3- und Omega-6-Fettsäuren im Vergleich

Wie oben erklärt, sind die zwei größten Kategorien essenzieller Fettsäuren die Omega-3- und Omega-6-Fettsäuren. Die essenziellen Omega-6-Fettsäuren helfen dem Körper, Hautkrankheiten und Arthritis zu heilen und Krebszellen zu bekämpfen. Wir brauchen sie in moderaten Mengen, aber die meisten Menschen nehmen ein Übermaß an diesem entzündungsfördernden Fett zu sich, das in Fleisch, einigen Gemüsesorten, Pflanzenölen – Pflanzenöl ist für US-Amerikaner die Hauptquelle für Fett –, Hülsenfrüchten, Nüssen und Samen vorkommt.

Omega-3-Fettsäuren verdienen eine besondere Beachtung, weil sie, wie bereits beschrieben, im Körper eine ganze Bandbreite an wichtigen Aufgaben erfüllen. Ich fasse nochmals kurz zusammen: Sie helfen Zellen und Organen, richtig zu funktionieren, unterstützen die Bildung von Zellwänden und fördern die Sauerstoffzirkulation im Körper. Ein Mangel an Omega-3-Fettsäuren kann zu Blutgerinnseln führen. Wer viel zu wenig Omega-3-Fettsäure zu sich nimmt, könnte Konsequenzen wie Gedächtnisprobleme, Stimmungsschwankungen, Sehstörungen, Haar- und Hautprobleme, einen unregelmäßigen Herzschlag und ein angeschlagenes Immunsystem erleiden. Zunehmend finden sich auch Hinweise darauf, dass eine fettreiche Ernährung mit viel Omega-3-Fett die Entstehung einer Insulinresistenz eher verhindert als eine Ernährung mit viel gesättigtem oder Omega-6-Fett. In Leberzellen, Skelettmuskeln und Fettzellen kann eine Omega-3-reiche Ernährung die Bindungsaffinität von Insulin an den Insulinrezeptor erhöhen und in Skelettmuskeln und Fettgewebe die Insulinsensitivität steigern.

Das sind die guten Nachrichten. Die schlechte Nachricht: Omega-3-Fette sind in unserer Ernährung nicht besonders prominent vertreten. Der durchschnittliche Speiseplan eines US-Amerikaners enthält bis zu 20-mal mehr Omega-6- als Omega-3-Fette, und das ist nicht gut. Es bedeutet, dass wir in unserem Körper ein Ungleichgewicht erzeugen, das uns letztlich daran hindert, Autophagie einzuschalten.

In der Steinzeit schwankte das Verhältnis von Omega-6- zu Omega-3-Fettsäuren in der menschlichen Ernährung zwischen circa 2:1 und 1:1. In der aktuellen US-Ernährung liegt es bei circa 20:1 und verbessert sich bei Menschen, die wenig industriell verarbeitete Lebensmittel essen, vielleicht auf 10:1. Besonders schlecht ist die Bilanz bei Menschen, die nicht regelmäßig Fisch essen oder Omega-3-Fischöl als Nahrungsergänzung zu sich nehmen. Aktuellere Studien zeigen, dass Omega-6-Fette hungrig machen und dadurch zu Fettleibigkeit führen, während Omega-3-Fette sättigen. Eine Paleo-Ernährung hilft generell, dieses Verhältnis zu verbessern, da der Verzicht auf verarbeitete Lebensmittel, pflanzliche Bratöle, Mayonnaise und die meisten Nüsse sowie der Konsum von niedrigglykämischen Kohlenhydraten die Menge des schlechten, entzündungsfördernden Öls im Körper stark reduziert. Sie denken vielleicht, dass der Verzehr von fettem Fleisch hilft, doch dabei kommt es darauf an, was die Tiere, deren Fleisch man isst, selbst gefressen haben.

In der Steinzeit fraßen große Wildtiere Wildgräser und wanderten von Ort zu Ort, sodass sie dem Boden nicht alle Mineralien entzogen. Ihr eigenes Verhältnis von Omega-6- zu Omega-3-Fetten lag bei annähernd 2:1 und manchmal bei 1:1. Ihr Fett zu verspeisen war also gesund. Aber in der modernen Viehzucht, wo Tausende von Kühen, Schweinen und Hühnern zusammengepfercht sind und nicht frei grasen dürfen, wird im Allgemeinen fast ausschließlich Getreide verfüttert, und zwar vorwiegend Mais und, wie bereits erwähnt, manchmal Soja und andere Zusätze. Ein T-Bone-Steak von einer mit Mais gefütterten Kuh enthält etwa 9 Gramm gesättigte Fette, das entsprechende Steak von einem Weiderind nur etwa 1,3 Gramm.[13] Obwohl das Verhältnis von Omega-6- zu Omega-3-Fetten bei Weiderindern viel besser ist als bei mit Getreide gefütterten Tieren, ist die Gesamtmenge an Omega-6-Fetten, die man durch den häufigen Verzehr von Rindfleisch aufnimmt, allerdings immer relativ gering und daher nicht entscheidend, um den Entzündungsfaktor im Körper zu erhöhen, im Vergleich zu den Mengen, die man durch den Konsum von Pflanzenölen wie zum Beispiel Mais-, Soja-, Distelöl und Nüssen aufnimmt. Und da diese Öle in den meisten verarbeiteten Lebensmitteln vorkommen, handelt es sich um eine größtenteils unsichtbare Gefahr.

Apropos Nüsse: Ich möchte auf etwas hinweisen, das Sie wahrscheinlich noch nicht gehört haben. Wenn Sie sich die nachfolgende Tabelle genau ansehen, achten Sie auf den erstaunlich hohen Omega-6-Gehalt von Walnüssen und Mandeln. Es wird uns oft gesagt, dass Nüsse »gesundes Fett« enthielten, aber ich bin der Ansicht, dass – wie bei Fetten – nicht alle Nüsse gleich sind. Die einzigen Nüsse, die meiner Meinung nach täglich verzehrt werden sollten, sind Macadamianüsse, die das beste Omega-6-zu-Omega-3-Verhältnis haben und in denen die meisten Fette einfach ungesättigt sind. Mandeln, Erdnüsse, die eigentlich Hülsenfrüchte sind, und Paranüsse enthalten null Omega-3- und sehr viele Omega-6-Fette. Verstehen Sie mich nicht falsch: Natürlich können Mandeln, Erdnüsse und Paranüsse Bestandteil einer gesunden Ernährung sein, aber wenn Sie täglich viele Nüsse essen, empfehle ich eine Sorte, die ein besseres Omega-6-zu-Omega-3-Verhältnis hat. Wenn Sie zwischen einem Omega-6-reichen verarbeiteten Lebensmittel und einer Handvoll Nüsse wählen müssen, würde ich allerdings die Nüsse nehmen – ganz egal, um welche Sorte es sich handelt.

Der Gehalt von Omega-6- und Omega-3-Fetten in gängigen Nahrungsmitteln					
Nahrungsmittel	Kalorien	Omega-6	Omega-3	Gesättigt	Omega-6/ Omega-3- Verhältnis
Thunfisch aus der Dose in Wasser, 1 Dose, 165 g	191	15	464	0	0,03
Garnelen, gekocht, 16 große, 85 g	84	18	295	0	0,06
Lachs, trocken gegart, 85 g	184	96	1210	2	0,08
Stängelkohl, gekocht, 85 g	28	17	111	0	0,15
Spinat, roh, 60 g	14	16	83	0	0,19
Leinsamen, ganze Samen, 1 EL, 10 g	102	606	2338	400	0,26
Atlantischer Zuchtlachs, trocken gegart, 85 g	175	566	1921	2	0,29
Römersalat, 85 g	14	40	96	0	0,42

Der Gehalt von Omega-6- und Omega-3-Fetten in gängigen Nahrungsmitteln

Nahrungsmittel	Kalorien	Omega-6	Omega-3	Gesättigt	Omega-6/ Omega-3- Verhältnis
Brokkoli, gekocht, 78 g	27	40	93	0	0,43
Kidneybohnen, gekocht, 177 g	225	191	301	0	0,63
Grünkohl, gekocht, 65 g	18	52	67	0	0,78
Walnüsse, 14 Hälften, 28 g	185	10761	2565	1700	4,2
Erbsen, tiefgekühlt, gekocht, 80 g	62	84	19	0	4,42
Rinderhack vom Weiderind, roh, 112 g	216	480	100	6000	4,8
Sojaöl, 2 EL, 28 g	248	14361	1935	4	7,42
Sojabohnen, gekocht, 172 g	298	7681	1029	2	7,46
Tofu, ungekocht, fest, 126 g	183	5466	733	2	7,46
Hähnchenbrust, im Backofen gegart oder gegrillt, 140 g	231	826	98	1	8,43
Hähnchenschenkel, entbeint, im Backofen gegart oder gegrillt, 140 g	267	2268	238	3	9,53
Rinderhack, von herkömmlich gefütterten Rindern, roh, 112 g	372	668	68	12800	9,82
Olivenöl, 2 EL, 28 g	248	2734	213	3900	12,84
Chicken-Nuggets, 4 Stück, 64 g	186	3505	191	2	18,35
Haferflocken, trocken, 27 g	102	594	27	300	22
Brauner Reis, Mittelkorn, gekocht, 195 g	218	552	25	0	22,08
Burger-Patty, angebraten, 112 g	304	452	20	8000	22,6

Der Gehalt von Omega-6- und Omega-3-Fetten in gängigen Nahrungsmitteln				
Nahrungsmittel	Kalorien	Omega-6	Omega-3	Gesättigt	Omega-6/Omega-3-Verhältnis
Mais, gekocht, ein großer Kolben, 118 g	127	691	21	0	32,9
Maisöl, 2 EL, 28 g	238	14448	314	3	46,01
Pistazien, geröstet, 28 g	160	3818	73	1600	52,3
Sesamsamen, ungeröstet, 2 EL, 18 g	104	3848	68	1	56,59
Kürbiskerne, 28 g	153	5849	51	3	114,69
Erdnussbutter, 2 EL, 32 g	188	3610	16	3000	225,63
Sonnenblumenkerne, ungeröstet, 28 g	164	6454	21	1200	307,33
Erdnüsse, ungeröstet, 28 g	160	4616	3	2100	1538,67
Mandelkerne, blanchiert, 28 g	161	3378	2	1000	1689

Erklärung: Omega-6: je niedriger, desto besser; Omega-3: je höher, desto besser; gesättigtes Fett: je niedriger, desto besser; Omega-6-zu-Omega-3-Verhältnis: je niedriger, desto besser

Wir wissen schon seit Langem, dass zu viele Omega-6-Fette gesundheitsschädlich sein können. 1966 teilte die Sydney Diet Heart Study, benannt nach der australischen Stadt, in der sie ihren Ursprung hatte, 448 Männer mittleren Alters, die bereits einen Herzinfarkt erlitten hatten, willkürlich in zwei Gruppen: Eine Gruppe durfte essen, was sie wollte, während die andere sich an eine Diät mit wenig Transfetten und Cholesterin, aber viel Omega-6-Fetten, vorwiegend Distelöl, halten sollte.[14] Sieben Jahre lang registrierten die Wissenschaftler die Herzinfarkte und Todesfälle in beiden Gruppen. Das Ergebnis schockierte alle: Trotz einer starken Senkung ihres LDL-Cholesterinspiegels starben in der Diätgruppe 6 Prozent mehr Männer, was den Schluss nahelegt, dass einer von 18 wegen der

Diät gestorben war. Bluttests im Laufe der Studie zeigten, dass der Cholesterin- und Triglyzeridspiegel in der Diätgruppe erheblich verringert wurde, was auch genau der gewünschte Effekt war. Doch das Endresultat war eine um 6 Prozent höhere Rate an tödlichen Herzproblemen. Die Sydney-Diät hatte sich auf den Austausch von schlechten Fetten (Transfette und Cholesterin) durch Omega-6-Fettsäuren versteift und damit de facto die Anzahl der Herztode erhöht!

Noch aussagekräftiger im Hinblick darauf, welche Rolle die Ernährung bei der Prävention von Herzerkrankungen spielen kann, war die Lyon Diet Heart Study, die 1999 abgeschlossen wurde.[15] Dabei wurden Herzinfarktüberlebende in zwei Gruppen eingeteilt. Eine Gruppe sollte sich nach den Empfehlungen der American Heart Association – im Wesentlichen die Richtlinien des USDA – richten und die zweite eine Mittelmeerdiät mit viel Obst, Gemüse und Fisch befolgen. Die zweite Gruppe nahm auch Omega-3-Fettsäuren als Nahrungsergänzungsmittel ein und aß sehr wenig Omega-6. Nach vier Jahren hatten beide Gruppen einen ähnlichen Cholesterinspiegel. In der Gruppe mit mediterraner Ernährung gab es jedoch 70 Prozent weniger tödliche und nichttödliche Herzinfarkte als in der AHA-Gruppe, die unbegrenzt Omega-6-Fettsäuren essen durfte.

Diese Studie stellte die Theorie infrage, dass ein hoher Cholesterinspiegel für Herzerkrankungen verantwortlich ist. Sie wurde sogar vorzeitig beendet, weil die Resultate so deutlich waren. In den vier Jahren, in denen sie sich mediterran ernährten, verzeichneten die Mitglieder der zweiten Gruppe keine plötzlichen Herztode, ein Zustand, bei dem das Herz durch ein elektrisches Chaos nicht mehr im Rhythmus schlägt und der die primäre Ursache für Tod durch Herz-Kreislauf-Versagen ist. In der AHA-Gruppe wurden auch mehr neue Krebserkrankungen verzeichnet als in der Mittelmeerdiätgruppe. Es gab zwischen den beiden Gruppen keine signifikanten Unterschiede im Hinblick auf Tabakkonsum, Medikation inklusive Lipidsenker, Bewegung, Gewicht, Blutdruck und psychologischen Faktoren. Dadurch konnten die Wissenschaftler sich auf die Wirkung der Ernährung fokussieren.

Klar ist, dass die Empfehlungen der American Heart Association nicht immer der Weisheit letzter Schluss sind. 2017 gab die AHA zum Beispiel eine Erklärung heraus, in der Kokosöl als ungesundes gesättigtes Fett deklariert wurde.[16] Das löste einen Aufschrei in der medizinischen Welt aus, da die Erklärung Verwirrung stiftete. Einige Kritiker wiesen darauf hin, dass die AHA von einem Sojabohnenproduzenten gesponsert wird. Der derzeitige Konsens lautet, dass Kokosöl nicht »ungesund« ist, wenn es in seiner reinen, natürlichen Form konsumiert wird – nicht in Kombination mit verarbeitetem Getreide. Es kann als Bratöl verwendet werden und ist eine gute Quelle für mittelkettige Triglyzeride. Ich glaube nicht, dass irgendjemand Gefahr läuft, eine Überdosis an Kokosöl zu verzehren.

Ein Loblied auf Omega-3-Fette

Omega-3-Fette beschleunigen den Stoffwechsel – Tiere wie Seevögel und Robben, die viel Omega-3 zu sich nehmen, haben in Relation zu ihrer Körpergröße einen ungewöhnlich schnellen Stoffwechsel – und helfen, Entzündungen zu hemmen, während Omega-6-Fette den Stoffwechsel verlangsamen und Entzündungen fördern. Dies ist vielleicht ein Grund dafür, warum die heutige Ernährung uns fett macht und wir zu chronischen Krankheiten neigen, die auf Entzündungen basieren. Wir essen nicht nur zu viel, sondern unsere Ernährung wird auch zu sehr von Omega-6-Fetten bestimmt. Ein schlechtes Omega-6-zu-Omega-3-Verhältnis kann auch schlecht für die Knochen sein, da es mit einer geringeren Mineraldichte in den Knochen assoziiert wird.

Omega-6 kommt in vielen Samen und Getreidearten vor und ist vor allem in Pflanzenölen hoch konzentriert, die wir im Westen besonders oft verwenden. Das gängigste Öl in verarbeiteten Lebensmitteln – Sojaöl – besteht zu fast 90 Prozent aus Omega-6-Fett. Sojaöl ist derzeit die größte Quelle für Omega-6-Fettsäuren in den USA, weil es sehr preiswert ist. Die Menge an Omega-6-Fettsäuren in unseren Körperfettspeichern hat sich allein in den letzten 50 Jahren verdreifacht. Und das liegt nicht nur an dem, was wir essen, sondern an dem, was die Tiere, die wir essen, fressen. Wir füttern sie zunehmend mit Omega-6-reichem Getreide – Mais enthält sehr viel Omega-6-Fett – anstatt mit Wildpflanzen und Gras und reduzieren so den Omega-3-Gehalt ihres Fleisches.

Gesunde Fette in der mediterranen Ernährung

Die Begriffe »mediterrane Ernährung« oder »Mittelmeerdiät« implizieren, dass alle Menschen des Mittelmeerraums sich gleich ernähren. Doch die ans Mittelmeer angrenzenden Länder haben ganz unterschiedliche Küchen, Religionen und Kulturen. Die Ernährung ihrer Bewohner unterscheidet sich in Bezug auf Fettkonsum, bevorzugte Fleischart, Weinkonsum, den Verzehr von Milch bzw. Käse sowie die Vielfalt an Obst und Gemüse stark voneinander. Und auch die Herzerkrankungs- und Krebsraten sind sehr unterschiedlich. Griechenland hat die niedrigsten Krankheitszahlen und die höchste Lebensdauer in der Region. Ausgiebige Studien zur traditionellen Ernährung in Griechenland – bevor sich ab 1960 westliche Einflüsse einschlichen – deuten an, dass der Speiseplan der Griechen im Vergleich zu dem ihrer mediterranen Nachbarn aus mehr Obst und Gemüse, vor allem Wildpflanzen, Nüssen und Getreide, hauptsächlich in Form von niedrigglykämischem Sauerteigbrot anstelle von hochglykämischen Nudeln, mehr Olivenöl und Oliven, mehr Käse aus Ziegen- und Schafsmilch und weniger aus Kuhmilch, mehr Fisch, weniger Fleisch und weniger Wein besteht.

Bei der Analyse der Ernährung der Kreter fand man eine ganze Reihe von schützenden Substanzen wie Selen und Glutathion, ein ausgewogenes Omega-6-zu-Omega-3-Verhältnis, viele Ballaststoffe, Antioxidantien – vor allem Resveratrol aus Wein und Polyphenole aus Olivenöl – und Vitamine E und C, von denen einige mit einem niedrigeren Krebsrisiko inklusive Brustkrebs assoziiert werden.[17] Wenn ich von mediterraner Ernährung spreche, meine ich also eigentlich eine traditionelle griechische Ernährung – die beste Ernährungsweise, um die Kraft der Autophagie und ihrer krankheitsvermeidenden Vorgänge in Gang zu setzen.

Im April 2013 veröffentlichte *The New England Journal of Medicine* eine große wegweisende Studie, die zeigte, dass Menschen zwischen 55 und 80 Jahren, die sich mediterran ernährten, ein niedrigeres Risiko hatten, am Herzen zu erkranken und einen Schlaganfall zu bekommen, als Menschen, die eine gängige Low-Fat-Diät befolgten.[18] Das Risiko sank um beeindruckende 30 Prozent. Diese Resultate waren so alarmierend, dass die Forscher die Studie vorzeitig abbrachen, weil die Low-Fat-Ernährung für die betreffenden Studienteilnehmer zu schädlich war, da diese dabei viele industriell gefertigte Backwaren anstatt Lebensmittel mit gesunden Fetten verzehrten. 2018 zogen die Autoren der Studie als Reaktion auf Kritik an ihrer Methodik ihren ursprünglichen Aufsatz zurück und veröffentlichten im selben Fachjournal eine Neuanalyse ihrer Daten.[19] Obwohl die Originalstudie Mängel aufgewiesen hatte – hauptsächlich aufgrund der Grenzen, an die man bei Ernährungsstudien wegen der nicht zu kontrollierenden Faktoren immer stößt –, blieb das Ergebnis dasselbe.

Die Mittelmeerdiät stand 2017 auch im Rampenlicht, weil sie sich positiv auf unser Gehirn auswirkt, vor allem auf das Hirnvolumen. Das Gehirn neigt dazu, im Alter zu verkümmern; alles, was sein Volumen und seine Leistungskraft erhält, ist also ein Bonus. 2017 zeigte eine Studie in *Neurology*, dass ältere Menschen, die sich mediterran ernährten, ein größeres Hirnvolumen aufwiesen.[20] Die schottischen Wissenschaftler vermaßen mittels Kernspintomografie das Gehirnvolumen von 401 Menschen, als diese 73 Jahre alt waren, und erneut, als sie 76 waren. Auch unter Berücksichtigung anderer Faktoren, die den Unterschied am Hirnvolumen erklären könnten, wie beispielsweise Diabetes, Bluthochdruck und sogar Bildung, war das Fazit eindeutig: Die Gehirne derjenigen, die sich über einen Zeitraum von drei Jahren eher lax an die Mittelmeerdiät hielten, hatten sich insgesamt stärker zurückgebildet. Die Teilnehmer, die sich am strengsten an den Ernährungsplan hielten, hatten im Schnitt ein um 10 Milliliter größeres Gehirnvolumen als die, die am wenigsten konsequent waren.

Es gibt auch viele Untersuchungen, die die positiven Auswirkungen einer mediterranen Ernährung auf Menschen mit Typ-2-Diabetes zeigen. Wissenschaftler haben die zahlreichen Studien auf diesem Gebiet ausgewertet. Ihr Fazit: Die bisherige Beweislage deutet darauf hin, dass eine mediterrane Ernährung helfen kann, Typ-2-Diabetes zu vermeiden und bei Menschen, die bereits an Diabetes erkrankt sind, die glykämische Kontrolle verbessern und das Herz-Kreislauf-Risiko senken kann.[21] Mehrere Studien zeigten darüber hinaus auch eine Verbesserung der Nüchternglukose und des Hämoglobin-A1c-Spiegels (Blutzucker).

Zahlreiche Wissenschaftler, die die Auswirkungen eines hohen Konsums von Fischölen untersuchten, wiesen auf die Möglichkeit hin, dass dies die Wahrscheinlichkeit eines Schlaganfalls erhöhen könne. Diese Aussage basiert auf epidemiologischen Daten über die Inuit in Grönland, die vermuten ließen, dass sie eine höhere Schlaganfallrate haben als Dänen. Diese potenzielle Nebenwirkung von hoch dosiertem Fischöl wurde von Studien thematisiert, die japanische Fischerdörfer und Dörfer mit landwirtschaftlichen Betrieben, die nur 30 Kilometer voneinander entfernt lagen, miteinander verglichen.[22] Die Forscher fanden in den Fischerdörfern, wo die Menschen viel mehr Fisch aßen, eine viel niedrigere Schlaganfallrate vor als unter den Bauern, die viel weniger Fisch und dadurch auch weniger Fischöl konsumierten. Die Bewohner der Fischerdörfer hatten ein Omega-6-zu-Omega-3-Verhältnis von 1,5:1 im Blut, die untere Grenze dessen, was ich empfehle (siehe Kapitel 9). In einer anderen Studie wiesen Grönland-Inuit, die einen hämorrhagischen Schlaganfall erlitten hatten, ein Omega-6-zu-Omega-3-Verhältnis von 0,5:1 auf – ein Drittel der unteren Grenze dessen, was ich empfehle. Und diejenigen, die keinen Schlaganfall erlitten hatten, wiesen ein Omega-6-zu-Omega-3-Verhältnis von 0,8:1 auf, was immer noch nur die Hälfte der unteren Grenze meines empfohlenen Wertes ist.[23] Wenn das Omega-6-zu-Omega-3-Verhältnis ein Drittel meines Empfehlungswerts beträgt, könnte also ein erhöhtes Schlaganfallrisiko vorliegen. Aufgrund der großen Mengen von Omega-6-Fetten, die wir im Allgemeinen konsumieren, fällt jedoch sogar bei Alzheimerpatienten, die täglich 25 Gramm langkettiger Omega-3-Fettsäuren einnehmen, das Omega-6-zu-Omega-3-Verhältnis unter 1,5:1.

Ein anderer Weg, um dieses potenzielle Problem zu umgehen, ist die Verwendung von Olivenöl Extra Vergine (auch »Nativ Extra«), wann immer möglich. Natives Olivenöl extra ist im Vergleich zu anderen einfach ungesättigten Ölen außerordentlich reich an Antioxidantien, da es aus einer Frucht gewonnen wird anstatt aus Samen. Olivenöl enthält ein sehr potentes Antioxidans namens Squalen, das erwiesenermaßen jeden Anstieg an Oxidationsprodukten im Blutkreislauf, die durch hohen Fischölkonsum entstehen, restlos eliminiert. Deshalb sind einfach ungesättigte Fette, vor allem Olivenöl, ein wichtiger Bestandteil meines Ernährungsplans.

Noch eine andere Methode, um das potenzielle Problem zu vermeiden, ist die tägliche Einnahme von 100 bis 400 IE an Vitamin E in Form von Nahrungsergänzungsmitteln. Sie können Ihr Omega-6-zu-Omega-3-Verhältnis leicht mit online erhältlichen Tests feststellen. Ein Verhältnis zwischen 1,5:1 und 3:1 bedeutet, dass Ihre »guten« und »schlechten« Omegas ausgeglichen sind und dass Sie sich in einer gesunden Omega-Zone befinden. Im Rahmen des in Kapitel 9 dargelegten Ernährungsprogramms werde ich einige Vorschläge machen, die Ihnen helfen, die richtige Balance zu finden. Wenn Sie nicht die Lebensmittel essen wollen, die diese Nährstoffe liefern, können Sie auch auf Nahrungsergänzungsmittel zurückgreifen.

Zahlreiche Studien haben gezeigt, dass die Einnahme von Omega-3-Fettsäuren in Form von Nahrungsergänzungsmitteln gezielte Vorteile bringt. Eine 2018 in der Cochrane Database of Systematic Reviews veröffentlichte renommierte Studie fand jedoch heraus, dass es bei 79 klinischen Studien mit Omega-3-Nahrungsergänzung zu keinerlei Verringerung der allgemeinen Sterblichkeitsrate oder der Mortalitätsrate durch Herzerkrankungen der behandelten Personen kam.[24] Als ich mir die zitierten Studien näher ansah, stellte ich allerdings fest, dass diese Studien generell viel geringere Dosen an Omega-3 verabreichten, als ich für notwendig halte – und viel geringere Dosen, als Menschen einnehmen, die am nördlichen Polarkreis leben und sich Omega-3-reich ernähren. Meiner Meinung nach muss man in der Zellmembran einen Omega-3-Fettsäurespiegel im Bereich von 8 Prozent auf dem Omega-3-Index-Bluttest anpeilen. Durch den Konsum von einem Esslöffel flüssigem (aromatisiertem) Fischöl täglich konnte ich meinen Spiegel in wenigen Monaten auf etwa 10 Prozent erhöhen, gemessen mit diesem kommerziell erhältlichen Bluttest.

Es ist schwer, zu viel Omega-3 zu sich zu nehmen, und der gezielte Konsum wird Sie letztlich zu den Nahrungsmitteln führen, die die Autophagiekräfte Ihres Körpers ankurbeln.

Die besten Quellen für Omega-3-Fettsäuren

- Dunkelgrünes Blattgemüse, zum Beispiel Brokkoli, Salat
- Fetter Kaltwasserwildfisch, zum Beispiel Lachs, Makrele
- Fleisch von grasgefüttertem Weidevieh

- Eier von frei laufenden Hühnern
- Hanfsamen
- Leinsamen
- Chiasamen
- Natives Olivenöl extra
- Kokosöl
- Avocadoöl
- Macadamianüsse
- Fischöl
- Vegane Nahrungsmittelergänzungen mit EPA und DHA aus Algen

Zu vermeidende Omega-6-Fettsäuren

- Pflanzenöle mit hohem Omega-6-Gehalt wie Sonnenblumen-, Mais-, Soja-, Erdnuss- und Baumwollsaatöl
- Industriell verarbeitete Lebensmittel, die diese Öle enthalten
- Viele Hülsenfrüchte, Nüsse und Samen

KAPITEL 8

WALE, NAGER UND LEICHTE RAUCHER

So wie die kleinwüchsigen Menschen mit Laron-Syndrom uns gezeigt haben, dass ein reduziertes IGF-1 Krebs abwehren kann, können wir auch von einigen entfernten Säugetierverwandten lernen, wie diese Krankheit verhindert wird, indem man mTOR in Intervallen ab- und damit Autophagie anschaltet. Krebs ist eine der meistgefürchteten Krankheiten der heutigen Zeit. Von allen Todesursachen, ob natürlich oder von Menschen verursacht, ist Krebs die zweithäufigste nach Herzerkrankungen – in etwa einer von vier Todesfällen ist auf Krebs zurückzuführen. Aber Grönlandwale, Nacktmulle und sogar leichte Raucher haben Wege gefunden, um mTOR zu reduzieren und damit diese Krankheit zu vermeiden. Ihre Gewohnheiten liefern einen weiteren Beweis für die Kraft der Autophagie.

Es mag seltsam erscheinen, die Gewohnheiten und das Umfeld von Walen, Nagetieren und leichten Rauchern zu untersuchen, um die menschliche Gesundheit zu verbessern. Doch so wird in der Wissenschaft oft vorgegangen. Wir lernen dazu, wo wir können.

Gestatten: der Grönlandwal

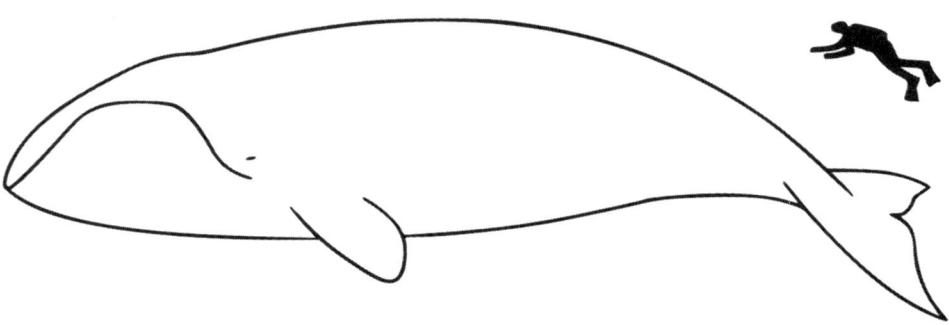

Grönlandwale sind nicht die größten Tiere im Ozean, aber sie haben unter allen heute lebenden Tieren die größten Mäuler – diese machen ein Drittel ihrer gesamten Körperlänge aus. Die Wale können bis zu 20 Meter lang werden, haben einen extrem großen Kopf und einen relativ kurzen und dicken Körper. Sie besitzen auch das dickste Walfett, was sie leider zur bevorzugten Beute von Walfängern macht, die ihre Zahl im Laufe von Hunderten von Jahren stark dezimiert haben. Die Wale leben auf der Nordhalbkugel rund um das Packeis der Polarregion, oft in flachem Gewässer. Anders als andere Wale ziehen sie nicht in wärmere Gefilde, sondern bleiben im eiskalten Wasser oberhalb des nördlichen Polarkreises und schwimmen nur innerhalb dieser arktischen Gewässer von Sommer- zu Winterfressstellen. Es handelt sich bei ihnen um Bartenwale, was bedeutet, dass sie anstelle von Zähnen Hornplatten (Barten) im Kiefer haben, durch die sie Nahrung aus dem Wasser herausfiltern. Grönlandwale öffnen ihre riesigen Mäuler und nehmen, am Meeresboden entlangziehend, Zooplankton, darunter Ruderfußkrebse und Leuchtgarnelen, auf. Sie müssen circa 100 Tonnen an Krustentieren jährlich fressen. Ihre Nahrung ist reich an Omega-3-Fettsäuren, woraus sich ergibt, dass das Fett von Grönlandwalen ebenfalls viel Omega-3-Fett sowie kein nachweisbares Omega-6 enthält. Es ist außerdem, auch ernährungsbedingt, stark Vitamin-D-haltig.

Vom 17. bis zum frühen 20. Jahrhundert wurden Grönlandwale aufgrund ihres Öls, ihres Fleisches und ihrer Knochen, aus denen Korsettstangen, Regenschirmgestelle und vieles mehr hergestellt wurden, gejagt.[1] Heutzutage dürfen einige indigene Bewohner Alaskas eine begrenzte Anzahl der Tiere für Nahrung und das Material für ihre traditionelle Handwerkskunst töten. Grönlandwale werden auch Beute von Schwertwalen. Manche sterben, wenn sie im Eis gefangen sind, andere durch andere natürliche Ursachen. Ihre begrenzte Zahl sowie ihr unwirtlicher Lebensraum unter Wasser macht es extrem schwierig, sie zu erforschen. Weil sie keine Zähne haben, anhand derer man in der Regel das Alter von Säugetieren schätzen kann, ist es schwer zu bestimmen, wie alt Grönlandwale sind, wenn sie aufgrund von natürlichen Ursachen sterben. Trotzdem haben wir Hinweise darauf, wie lang sie leben können, wenn sie nicht getötet werden.

Dr. Craig George, leitender Biologe für Wildtiere am Department of Wildlife Management in Barrow, Alaska bestimmte das Alter von Grönlandwalen, indem er Veränderungen in den Aminosäuren in ihren Augenlinsen untersuchte. 2004 veröffentlichte Dr. George mit Kollegen ein Update seiner Altersschätzung von Grönlandwalen, nachdem er zwischen 1978 und 1997 48 von Alaska-Inupiat gefangene Wale studiert hatte.[2] Zu seiner Überraschung fand er heraus, dass ein Wal 174 Jahre und ein anderer sogar 213 Jahre alt geworden war! Grönlandwale gelten deshalb als die langlebigsten Säugetiere der Erde.

Die Inupiat gehen seit über 4000 Jahren mit Harpunen auf Walfang und erzählten oft von Walen, die von mehreren Generationen von Walfängern an ihren Hautvernarbungen erkannt wurden – Narben, die entstehen, wenn der Wal sich gegen das Eis wuchtet, um es aufzubrechen. Diese Markierungen machen die Tiere für einen geübten Walfänger leicht identifizierbar, sie sind wie individuelle Tätowierungen.

Die Altersschätzungen wurden von einheimischen Walfängern in Barrow und anderen Dörfern entlang der eisigen Nordküste von Alaska bestätigt. Sie haben seit 1981 sechs alte Harpunenspitzen im Fett frisch getöteter Grönlandwale gefunden. Diese Harpunenspitzen waren nicht wie die heutigen aus Stahl, sondern aus Elfenbein und Stein – Materialien, die seit den 1880er-Jahren nicht mehr für Harpunen verwendet werden.

Laut zahlreichen Berichten kommt Krebs bei Walen, Delfinen und Schweinswalen sehr selten vor. Von 1800 in der kanadischen Arktis untersuchten Walen hatte nur ein einziger Krebs, und in circa 50 Weißwalen fanden sich keinerlei Tumore. Von 130 toten Grönlandwalen, die zwischen 1980 und 1989 untersucht wurden, hatte nur einer einen gutartigen Tumor in der Leber. L. Michael Philo schrieb in seinem Buch *The Bowhead Whale* über die Todesursache von Grönlandwalen: »Es ist unwahrscheinlich, dass Tumore eine große Rolle bei der Erkrankung und Sterblichkeit von Grönlandwalen spielen.«[3]

Was also ist das Geheimnis der Langlebigkeit und Krebsfreiheit der Grönlandwale? Im Sommer haben sie ausreichend zu fressen, doch in den dunklen, kalten Wintermonaten ist Nahrung meist knapp. In dieser Zeit erleben sie eine extreme Kalorienrestriktion, in der sie die meisten Nährstoffe aus der Ketogenese und Autophagie ihres eingelagerten Fetts beziehen. Dieses Ernährungsmuster – den Schalter neun Monate im Jahr auf »an« lassen und drei Monate auf »aus« stellen – befürworte ich auch in meinem Programm. Die Geschichte der Grönlandwale untermauert den Wert des saisonalen Intervallfastens und der Kalorienrestriktion – siehe die Mönche vom Berg Athos – und der gelegentlichen Befolgung einer ketogenen Ernährung. Aber sie zeigt auch, wie wichtig es ist, den mTOR-Schalter für gewisse Phasen im Jahr anzulassen, damit sich Reserven, neues Gewebe und neue Zellen bilden können.

Wale wie der Grönlandwal geben der mTOR-Geschichte einen zusätzlichen Dreh. Sie tauchen tief ins Meer hinab und halten oft zwischen 20 Minuten und eine Stunde lang die Luft an. In dieser Zeit haben sie vermutlich Sauerstoffmangel. Das ist wichtig, da sich vor dem mTOR-Schalter Sensoren befinden, die nicht nur für Insulin und IGF-1 sowie für die ausreichende Versorgung mit bestimmten Aminosäuren wie Leucin verantwortlich sind, sondern auch für Sauerstoff. Sauerstoff ist für die Energie produzierenden Vorgänge in den Zellen notwendig, und weil die Herstellung von Proteinen oder die Zellteilung zur Produktion von neuen Tochterzellen viel Energie verbraucht, fahren Zellen die Energieproduktion durch mTOR herunter, wenn der Sauerstoffspiegel nicht ausreichend hoch ist. Doch Grönlandwale sind nicht die einzigen Säugetiere, die Intervallfasten und Hypoxie durchlaufen. Die nächste Spezies, mit der wir uns näher befassen werden, hat eine fettige Haut und große Vorderzähne.

Der Nacktmull

Der Nacktmull ist nicht gerade eine Schönheit, hat sich aber zum Liebling der Wissenschaft entwickelt, denn was ihm an gutem Aussehen fehlt, macht er mit anderen erstaunlichen Eigenschaften wieder wett.

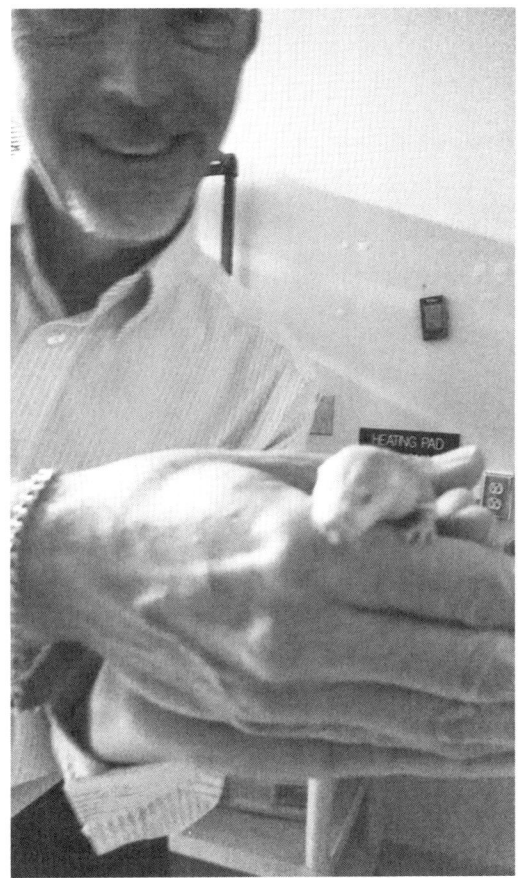

Ich mit einem Nacktmull

Die kleinen Nager haben kahle, faltige, längliche Körper und zwei große Vorderzähne, die sie wie winzige Walrosse aussehen lassen. Und sie sind die einzigen kaltblütigen Säugetiere der Erde. Sie leben unter der Erde in Kolonien zusammen, meist in den Wüstenregionen Ostafrikas und des Nahen Ostens. Ich durfte im unterirdischen Vivarium von Shelley Buffenstein ein Exemplar in Händen halten. Buffenstein, ehemals Professorin für Aging und Longevity Studies am Barshop Institute, einer Außenstelle der University of Texas in San Antonio, arbeitet heute in den Calico Labs, einer Tochter von Google, und befasst sich vor allem mit den dortigen langlebigen Nagetieren.

Eine Kolonie von Nacktmullen kann aus 20 bis 300 Tieren bestehen, und ihr unterirdisches Revier mit verzweigtem Tunnelsystem kann so groß wie sechs Fußballfelder sein. Jedes Mitglied der Kolonie hat eine ganz spezifische Aufgabe. Manche Tiere graben Tunnel, andere sammeln Wurzeln und Zwiebeln für alle als Nahrungsquelle. Andere kümmern sich um die Königin, die als Einzige Nachwuchs zur Welt bringt. Es gibt eine strenge Hackordnung und einen ständigen Konkurrenzkampf unter den Tieren – Männchen gegen Männchen und Weibchen gegen Weibchen. Wer siegt, darf oben stehen, wer verliert, auf dem wird in den engen Tunneln und Räumen herumgetrampelt. Nacktmulle kommen selten an die Erdoberfläche, meist nur auf Nahrungssuche; deshalb müssen sie viel weniger Fressfeinde fürchten als oberirdisch lebende Nagetiere.

Im Gegensatz zu ihren Verwandten, den Mäusen und Ratten, die eine Lebenserwartung von zwei bis fünf Jahren haben, kann ein Nacktmull bis zu 30 Jahre alt werden und zeigt keine Anzeichen von Alterung, bis er ein Vierteljahrhundert hinter sich gebracht hat. Und dabei sind seine Lebensbedingungen nach menschlichen Maßstäben alles andere als komfortabel. Nacktmulle lieben es, übereinandergestapelt zu schlafen, was aufgrund schlechter Belüftung zu einer Gaskonzentration, darunter Kohlendioxid, führt, die andere Tiere töten würde. Die Luft in den unterirdischen Räumlichkeiten enthält wenig Sauerstoff – etwa 8 Prozent – und viel Kohlendioxid – etwa 10 Prozent –, weil es durch die Erde hindurch wenig Luftaustausch gibt und viele Nacktmulle dieselbe Luft atmen. Deshalb leben diese Tiere in einer chronisch hypoxischen, also sauerstoffarmen Umgebung, sie sind aber erstaunlich resistent gegen die negativen Auswirkungen von Hypoxie. In freier Natur sind die Tiere in der trockenen Jahreszeit bei der Nahrungssuche eingeschränkt; sie können erst dann ausgiebig nach neuen Nahrungsquellen suchen, wenn die Erde durch Regen aufgelockert wurde. In der kurzen Phase nach dem Regen buddeln die Nacktmulle dann besonders intensiv auf der Suche nach ausreichend Nahrung zur Überbrückung längerer Dürreperioden. Ein solches Nahrungsbeschaffungsmuster bringt wahrscheinlich phasenweise Kalorienrestriktionen und längere Fastenphasen mit sich, die, wie bereits in den vorherigen Kapiteln erklärt, Autophagie einleiten und dadurch das Altern verlangsamen und die Lebensdauer verlängern.

Nacktmulle behalten für mindestens 80 Prozent ihres Lebens ihre normale Aktivitätsrate und Körperbeschaffenheit und zeigen keine altersbedingte Zunahme von Krankheiten oder Sterblichkeitsrate, obwohl sie in einer so unwirtlichen Umgebung leben. Ihre lange Lebensdauer kann ihrer guten Gesundheit und einer deutlichen Resistenz gegen Krebs zugeschrieben werden. Wie Sie wahrscheinlich wissen, wird im Kampf gegen Krankheiten an Mäusen und Ratten experimentiert. Man belegt sie mit diversen Krankheiten, an denen auch Menschen leiden, und führt interventionelle Studien durch, um zu sehen, ob x, y oder z sich auf ihre Gesundheit und im Folgeschluss vielleicht auf die Gesundheit des Menschen auswirkt. Mit anderen Worten: Die meisten biomedizinischen Forscher machen Tiere krank, um eine Heilmethode zu finden. Doch das Erstaunliche an Nacktmullen ist, dass man bei ihnen keinen Krebs verursachen kann. Professor Buffenstein versuchte, sie durch Infektion, Injektion oder Bestrahlung krebskrank zu machen, doch es gelang nicht. Im Gegenteil: Sie *heilten* sich selbst.

Einige Beispiele:[4] 2004 setzte Buffenstein einige dieser krebsresistenten Nager in eine Gammastrahlungskammer und beschoss sie mit ionisierenden Strahlen. Keine ihrer Zellen entwickelte Krebs. 2010 verwendete sie ein bekanntes krebserregendes Virus und krebserregende Gene (SV40 TAg und Ras), doch wieder blieben die Mulle gesund. Ein Jahr später kombinierte ihr Labor DMBA, ein sehr aggressives Karzinogen, mit einem Entzündungserreger namens TPA. Diese Kombination tötet 100 Prozent der Mäuse, denen sie verabreicht wird, aber die Nacktmulle blieben gesund.

Nacktmulle besitzen mehrere Mechanismen, um die Gesundheit ihrer Proteinstrukturen und ihrer Homöostase (Selbstregulierung) zu gewährleisten. Ihre Proteine scheinen resistent gegen Stressfaktoren wie hohe Temperatur und Harnstoff, ein stickstoffhaltiges Abbauprodukt des Stoffwechsels, zu sein, und ihre Zellen sind besonders effizient darin, beschädigte Proteine und Organellen mithilfe des sogenannten Ubiquitin-Proteasom-Systems und – Sie ahnen es sicher schon – von Autophagie zu entfernen. Das Ubiquitin-Proteasom-System hört sich kompliziert an, lässt sich aber einfach definieren: Es ist eine Methode, um potenziell schädliche Proteine, die Krebs erregen könnten, abzubauen. Die Proteasomen von Nacktmullen sind zahlreicher und effizienter in der Zerstörung stressgeschädigter Proteine im Lebergewebe als die Proteasomen im Lebergewebe von normalen Labormäusen. Entsprechend findet Autophagie in Nacktmullzellen zwei- bis viermal häufiger statt als bei Mäusen oder Ratten.

Dies wurde von Shanmin Zhao bestätigt, einem Wissenschaftler an der Second Military Medical University in Schanghai, China, der 2014 zeigte, dass Nacktmulle ein höheres Autophagielevel haben als Labormäuse.[5] Kollektiv trägt ihr besserer intrazellularer Reinigungsprozess möglicherweise zur besseren Erhaltung eines qualitativ hochwertigen Proteoms bei und hilft ihren Zellen, Schaden abzuwehren, wenn sie zellularen Giftstoffen wie zum Beispiel Schwermetallen oder direkten DNA-schädigenden Stoffen ausgesetzt sind. Kurz gesagt, ist mit Proteom der gesamte Bestand an Proteinen in unserem Körper gemeint; um zu verstehen, wie Krebs entsteht, muss man verstehen, wie Proteine beschädigt werden. Es bedarf einer viel höheren Konzentration dieser Gifte, um die Zellen von Nacktmullen abzutöten, als bei Mäusen, die im Labor den gleichen Giften ausgesetzt sind.

Eine weitere kuriose Eigenschaft der Nacktmulle ist, dass sie unempfindlich gegen bestimmte Schmerzarten sind, zum Beispiel gegen den Schmerz, der durch den Verzehr von scharfen Chilischoten oder saurem Zitronensaft oder Essig verursacht wird. Sie besitzen die Fähigkeit, diese extremen Stimulantien in Schmerzmittel zu verwandeln. Derzeit wird erforscht, ob man das menschliche Schmerzsystem ähnlich immun gegen diese Art von Schmerz machen kann. Das könnte für Menschen mit Krebs oder Arthritis, bei denen die Bildung von Säure im Gewebe erheblich zum chronischen Schmerz beitragen kann, sehr hilfreich sein.

Was können wir vom erfolgreichen Leben der Nacktmulle lernen? Lässt sich irgendein Aspekt ihres Lebensstils auf uns übertragen? Auf die phasenweise Kalo-

rienrestriktion, die zweifellos ihre Autophagie ankurbelt, bin ich ja bereits eingegangen. Aber es ergibt sich noch eine Erkenntnis aus dem sauerstoffarmen Lebensraum der Nager. Was mich zu den potenziellen Vorzügen des leichten Rauchens
bringt.

Ist Rauchen doch gesund?

Jeanne Louise Calment wurde im südfranzösischen Arles geboren. 1988, zum
100. Jahrestag von Vincent van Goghs Ankunft in Arles, erzählte sie Reportern,
dass sie den Maler vor 100 Jahren, 1888, als 13-Jährige im Stoffladen ihres Onkels
kennengelernt habe, wo van Gogh Leinwand kaufen wollte. Sie beschrieb ihn als
»schmutzig, schlecht gekleidet und unfreundlich« sowie als »sehr hässlich, rup-
pig, unhöflich, krank«. Aufgrund ihrer persönlichen Bekanntschaft mit dem Maler
durfte sie sich in dem Film *Vincent und ich* von 1990 selbst spielen.

Jeanne Louise ist als älteste Frau, die jemals gelebt hat, verifiziert. Sie starb im
August 1997 in Arles im Alter von 122 Jahren und 164 Tagen.* Es gibt mehrere
Bücher über sie und einen Dokumentarfilm: *Au-delà de 120 ans avec Jeanne Cal-
ment*. Wie viele Menschen, die sehr alt wurden, führte sie kein besonders gesundes
Leben. Ganz im Gegenteil: Sie machte so ziemlich alles, wovor die Ärzte warnen,
wenn man alt werden will. Sie trank, sie rauchte – ein Glas Portwein und eine
Zigarette pro Tag. Sie spielte mit Gewehren, verzehrte enorme Mengen Zucker
und rotes Fleisch und frühstückte nie, abgesehen von ein oder zwei Tassen Kaffee.
Sie fing mit 16 an zu rauchen und hörte auf Anraten ihres Arztes mit 116 Jahren
auf, rauchte also 100 Jahre glatt durch. Zwei der langlebigsten Männer der Welt,
Christian Mortensen, der 115 Jahre und 252 Tage alt wurde, und Walter Breuning,
der es auf 114 Jahre und 205 Tage brachte, rauchten täglich Zigarren, bis sie knapp

---

* Jeannes Alter wurde von Guinness World Records und durch öffentliche Recherchen bestätigt. Manche
haben sie bezichtigt, bezüglich ihres Alters zu lügen, doch diese Vorwürfe wurden widerlegt und sie
steht immer noch in den Rekordbüchern.

über 100 waren. Zigarren waren übrigens auch das Markenzeichen des bekannten US-amerikanischen Schauspielers George Burns, der 100 wurde.

Jeanne Louise ist eindeutig die Ausnahme, nicht die Regel. Aber ihre Geschichte enthält zwei wichtige Aspekte: zum einen, dass sie außer Kaffee nichts zum Frühstück zu sich nahm, was bedeutet, dass sie jede Nacht fastete und mit einem Pro-Autophagiegetränk in den Tag startete. Ja, Kaffee stimuliert Autophagie aufgrund der darin enthaltenen Polyphenole; Polyphenole sind eine Gruppe von über 500 Phytochemikalien – Mikronährstoffe in Pflanzen, die ihnen ihre Farbe geben und sie vor diversen Gefahren schützen. Und zum anderen ist es möglich, dass auch die tägliche Zigarette hilfreich war. Um keine Missverständnisse aufkommen zu lassen: Ich befürworte Rauchen in keiner Form. Aber ich möchte auf einen interessanten chemischen Vorgang hinweisen, damit Sie nicht in Panik geraten, wenn Sie das nächste Mal etwas einatmen, das mit dem Sauerstoff in Ihrem Körper konkurriert.

Zigaretten produzieren kleine Mengen an Kohlenmonoxid. Dieses Gas sitzt so fest in der Sauerstoffbindungstasche des Hämoglobins – des Sauerstoff tragenden Proteins in unseren roten Blutkörperchen –, dass es nicht wieder freigesetzt werden kann. Im Wettstreit zwischen Sauerstoff und Kohlenmonoxid geht Kohlenmonoxid als klarer Sieger hervor. Manche Gasöfen sind so gut darin, CO_2 (Kohlendioxid) in CO (Kohlenmonoxid) umzuwandeln, dass man Kohlenmonoxidsensoren installieren muss, um vor einem zu hohen CO-Gehalt in der Luft zu warnen, bei dem Erstickungsgefahr besteht. Das Einatmen von Kohlenmonoxid von Zigaretten kann also einen leichten Sauerstoffmangel bewirken. Und wie wir gesehen haben, spricht unter den richtigen Bedingungen einiges für Zellen, die nicht genug Sauerstoff haben. Sowohl Grönlandwale als auch Nacktmulle leiden häufig unter Hypoxie, was ihre erhöhte Autophagieaktivierung erklären könnte.

Es ist möglich, dass eine vorübergehende, vom Rauchen einer einzigen Zigarette oder Zigarre pro Tag ausgelöste Hypoxie Autophagie anschaltet und damit den Lungenbläschen hilft, defekte Proteine, exogene Partikel und beschädigte Organellen loszuwerden. Aber es könnte auch einfach sein, dass sehr alte Menschen ein oder mehrere schützende Gene besitzen, die sie mit einer ausreichenden Abwehr gegen die schädlichen Auswirkungen des Inhalierens von Tabakrauch ausstatten. Ich propagiere also nicht das Rauchen, wollte diesen interessanten Aspekt im Hinblick auf Autophagie aber nicht verschweigen. Was mich zur Frage der Hormesis führt: Wann hat eine Substanz, die in hohen Dosen giftig ist, in niedrigen Dosen sogar eine Schutzfunktion?

Die Kraft des Gifts

Mithridates ist ein persischer Name, der meist mit der königlichen Familie verbunden wird, die über das alte Königreich Pontos im Nordosten der heutigen Türkei herrschte. König Mithridates V. war zum Teil Grieche – er behauptete, von Alexander dem Großen abzustammen – und zum Teil Perser – er war der Sohn von König Pharnaces I. von Pontos. Er war ein Verbündeter Roms und versorgte das Römische Reich während des Dritten Punischen Kriegs zwischen Rom und Karthago mit Schiffen und Soldaten. Nach etwa 30 Jahren Regentschaft wurde König Mithridates vergiftet – möglicherweise auf Befehl seiner Frau, der Königin. Mithridates VI., der älteste Sohn, fürchtete, dass seine Mutter auch versuchen könnte, ihn zu vergiften und den Thron ihrem Lieblingssohn zu übergeben. Also fing er an, nichttödliche kleine Dosen des Gifts einzunehmen, und kreierte später, nach Hunderten von Experimenten, eine Giftmischung, von der er glaubte, sie würde ihn gegen sämtliche bekannten Gifte immun machen.

Mithridates VI. war jedoch kein Freund Roms und kämpfte sein Leben lang erbitterte Schlachten gegen die Römer. Nach seinem Tod durch Selbstmord wurde die Geheimformel des »Giftkönigs« von gekrönten Häuptern sogar bis ins ferne China anhand einer »Mithridatismus« genannten Methode eingenommen. Diese beinhaltete, dass man sich gegen Gift schützt, indem man kleine Mengen des Gifts einnimmt.

In den letzten Jahrzehnten haben Wissenschaftler einen kontraintuitiven Vorgang namens Hormesis entdeckt, der dem Gegenmittel von Mithridates ähnelt – jedoch

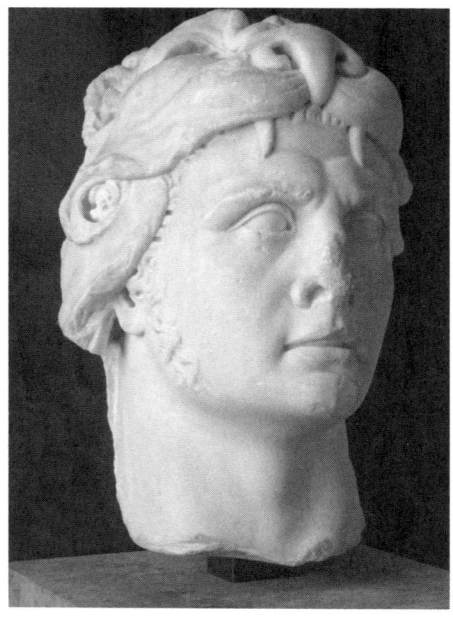

Büste von Mithradites VI. im Pariser Louvre

nicht mit Homöopathie zu verwechseln ist. Hormesis wird als Dosis-Wirkungs-Beziehungs-Phänomen beschrieben, das durch Stimulierung bei niedriger Dosis und Hemmung bei hoher Dosis charakterisiert wird. Der jeweilige Wirkstoff beschreibt eine biphasische Kurve, also eine U-Kurve, bei der die Wirkung einer niedrigen Dosis um 30 bis 60 Prozent über der Wirkung ohne Dosis liegt und eine viel höhere Dosis die Wirkung hemmt.[6] Verwirrend? Ein Beispiel: Ein bestimmtes Chemotherapiemedikament kann in niedrigen Dosen das Tumorwachstum anregen, es aber in höheren Dosen verhindern. Aus der Sicht der Tumorzelle ist eine kleine Dosis dieses Chemotherapiegifts also förderlich, weil es sie wachsen lässt, während mehr davon sie abtötet. Andersherum ausgedrückt, im Einklang mit Mithridates' Hypothese: Sehr kleine Dosen giftiger Substanzen können gesundheitsförderlich sein – wie zum Beispiel eine Impfung. Ein weiteres Beispiel: Es ist hinlänglich dokumentiert, dass maßvoller Alkoholgenuss – nicht nur Wein, sondern jedes alkoholische Getränk – das Risiko einer Herzerkrankung senkt, während ein hoher Konsum mit einem höheren Risiko einhergeht, an Herz und Leber zu erkranken, neurologische Schäden davonzutragen und Krebs zu bekommen.[7] Andere Studien deuten darauf hin, dass niedrige Dosen vieler chemischer Toxine, ob Smog, Kadmium, Pestizide oder Dioxin, eine hormetische Wirkung haben.[8] Es ist immer eine Frage der Dosierung. Aber verstehen Sie mich nicht falsch: Ich schlage nicht vor, dass Sie Ihren morgendlichen Kaffee mit einem Schuss Pestizid aufpeppen.

Ich möchte Ihnen noch ein letztes anschauliches Beispiel für das Konzept der Hormesis geben: Wissenschaftler wissen schon seit Langem, dass ein intensives Ausdauertraining die Lebensdauer von Tieren verlängert und bei Menschen unzählige Krankheiten verhindert oder verbessert, und das Training muss nicht ständig intensiv sein, um die Vorteile zu genießen. Aber es gibt hier ein Paradoxon, denn Ausdauertraining wie Aerobic ist in einem bestimmten Grad für den Körper giftig. Es ist *aerobisch*, was bedeutet, dass der Sauerstoffverbrauch hoch ist – bis zu zehnmal so hoch wie im Ruhezustand. Als Reaktion auf ein solches Training stärken sich Zellen, indem sie die Expression der Gene erhöhen, die an der Sauerstoffabwehr und Zellreparatur beteiligt sind. Das ist der Kern der Hormesis.

Edward Calabrese, Toxikologe und Professor an der School of Public Health and Health Sciences der University of Massachusetts in Amherst, ist in den USA der Wissenschaftler, der am meisten dazu beigetragen hat, die wissenschaftliche Haltung zur Rolle von kleinen Giftdosen und Gesundheit zu verändern. Sein Interesse entsprang einem Experiment, das er 1966 als Student am Bridgewater State College ausführte. Dabei besprühten er und seine Kommilitonen eine Pfefferminzpflanze mit einem gängigen Unkrautvernichtungsmittel namens Phosfon und wollten messen, wie sehr dadurch das Wachstum der Pflanze gehemmt wurde. Doch zu ihrer Überraschung wurde die Pflanze circa 40 Prozent größer und vollblättriger als die unbesprühten Pflanzen. Später entdeckten sie, dass das Herbizid aus Versehen zu stark verdünnt worden war. Diese Panne weckte Calabreses Neugier, und er widmete sich daraufhin einem Paradoxon in der Toxikologie, das zwar schon lange bekannt war, aber bislang nicht viel Aufmerksamkeit bekommen hatte: der Frage, ob niedrige Dosen gewisser Gifte eine positive Wirkung haben können.

Nachdem er fast ein Jahrzehnt lang Daten aus Tausenden von Studien zusammengetragen hatte, veröffentlichte Calabrese 1998 einen Artikel, in dem er nachwies, dass eine chemische Hormesis wahrscheinlich in 350 der fast 4000 von ihm gesichteten Studien auftrat.[9] Zahlreiche biologische Endpunkte wurden bewertet; Wachstum war der vorherrschende, gefolgt von metabolischen Wirkungen, Langlebigkeit, reproduktiven Reaktionen und Überleben. Er fand Fälle, in denen Bakterien sich unter geringen Dosen von Antibiotika verbreiteten, Pflanzen nach der Verabreichung winziger Dosen von Schwermetallen wie Blei einen gewaltigen Wachstumsschub erlebten und Ratten, die ein wenig DDT ausgesetzt waren, weniger Lebertumore hatten als nicht vergiftete Ratten. Daraus schlussfolgerte er, dass chemische Hormesis ein reproduzierbares und relativ häufig vorkommendes biologisches Phänomen ist. Diese Theorie hat durchaus auch Kritiker und wird derzeit weltweit überprüft, aber der ihr zugrunde liegende Mechanismus erscheint logisch: Wird ein Organismus potenziell lebensbedrohlich angegriffen, reagiert er mit dem Auslösen biologischer Prozesse und mit molekularen Reparaturteams. Diese Reaktion könnte dem Organismus in bestimmter Weise zum Vorteil gereichen.* Und hier könnte auch Autophagie ins Spiel kommen.

---

* Eines der interessantesten Forschungsgebiete heutzutage im Hinblick auf die potenzielle Kraft der Hormesis dreht sich um den Einsatz von »Buckyballs« – Nanopartikeln von Kohlenstoffmolekülen, die eine fußballähnliche Kugelform haben. Sie besitzen antioxidative Eigenschaften, die letztlich Autophagie fördern und unsere Lebensdauer verlängern könnten. Sie funktionieren möglicherweise auch, weil die Zellen mit Hormesis gestresst werden. In einer Studie aus Frankreich von 2017, die sich sehr schnell im Netz verbreitete, injizierten die Forscher in Olivenöl aufgelöste Buckyballs in Rattenmägen – die Ratten lebten doppelt so lang wie normal. Diese Art von Forschung hat auch ihre Kritiker, doch sie steckt noch in den Kinderschuhen und hat bisher noch keine anwendbaren Erkenntnisse geliefert. Aber das kann sich schnell ändern. Vielleicht trinken wir bald alle Buckyballs mit unserem Frühstückskaffee. 1985 kreierten Robert Curl und Richard Smalley an der Rice University in Houston/USA und Harold Kroto an der University of Sussex in Großbritannien die hohlen, kugelförmigen Kohlenstoffcluster. Sie wurden Buckminsterfullerene (später nur »Fullerene« oder »Buckyballs«) genannt, zu Ehren des berühmten Futuristen und Erfinders Buckminster Fuller, der eine geodätische Kuppel entworfen hatte, die dem Buckyball von der Struktur her ähnelte. 1996 wurde den drei Wissenschaftlern der Nobelpreis für Chemie verliehen.

Xenophagie: die »Fremden« in uns fressen

Zuerst noch ein bisschen Biologie: Weiße Blutkörperchen, auch »Leukozyten« genannt (aus dem Griechischen *leuko* = weiß und *kyto* = hohles Gefäß), sind Zellen des Immunsystems, die von Stammzellen in unserem Knochenmark produziert werden. Sie sind im ganzen Körper zu finden, auch im Blut und Lymphsystem. Eine ungewöhnlich hohe Anzahl weißer Blutkörperchen im Blut ist generell ein Krankheitsindikator. Makrophagen (»große Fresser«) sind eine Sorte von weißen Blutzellen, die außerhalb der Zellen unerwünschte Elemente umschließen und verdauen. Zu ihren Zielen gehören Überreste von abgestorbenen Zellen, fremde Substanzen, Mikroben und defekte Zellen wie zum Beispiel Krebszellen. Sie können durch das Absondern von Stickoxid Entzündungen auslösen oder durch das Wachstumsmolekül Ornithin Schäden reparieren.

Phagozyten (aus dem Griechischen *phagein* = essen und *cyte* = Zelle) sind weitere extrazellulare Beschützer. Diese Zellen schützen unseren Körper, indem sie schädliche fremde Partikel, Bakterien oder tote bzw. sterbende Zellen aufnehmen. Phagozyten werden durch chemische Signale angelockt, die bei einer Infektion abgesondert werden. Wenn sie zum Beispiel mit schlechten Bakterien in Berührung kommen, umschließen sie diese und töten sie mit Oxidantien oder Stickoxid ab. Danach formt eine Zellmembran ein Bläschen um einen Partikel, der von einem Phagozyten absorbiert wurde. Dieses »Phagosom« genannte Bläschen wird nun mit einem Lysosom fusionieren, um den fremden Eindringling zu verdauen. Diese Begriffe sollten Ihnen bekannt vorkommen, weil Phagosomen und Lysosomen zentrale Rollen beim Verdauen oder Recyceln biologischer Komponenten im Autophagieprozess spielen, den ich in Kapitel 2 beschrieben habe.

Die schlechte Nachricht für multizellulare Organismen wie wir ist, dass Bakterien mit der Zeit lernen können, diese Sicherheitssysteme auszutricksen und in die Zellen einzudringen, wo sie versuchen, die zellulare Ausstattung zu kapern, um ihren Wirt zu infizieren und sich zu vermehren. Antibakterielle Autophagie, auch bekannt als »Xenophagie« (aus dem Griechischen *xenos* = Fremder und *phage-*

in = essen), ist ein integraler Bestandteil der Immunabwehr, die sich gegen intrazellulare Pathogene wie Viren und Bakterien richtet.

Das 1975 entdeckte Ubiquitin ist ein kleines regulatorisches Protein, das in fast allen Zellen vorkommt, die Zellkerne haben; rote Blutkörperchen haben keine. Diese Proteine binden sich an diejenigen Proteine, die mithilfe von Autophagie verdaut werden sollen. Die Zielproteine können einzeln vorkommen, an andere Proteine gebunden oder Teil eines Bakteriums oder Virus sein. Natürlich haben manche Bakterien sich auch an Xenophagie angepasst. Salmonellen können zum Beispiel die Autophagieabwehr in einem späteren Stadium ihres Infektionszyklus blockieren, und HIV enthält ein Protein namens Nef, das die Reifung der Autophagosomen zu verhindern scheint. Wenn Nef blockiert wird, wird der HIV-Virus durch den Prozess der Xenophagie abgebaut.

Kehren wir zurück zur Idee, dass ein Gift Autophagie anregen kann. Der Reinigungsvorgang wird ausgelöst, wenn die Toxine in Zelle und Mitochondrien erkannt werden. Vermutlich ist die Bekämpfung bestimmter Viren, Bakterien und Parasiten durch Autophagie zumindest teilweise eine Reaktion auf deren physische Eigenschaften und nicht auf ihre chemische Struktur und/oder die Produkte ihres Stoffwechsels. Aber die genaue Methode, mit der die Eindringlinge identifiziert werden, ist noch nicht bekannt. Mutierte oder beschädigte Mitochondrien können mehr freie Radikale absondern als gesunde Mitochondrien, und diese dysfunktionalen Kraftwerke werden auch für die Beseitigung durch Autophagie vorgemerkt. Antioxidantien, die in Form von Nahrungsergänzungsmitteln eingenommen werden, können die Anzahl der freien Radikale, die signalisieren, dass die Mitochondrien recycelt werden sollten, verringern und dadurch die Entsorgung der dysfunktionalen Mitochondrien stören. Dies könnte ein Paradoxon erklären, mit dem Wissenschaftler sich herumschlagen, die versuchen, Gesundheitsprobleme durch die Erhöhung körpereigener Antioxidantien zu lösen. Zu den natürlichen körpereigenen Antioxidantien gehören zum Beispiel Alpha-Liponsäure und Glutathion.

Umgekehrte Hormesis

Die Vorteile von Antioxidantien werden uns in den Medien ständig angepriesen. Sie gelten als Anti-Aging-Wundermittel und kommen verstärkt in Gesichtscremes und Lebensmitteln zum Einsatz. Technisch gesehen, gehören auch Vitamine, Karotine, Phytochemikalien und Mineralstoffe aus Nahrung und Pflanzen dazu. Antioxidantien dienen als Elektronenspender und binden freie Radikale, die Proteine, Zellmembrane und unsere DNA schädigen, was zu Entzündungen und einem erhöhten Krebsrisiko führen kann. Vor ein paar Jahren tauchten in denselben Medien, die Antioxidantien hypen, aber auch Schlagzeilen wie »Antioxidantien *verursachen* Krebs!« auf. Was hat diese alarmierende Story ausgelöst, nachdem man jahrzehntelang die Vorteile betonte, die die innere oder äußere Anwendung von Antioxidantien angeblich mit sich bringt?

Weltweit wurden mehrere klinische Studien über antioxidative Nahrungsergänzungsmittel und Krebsprävention durchgeführt. Die Resultate waren jedoch nicht eindeutig. In den meisten Fällen verringerten Nahrungsergänzungsmittel das Krebsrisiko nicht. Es gab aber Studien, deren Ergebnisse ein erhöhtes Krebsrisiko aufzeigten. Die aufschlussreichsten waren der Carotene and Retinol Efficacy Trial (CARET)[10] und die Studie Alpha-Tocopherol, Beta-Carotene Cancer Prevention (ATBC)[11], bei der eine tägliche Nahrungsergänzung mit Beta-Karotin oder einer Kombination aus Beta-Karotin und Vitamin A das Lungenkrebsvorkommen und die allgemeine Sterblichkeitsrate von Rauchern erhöhte. Beide Studien starteten 1985; die CARET-Studie wurde Anfang 1996 aufgrund der alarmierenden Ergebnisse vorzeitig gestoppt. Die Teilnehmer der ATBC-Studie nahmen bis 1993 Nahrungsergänzungsmittel ein, wurden aber bis 2013 beobachtet. Es gab auch einen Selenium and Vitamin E Cancer Prevention Trial (SELECT), der seine ursprünglichen Resultate 2008 veröffentlichte[12] und 2011 durch einen Folgebericht ergänzte.[13] SELECT zeigte, dass bei einer täglichen Nahrungsergänzung mit Vitamin E älteren Männern um ganze 17 Prozent häufiger an Prostatakrebs erkrankten.

Im Jahr 2015 verabreichten Wissenschaftler der Universität Göteborg Mäusen mit Lungenkrebs im Frühstadium im Rahmen einer Studie Vitamin E und ein Generikum namens N-Acetylcystein (N-A-C oder NAC), beides Antioxidantien.[14] Die Vitamin-E-Dosen waren mit denen in Nahrungsergänzungsmitteln vergleichbar. Die Dosen an Acetylcystein, das bei chronisch obstruktiven Lungenerkrankungen verschrieben wird, um die Schleimbildung zu verringern, waren relativ niedrig. Die Ergebnisse verblüfften: Die Antioxidantien verursachten eine 2,8-fache Zunahme an Lungentumoren im Vergleich zu Mäusen, die keine Antioxidantien einnahmen. Und nicht nur das: Die Antioxidantien machten die Tumore invasiver und aggressiver und ließen die Mäuse doppelt so schnell sterben wie die Mäuse ohne Antioxidantien. Als man Antioxidantien in Petrischalen zu menschlichen Lungenkrebszellen gab, vermehrten sich diese auch schneller. Das Ergebnis stimmte mit vielen anderen Studien darin überein, dass »Antioxidantien gesunde Menschen nicht vor Krebs schützen und ihn möglicherweise sogar erzeugen« oder ihn bei denen, die bereits an Krebs erkrankt sind, verstärken – so Martin Bergö, der die Studie von 2015 leitete. Bergö war 2015 auch an einer weiteren Studie beteiligt, die zeigte, dass Antioxidantien das Risiko von Metastasen bei Hautkrebs erhöhen.[15]

Das Entscheidende an Bergös Lungenstudie war, dass sie erklärte, wie Antioxidantien völlig kontraintuitiv auch krebsfördernd sein können. Sie verringern tatsächlich, wie erwartet, oxidativen Stress und DNA-Schädigung. Doch der Schaden wird dann so gering, dass er von der Zelle nicht mehr erkannt wird. Und wenn das passiert, versäumt die Zelle, ihr Krebsabwehrsystem einzusetzen, das auf einem Protein namens p53 basiert. Dieses Antikrebsmolekül und das Tumorsuppressorgen, das es codiert – TP53 –, haben in den letzten 30 Jahren viel Aufmerksamkeit bekommen, vor allem seit die Fachzeitschrift *Science* TP53 im Dezember 1993 zum »Molekül des Jahres« kürte.* Über kein Gen wird heute mehr geforscht (im Schnitt erscheinen jeden Tag zwei Artikel mit neuen Details zur Biologie von TP53). Aber: Das Gen ist bei grob der Hälfte aller menschlichen Krebsarten mu-

---

* Das Molekül p53 wird als »Hüter des Genoms« bezeichnet. Weiter vorn habe ich Autophagie so genannt, weil sie DNA-Schäden und chromosomale Instabilität begrenzen kann. Beide verdienen diesen Spitznamen, und ich glaube, dass man in Zukunft zusätzlich zu TP53 noch weitere tumorunterdrückende Gene entdecken wird.

tiert. Und: Wir Menschen haben pro Chromosomenpaar nur ein einzelnes Exemplar davon, was zwei Exemplare pro Zelle ergibt – eines von der Mutter und eines vom Vater. Viele Tiere, die gar keinen Krebs aufweisen, besitzen mehr Exemplare von TP53. Elefanten, die oft als Beispiel herangezogen werden, haben zum Beispiel mindestens 20 Exemplare davon, womit ihre Krebsfreiheit erklärt wird – dies wurde erst 2015 entdeckt und hat seitdem neue Untersuchungen und die Krebsforschung angeregt.[16] Wir sollten unser TP53 nicht nur vor Mutationen schützen, sondern auch vor Bedingungen, die seine Wirkung im Körper verhindern. Was mich zu den Antioxidantien zurückführt. Können Antioxidantien Schäden im Körper verdecken, die p53 und andere molekulare Abläufe sehen müssten, um sie zu bekämpfen? Und können sie Autophagie behindern? Und wie sie das können.

Viele Antioxidantien blockieren Autophagie. Dadurch können sie die Anzahl der zur Aggregation neigenden Proteine, die mit neurodegenerativen Erkrankungen in Verbindung gebracht werden, erhöhen. Bei Fliegen und Zebrafischen, die als Modellorganismen für die Erforschung der Huntington-Krankheit dienen, verschlimmern Antioxidantien zum Beispiel die Krankheit und machen die Vorteile zunichte, die Autophagie auslösende Faktoren mit sich bringen. So werden die potenziellen Vorteile einiger Arten von Antioxidantien bei neurogenerativen Erkrankungen möglicherweise dadurch aufgehoben, dass sie Autophagie blockieren. Dies könnte auch für andere Krankheiten gelten. Was wir daraus lernen? Man kann auch zu viel des Guten (Antioxidantien) haben – und das gilt ja für so ziemlich alles im Leben.

Die richtige Balance finden

Die Studien zu Antioxidantien werden weitergehen. Insgesamt gibt es wahrscheinlich genauso viele Studien, die zeigen, dass sie Krebs verhindern und andere gesundheitsförderliche Eigenschaften haben. Es handelt sich hier um ein sehr komplexes Feld im Bereich der Medizin, das durch zukünftige Forschung bearbeitet werden muss. Wir dürfen nicht vergessen, dass verschiedene Antioxidantien sich unterschiedlich verhalten und weniger schädlich oder sogar von Vorteil sein könnten. Darüber hinaus sind die Ergebnisse von Versuchsanordnungen in Petrischalen oder an Labortieren wie Mäusen und Ratten möglicherweise nicht auf den Menschen übertragbar. Zudem gilt es zu bedenken, dass jeder von uns einzigartig ist. Meine DNA – und mein Risiko, bestimmte Krankheiten zu bekommen – stimmt nicht mit der Ihren überein. Auch dieses Problem werden die Wissenschaftler der Zukunft lösen und personalisierte Medikamente auf den Markt bringen.

Ich denke, wir sind uns alle einig, dass Megadosen einer Substanz niemals gut sind. Wir müssen eine Balance zwischen internen und externen Antioxidantien finden. Ich werde Ihnen dabei mit meinem Ernährungsprogramm helfen. Auf der Basis dessen, was wir heute wissen, glaube ich, dass die richtige Balance darin besteht, in der aufbauenden (anabolen) Essphase Antioxidantien einzunehmen und sie in der abbauenden (katabolen), also der Fastenphase zu vermeiden.

Die Geschichten in diesem Kapitel dienen aber in erster Linie dazu, einige Aspekte des Lebens – und des Alterns – besonders hervorzuheben. Wir haben noch nicht alle Antworten, aber wir können von Phänomenen in der Natur lernen: von großen Säugetieren wie dem Grönlandwal bis hin zu kleinen wie dem Nacktmull und sogar von scheinbar übermenschlichen Personen wie Jeanne Louise Calment. Ich vertraue darauf, dass die Zukunft für uns Sterbliche, die wir weiter nach dem Jungbrunnen suchen, Gutes bereithält. Bis dahin können wir auf die Kraft von Intervallfasten, Proteincycling und Ketose bauen. Ich schlage außerdem vor, dass Sie mithilfe von Sport und Stressreduktion Ihre innere Balance finden.

Kommen wir also nun zum praktischen Teil.

KAPITEL 9

FINGERPIEKSEN UND EINKAUFSLISTEN

Vergessen Sie Saftfasten und Detoxdiäten, Tees und Wunderelixiere und werfen Sie Ihren Low-Fat-Lifestyle und die Fitnessgeräte vom Shoppingkanal über Bord. Sie kennen nun das Geheimnis eines längeren, gesünderen Lebens. Wenn Sie nicht schon beim Lesen dieses Buchs ein paar Gewohnheiten geändert haben, ist jetzt der Zeitpunkt dafür gekommen. Ich möchte es für Sie so leicht und einfach wie möglich machen. Deshalb werde ich in diesem Kapitel ein paar Richtlinien aufstellen, die Sie an Ihr eigenes Leben anpassen können. Ziel ist es, so viele der in diesem Buch behandelten Strategien wie möglich umzusetzen. Sie werden Ihr Gewebe und Ihre Zellen acht Monate im Jahr abbauen (Katabolismus), um Ihren Körper zu reinigen, indem Sie Autophagie ankurbeln. Und Sie werden in den restlichen vier Monaten Gewebe aufbauen und Zellen regenerieren (Anabolismus), indem Sie mTOR ankurbeln. Verteilen können Sie das beliebig: zwei Monate Autophagie an und einen Monat aus, vier an und zwei aus oder sogar acht Monate am Stück an und vier aus. Es gibt keinen Konsens darüber, wie die ideale Katabolismus-Anabolismus-Abfolge aussehen sollte, aber ich halte das Verhältnis 8 zu 4 für das gesündeste. Ich werde allgemeine Prinzipien formulieren, an die wir uns alle halten sollten, und dann Vorschläge machen, wie Sie Ihre Ergebnisse beschleunigen und maximieren können.

Sie wissen inzwischen mehr über den Zellstoffwechsel als die meisten Menschen, darunter viele praktizierende Ärzte. Sobald Sie Ihr Verhalten umstellen, werden Sie schnell Resultate sehen – und spüren. Wenn Sie zuvor noch nie eine Low-Carb-

oder Ketodiät gemacht haben, durchlaufen Sie vielleicht eine Eingewöhnungsphase, in der Sie sich schlapp und allgemein unwohl fühlen. Wie bereits in Kapitel 5 erwähnt, ist das völlig normal. Schließlich bringen Sie Ihrem Körper einen längst vergessenen Stoffwechselprozess neu bei, und dabei wird Staub aufgewirbelt und Unnützes ausgemistet. Ihr Körper durchläuft eine Art Sanierung, und das spüren Sie. Konzentrieren Sie sich auf das, was kommt: dass Sie mehr Energie haben, klarer denken und insgesamt dynamischer sein werden. Die Symptome jeder chronischen Krankheit, mit der Sie leben, werden zurückgehen oder sogar ganz verschwinden. Sie werden besser schlafen, produktiver arbeiten und motiviert sein, Sport zu machen. Nicht nur, dass Sie Ihren Blutzuckerspiegel, Entzündungen, Ihr Gewicht und chronische Krankheiten besser im Griff haben, es werden sich auch andere Bereiche Ihres Lebens verändern: Sie werden selbstbewusster sein und besser mit Stress umgehen können.

Falls Sie derzeit an einer Krankheit leiden, schwanger sind oder stillen oder Medikamente einnehmen, sollten Sie auf jeden Fall mit Ihrem Arzt sprechen, bevor Sie die in diesem Kapitel vorgestellten Ideen und Vorschläge aufgreifen. Dies ist kein Einheitsprogramm, das für alle gleich gut passt. Meine Hoffnung ist, dass Sie die Strategie finden, die perfekt zu Ihnen passt, sich einen gesünderen Lebensstil angewöhnen und so lang und gesund wie möglich leben.

Die meisten Menschen sind süchtig nach Kohlenhydraten, und ihr Körper ist mit zu viel Insulin überflutet. Wenig hilfreich ist dabei, dass die offiziellen Ernährungsrichtlinien uns immer noch empfehlen, die meisten Kalorien aus Kohlenhydraten zu beziehen. Die ursprüngliche, vom US-Landwirtschaftsministerium 1980 veröffentlichte Ernährungspyramide, die viele Länder zum Vorbild nahmen, unter anderem auch Deutschland – und ihre seitherigen Neuauflagen –, hat sich negativ auf unseren Körper und unseren Taillenumfang ausgewirkt. Die Absurdität und Ironie dieser Richtlinien bestehen darin, dass es zwar essenzielle Fette und essenzielle Aminosäuren gibt, aber keine essenziellen Kohlenhydrate. Und doch werden gerade die Kohlenhydrate gepusht! Auch wenn null Kohlenhydrate durch Nahrung Ihren Körper erreichen, können Sie trotzdem durch den Prozess der Glukoneogenese Glukose herstellen. Unzählige Studien haben gezeigt, dass Menschen, die sich kohlenhydratarm ernähren und dabei ihre Gesamtkalorienzahl nicht reduzieren, mehr abnehmen als diejenigen, die sich fettarm ernähren und ihren gesamten Kalorienkonsum reduzieren. Das spricht Bände.

Zweifeln Sie bitte keine Sekunde daran, dass auch Ihr Körper so reagiert; das hat mit der menschlichen Evolution zu tun. Und machen Sie sich keine Sorgen, dass Sie Kalorien zählen, den Eiweißkonsum einschränken und auf Brötchen und Eiscreme verzichten müssen. Mir ist klar, dass es für viele Menschen schwer ist, Zucker und Kohlenhydrate wie Backwaren, Pfannkuchen und Pizza aus ihrem Speiseplan zu streichen. Es ist immer schwer, sich von alten Gewohnheiten zu verabschieden, aber grundlegende Veränderungen können erstaunlich glatt ablaufen, wenn man sie beherzt angeht und die Vorteile genießt. Wagen Sie den Sprung ins kalte Wasser. Doch zuerst will ich auf einige Tests eingehen, die Ihre Ausgangslage bilden und Ihnen helfen werden festzustellen, ob Ihr neuer Lebensstil auch anschlägt.

Fingerpieksen

Welche Wirkung hat es, ein Leben lang bei mTOR aufs Gas zu drücken und bei Autophagie auf die Bremse zu treten? Wenn Sie in der sogenannten Ersten Welt leben, ist Ihr Risiko, fettleibig zu werden oder an Herzkrankheiten, Krebs und/oder Alzheimer zu erkranken – und viele Menschen leiden an mehreren dieser Krankheiten –, erschreckend hoch. Wer sich hingegen an einen »primitiveren« Ernährungsplan hält, zum Beispiel in Gesundheitsoasen wie Okinawa, Loma Linda oder Athos, hat, wie wir gesehen haben, ein weitaus geringeres Risiko, diese Zivilisationskrankheiten zu bekommen. Indem wir die Autophagie anschalten und auf das Niveau bringen, das es bei unseren Vorfahren aus der Steinzeit hatte, wenden wir das Blatt zu unseren Gunsten. Damit können wir unsere Körpersysteme feinjustieren und vielleicht den Verlauf einer Krankheit ändern oder sie ganz vermeiden.

Ich bin ein großer Fan davon, vor dem Start eines neuen Gesundheitsplans zunächst einmal den Istzustand festzustellen und diverse Werte – darunter Gewicht,

BMI, Muskelmasse, vaskuläres Fettgewebe, Knochendichte und diverse Blutwerte – im weiteren Verlauf des Programms regelmäßig zu kontrollieren. Dadurch behalten Sie Ihre Risikofaktoren – hoher Blutzucker, Bluthochdruck, hohe Triglyzeride oder Cholesterin etc. – im Auge. Und Sie erleben, wie die Vorgehensweisen, die ich im Folgenden vorschlagen werde – das Essen von mehr ganzen Pflanzen und weniger Fleisch und Milchprodukten, aber nicht unbedingt weniger tierischem Fett, sowie das Fasten –, Ihre Gesundheitsmarker verbessern und Ihr Krankheitsrisiko senken. Die Testresultate sind Ihre Ausgangsbasis und können Sie zusätzlich motivieren, Ihr Verhalten zu ändern und Ihre Gesundheit selbst in die Hand zu nehmen.

Die Medizin kann inzwischen Profile erstellen, die Ihr Risiko, bestimmte Krankheiten zu bekommen, bestimmen – von Adipositas und Diabetes bis hin zu Alzheimer und Krebs. Die in diesem Kapitel aufgeführten Labortests sind bezahlbar – bei manchen übernimmt auch die Krankenkasse die Kosten –, und einige können Sie sogar in der Apotheke kaufen und zu Hause anwenden. Wenn Sie aktuell an einer Krankheit leiden, sollten Sie die Testresultate mit Ihrem Arzt besprechen und ihm/ihr von Ihren geplanten Veränderungen berichten. Das gilt besonders, wenn Sie derzeit regelmäßig Medikamente einnehmen. Es empfiehlt sich auch, diese Tests im Rahmen eines allgemeinen Check-ups zu machen, plus weitere, die Ihr Arzt/Ihre Ärztin für sinnvoll hält. Wenn in Ihrer Familie bestimmte Krankheiten wie zum Beispiel Demenz oder Diabetes vorkommen, sollten Sie dies mit Ihrer Ärztin oder Ihrem Arzt besprechen und sich erkundigen, ob es dazu weitere Tests gibt oder Sie besondere Maßnahmen ergreifen können, um eine Erkrankung zu verhindern.

Heutzutage werden DNA-Sequenzierungen von diversen Biotechnologiefirmen kommerziell angeboten, und ich möchte Sie ermutigen, sich Ihr persönliches Genom und Risikoprofil erstellen zu lassen. Sie müssen dafür nur in ein Röhrchen spucken und das Röhrchen an den entsprechenden Anbieter schicken. Einige der Daten haben eher Unterhaltungswert – zum Beispiel welche Sorte Ohrenschmalz Sie haben oder Informationen über Ihre genetische Abstammung –, aber andere können genetische Varianten, die Sie anfälliger für bestimmte Krankheiten machen, ans Tageslicht bringen. Vergessen Sie dabei aber nicht, dass Ihre DNA-Sequenz nur ein Teil des Puzzles ist. Sie sagt mehr über Risiken und Wahrscheinlich-keiten aus als über Ihr tatsächliches Schicksal. Wie unsere DNA sich manifestiert, hat mehr mit unserem Lebensstil zu tun als mit den genetischen Karten, die bei der Geburt an uns ausgeteilt wurden. Einfach ausgedrückt: Sie können das Schicksal Ihres Körpers durch die Art und Weise ändern, wie Sie essen, schlafen, sich bewe-gen und atmen. Kommen wir also jetzt zu den Tests, die Sie alle im Rahmen eines jährlichen Check-ups wiederholen sollten.

- **Nüchternblutzucker:** Ich empfehle die preiswerten Teststreifen, die Sie online oder in der Apotheke kaufen können. Testen Sie jeden Morgen gleich nach dem Aufstehen und tragen Sie das Resultat in den Kalender ein. Ich schreibe die Werte jeden Tag in meinen Onlinekalender, zusammen mit einer Auflistung davon, was und wie viel ich gegessen habe, damit ich rückblickend nachvoll-ziehen kann, was den Blutzuckerspiegel verbessert oder verschlechtert. Der morgendliche Blutzuckerspiegel wird davon beeinflusst, was man am Tag zuvor gegessen hat. Diabetes oder eine Vorstufe davon testet man häufig mit einem Blutzuckermessgerät. Dieses misst den Glukosegehalt im Blut, nachdem man mindestens acht Stunden nichts gegessen hat. Ein Nüchternblutzuckerspiegel zwischen 70 und 100 Milligramm pro Deziliter (mg/dl) gilt als normal; wenn Sie darüberliegen, zeigt Ihr Körper Anzeichen von Insulinresistenz und Diabetes und ein erhöhtes Risiko für eine Gehirnerkrankung. Der ideale morgendliche Nüchternblutzuckerwert liegt bei 75 bis 85 mg/dl. Ansonsten ist der Autopha-gieschalter ausgestellt. Sie können den Wert auch eine Stunde nach dem Verzehr einer Mahlzeit oder eines Snacks messen. Wenn er über 120 mg/dl liegt, haben Sie entweder zu viel gegessen oder Sie sollten mit der nächsten Mahlzeit weniger hochglykämische Kohlenhydrate zu sich nehmen.
- **Hämoglobin A1c:** Dieser Test ermittelt den »durchschnittlichen« Blutzucker-wert über einen Zeitraum von 90 Tagen und ist deshalb im Hinblick auf die Blutzuckerkontrolle insgesamt aussagekräftiger als die tägliche Messung. Er wird meist im Rahmen von Routineuntersuchungen von Ärzten vorgenommen. Ein guter A1c-Wert liegt zwischen 4,8 und 5,4 Prozent. Ein Wert zwischen 5,7 und

6,4 deutet auf einen Prädiabetes und alles über 6,5 Prozent auf einen ausgewachsenen Diabetes hin. Es kann dauern, bis sich diese Werte verbessern, weshalb der Test nur alle drei bis vier Monate gemacht wird oder im Rahmen jährlicher Routineuntersuchungen. Ihr Autophagieschalter kann nicht hochgedreht werden, wenn Ihr A1c-Spiegel chronisch hoch ist.

- **Homocystein:** Ein erhöhter Spiegel dieser vom Körper produzierten Aminosäure wird mit vielen Krankheiten in Verbindung gebracht, von Atherosklerose (Verengung und Verhärtung der Arterien), Herzerkrankungen und Schlaganfall bis hin zu Nierenerkrankungen, Depression und Demenz. Menschen, die viel Fleisch und Milchprodukte verzehren, haben tendenziell hohe Werte, weil diese Nahrungsmittel Methionin enthalten, eine Aminosäure, die im Körper in Homocystein umgewandelt wird. Ihr Wert sollte 10 Mikromol pro Liter (µmol/l) oder weniger betragen. Ein hoher Homocysteinspiegel verdreifacht auch die Rate der Telomerverkürzungen. Telomere sind die »Kappen« an den Enden unserer Chromosomen, die unsere Gene beschützen; ihre Länge ist eine biologische Indikation dafür, wie schnell wir altern. Ihr Homocysteinspiegel wird automatisch zurückgehen, sobald Sie weniger Fleisch und Milchprodukte essen. Auch Bewegung und bestimmte B-Vitamine, vor allem Folsäure (B9), B12, B6 und B2, können den Spiegel senken. Unser Körper braucht diese Vitamine, um Homocystein zu verstoffwechseln, weshalb Menschen mit hohem Homocysteinspiegel meist auch einen niedrigen B-Vitamin-Spiegel haben.

- **C-reaktives Protein (CRP):** Dies ist ein Entzündungsmarker. Der Wert sollte bei 0,00 bis 3,0 Milligramm pro Liter (mg/l) liegen. Es könnte mehrere Monate dauern, bis Ihr CPR-Spiegel sich verbessert, aber möglicherweise machen sich schon nach nur einem Monat mit meinem Programm positive Veränderungen bemerkbar.

- **Lipidprofil:** Dabei werden der Cholesterinspiegel (LDL, HDL und Gesamtcholesterin) und die Triglyzeride im Blut gemessen. Triglyzeride sind eine Fettart im Blut und ein hoher Spiegel deutet häufig auf Probleme mit der Leber oder Bauchspeicheldrüse hin. Erhöhte Werte gehen oft mit anderen Problemen wie Diabetes, Adipositas, Bluthochdruck und einem ungesunden HDL-LDL-Verhältnis einher. Zu viel raffinierter Zucker und Alkohol heben den Triglyzeridspiegel. Die Cleveland Clinic gibt folgende Zielwerte vor:*

- **Gesamtcholesterin:** 100 bis 199 mg/dl (für Erwachsene über 21 Jahren)
- **High Density Lipoprotein (HDL):** über 40 mg/dl
- **Low Density Lipoprotein (LDL):** unter 70 mg/dl für Menschen mit Herz- oder Gefäßerkrankungen oder mit sehr hohem Herzerkrankungsrisiko (zum Beispiel Patienten mit Metabolischem Syndrom); unter 100 mg/dl für Hochrisikopatienten (zum Beispiel Patienten, die mehrfache Herzerkrankungsrisikofaktoren haben); unter 130 mg/dl für Menschen, bei denen kein erhöhtes Risiko für eine koronare Herzerkrankung besteht
- **Triglyzeride:** unter 150 mg/dl
- **Omega-6-zu-Omega-3-Verhältnis:** Wie bereits erwähnt, können Sie Ihren Omega-3-Wert mit einem einfachen Bluttest ermitteln, der übers Internet erhältlich ist. Dieser Test gehört normalerweise nicht zur ärztlichen Routineuntersuchung, Sie müssen also gezielt danach fragen. Erstrebenswert ist ein Omega-3-Index zwischen 8 und 12 Prozent. Das Verhältnis von Omega-6 zu Omega-3 sollte zwischen 2:1 und 1:1 liegen.
- **DEXA-Scan:** Dieses Röntgenverfahren mit niedriger Strahlenbelastung wird zunehmend beliebter. DEXA steht für dual-energy X-ray absorptiometry (auf Deutsch: Dual-Röntgen-Absorptiometrie). Dahinter steckt eine Technologie, mit der man den Körper nichtinvasiv scannen kann. Der DEXA-Scan wird von Arztpraxen (Orthopädie) oder Kliniken angeboten. Manche Anbieter machen 3-D-Scans, die für jede Körperpartie BMI, Körperfettprozentsatz, Muskelmasse und Knochendichte messen. Die Scans geben Ihnen ein kurzfristiges Feedback über den Stand Ihrer Ernährungsumstellung: darüber, ob Sie Muskelmasse auf- oder abbauen, ob Sie Kalzium und Vitamin K2 als Nahrungsergänzungsmittel einnehmen und/oder Gewichte heben sollten, um Ihre Knochendichte zu erhöhen.

---

* Für Kinder und Jugendliche gelten andere Zielwerte. Es gibt inzwischen auch neuere Methoden, um den Cholesterinspiegel und damit einhergehende Gesundheitsrisiken festzustellen. Eine davon, die Martin-Hopkins-Formel, soll Ärzten helfen, einen genaueren LDL-Wert zu ermitteln, ohne dass Patienten vor der Blutabnahme fasten müssen. Aber meistens gelten immer noch die genannten Referenzwerte.

Wiederholen Sie diese Tests möglichst nach drei Monaten Ihres Ernährungsprogramms, um Ihre Fortschritte zu messen, und lassen Sie sie auch im Rahmen Ihres jährlichen Check-ups bei Ihrem Hausarzt durchführen.

Die zehn Schlüssel zu Ihrem neuen Lebensstil

Aus dem, was Sie bisher gelernt haben, ergeben sich zehn wesentliche Fakten, die Sie immer im Hinterkopf behalten sollten.

1. Tiere, Hefen, Einzeller und Pflanzen erleben alle Fressphasen (anabol) und Hungerphasen (katabol). Ihr mTOR-Schalter schaltet dabei wie unserer zwischen Wachstum (an – anabol) und Recycling (aus – katabol) hin und her.

2. Ab der Zeit, als unsere frühesten Vorfahren begannen, in der afrikanischen Steppe zu jagen und zu sammeln, bis zum Start der agrikulturellen Revolution vor circa 12 000 Jahren vergingen etwa vier Millionen Jahre. Die Menschheit ernährt sich also erst seit weniger als einem Viertelprozent ihrer gesamten Existenz auf diesem Planeten von Getreide und Milchprodukten. Anders ausgedrückt: Wir waren etwa 400-mal länger Jäger und Sammler als Bauern.

3. Unsere Steinzeitvorfahren aßen wahrscheinlich niedrigglykämische Gräser, Samen, Nüsse, Wurzelknollen, so viel Fett, wie sie kriegen konnten, und Fleisch, soweit vorhanden. Saisonal nahmen sie auch Honig und Körner zu sich, diese Nahrungsmittel waren aber kein wesentlicher Bestandteil ihrer täglichen Kalorienzufuhr.

4. Die sogenannten Zivilisationskrankheiten (Diabetes, Krebs, Herz-Kreislauf-Erkrankungen und Alzheimer) traten in viel höherem Maße auf, sobald Gesellschaften ihre Ernährung von Jäger-Sammler-Kost auf eine getreidebasierte Ernährung umstellten, vor allem nach dem Aufkommen von industriell hergestelltem Zucker und Mehl.

5. Einige Bevölkerungsgruppen, darunter Okinawer, Loma-Linda-Veganer und

Mönche vom Berg Athos, lehnen den westlichen Ernährungsstil ab und essen mehr Pflanzen und weniger Fleisch und Milchprodukte. Sie erfreuen sich eines längeren Lebens und es treten bei ihnen weit weniger Fälle von Diabetes, Krebs, Herz-Kreislauf-Erkrankungen und Alzheimer auf als bei Menschen, die sich so ernähren, wie es in westlichen Industrieländern üblich ist, also mit viel raffiniertem Getreide und Zucker und Fleisch aus Massentierhaltung.

6. Wer weniger tierisches Eiweiß isst, senkt seinen IGF-1-Spiegel, wie zum Beispiel die drei oben erwähnten Gruppen und ähnlich wie die kleinwüchsigen Menschen mit Laron-Syndrom, deren IGF-1-Rezeptoren genetisch defekt sind, was wiederum mTOR herunterschaltet. So gerät man in einen katabolen Zustand, in dem unser Körper Autophagie hochfährt und falsch gefaltete Proteine und beschädigte Organellen ausmistet.

7. Ein niedriger Konsum hochglykämischer Kohlenhydrate, zum Beispiel Zucker, Mehl, leicht verdauliche Stärke und viele Obstsorten, senkt den Blutzuckerspiegel, schützt vor fortgeschrittenen Glykationsendprodukten (AGEs) und schaltet mTOR herunter.

8. Nehmen Sie so wenig Kohlenhydrate – unter 20 Gramm pro Tag – zu sich, dass Sie ständig Ketone produzieren und sich somit im Zustand der Ketose befinden. Dadurch wird nicht nur mTOR heruntergeschaltet, sondern auch die Gehirnleistung gesteigert, Sie können leichter fasten und verbrennen besser Fett, um gesünder zu werden und schneller abzunehmen.

9. Bevorzugen Sie entzündungshemmende Lebensmittel und vermeiden Sie solche, die Entzündungen fördern. Verzichten Sie also zum Beispiel auf Lebensmittel mit einem hohen Gehalt an Omega-6-Fettsäuren und nehmen Sie mehr Omega-3-Fettsäuren zu sich.

10. Der Schlüssel zu langfristiger Gesundheit besteht darin, sich acht Monate im Jahr in einem katabolen Zustand zu befinden und viere Monate in einem anabolen. Dieser Wechsel – den Sie beliebig aufteilen können: acht Monate am Stück oder jeweils zwei von drei Monaten – kommt den Ernährungszyklen unserer Vorfahren am nächsten und erlaubt genug »Hausputz« im Körper, um das Risiko, Zivilisationskrankheiten zu bekommen, stark zu senken. Gleich-

zeitig hat Ihr Körper Phasen, in denen er Stammzellen wachsen lassen, das Immunsystem stärken und Muskeln und Fett aufbauen kann.

Schalten Sie jetzt um

Im Folgenden nenne ich Ihnen die allgemeinen Richtlinien für Ihre acht Monate pro Jahr andauernde, Autophagie einleitende katabole Phase. Danach werde ich vorschlagen, dass Sie sich für eine Lifestylegruppe entscheiden – Okinawer, Loma-Linda-Veganer oder Berg-Athos-Mönche – und diese nachahmen, um Ihre Essgewohnheiten nach einem Grundprinzip auszurichten: kalorienarm, proteinarm oder häufiges Fasten. Eine weitere Option für die achtmonatige katabole Phase, auf die ich später eingehen werde, ist eine ketogene Ernährung, die meiner Meinung nach zum Abnehmen und zum Erreichen des idealen BMI am geeignetsten ist.

- Verzichten Sie auf verarbeitete Kohlenhydrate: Zerealien, Chips, Cracker, Kekse, Nudeln, Kuchen, Süßigkeiten, Energieriegel, Eiscreme, Ketchup, Schmelzkäse, Säfte, Fitnessdrinks, Limonade, Frittiertes und alle verpackten Lebensmittel, vor allem die als »fettarm« oder »low fat« etikettierten. Vermeiden Sie auch alle »natürlichen« Zuckerarten wie Honig, Ahornsirup, Melasse, braunen Zucker oder Agavendicksaft. Sämtliche Süßstoffe und Produkte, die diese enthalten, sind ebenfalls tabu. Sie können stattdessen etwas mit Stevia und Mönchsfrucht süßen.
- Essen Sie mehr vollwertige Pflanzenkost. Legen Sie den Schwerpunkt auf niedrigglykämisches Gemüse und Hülsenfrüchte. Wenn Sie sich nicht sicher sind: Im Internet finden Sie dazu viele Listen, Harvard Health bietet zum Beispiel eine ständig aktualisierte. Tiefkühlware und Dosenkonserven sind in Ordnung, solange sie keinen zusätzlichen Zucker, Konservierungsmittel oder andere Zutaten enthalten.

- Uneingeschränkt: Pilze, Blumenkohl, Rucola, grüne Bohnen, Erbsen, Linsen, Kichererbsen, Yamswurzel, Kohl, Kopfsalat, Endiviensalat, Rosenkohl, Grünkohl, Mangold, Zwiebeln, Pak Choi, Artischocken, Sellerie, Radieschen, Spargel, Knoblauch, Lauch, Fenchel, Schalotten, Frühlingszwiebeln, Ingwer, Yambohnen, Petersilie, Wasserkastanien

- Kleinere Mengen/seltener (aufgrund des hohen Oxalatgehalts*): Spinat, Brokkoli, Kartoffeln/Süßkartoffeln, Auberginen

- Essen Sie viel weniger tierisches Eiweiß, darunter Eier und Milchprodukte (Ausnahme: Fisch mit viel Omega-3). Versuchen Sie, höchstens 230 Gramm Fleisch pro Woche zu essen, und verzichten Sie ganz auf Milch, außer Schafs- oder Ziegenmilch oder -käse zu besonderen Anlässen – aber höchstens einmal pro Woche; mehr dazu folgt. Kaufen Sie Eier von Weidehühnern und essen Sie sie in Maßen, nicht mehr als zwei pro Woche.

- Essen Sie viel weniger Lebensmittel (Brot und Nudeln) aus Vollkorngetreide wie Weizen, Gerste, Roggen etc. und vermeiden Sie weißes Mehl völlig. Brot und Nudeln sollten möglichst nur einmal pro Woche oder seltener auf Ihrem Speiseplan stehen. Eine Ausnahme bildet niedrigglykämisches Lupinenmehl, das protein- und ballaststoffreich ist, aber wenige Nettokohlenhydrate – Gesamtkohlenhydratmenge minus Ballaststoffe – enthält. Sie haben vielleicht noch nie davon gehört, aber es wird zunehmend beliebter und ist in vielen Lebensmittelläden erhältlich. Lupinen sind kein Getreide, sondern Hülsenfrüchte. Aus ihrem »Mehl« kann man Kekse und Pfannkuchen backen. Es gibt auch Lupinenflocken, die man in Salate geben oder als Kruste für Fisch verwenden kann. Am besten, Sie verzichten ganz auf Getreide.

- Essen Sie mehr Macadamianüsse – bis zu 120 Gramm pro Tag oder circa 48 Nüsse – und verzehren Sie alle anderen Nüsse, zum Beispiel Mandelkerne,

---

* Oxalatkristalle kommen in unterschiedlicher Konzentration in den meisten pflanzlichen Nahrungsmitteln vor. Die großen Mikrokristalle können mechanische Verletzungen zufügen, während die ionischen, löslichen Nanokristalle leicht absorbiert werden und im ganzen Körper starke Schäden verursachen können. Oxalate werden mit Schmerzen, Funktionsstörungen und chronischen Leiden in Verbindung gebracht. Für mehr Informationen siehe Sally K. Norton, *Lost Seasonality and Overconsumption of Plants: Risking Oxalate Toxicity*, Journal of Evolution and Health 2, Nr. 3 (Mai 2018): Artikel 4, jevohealth.com/journal/vol2/iss3/4/ oder sallyknorton.com/downloads/lost-seasonality-risking-oxalate-toxicity/

Cashewkerne, Erdnüsse und Pinienkerne, in Maßen. Es ist schwer, zu viele Nüsse zu konsumieren, und besser, Sie essen diese als verarbeitete Lebensmittel. Aber Macadamianüsse sollten dabei Ihre erste Wahl sein.

- Verwenden Sie Öle, die reich an einfach ungesättigten Fettsäuren sind, zum Beispiel Avocado-, Macadamianussöl sowie natives Olivenöl extra, auch für Salatdressings.

- Lassen Sie so oft wie möglich das Frühstück ausfallen, um die nächtliche Fastenphase zu verlängern. Fangen Sie mit zwölf Stunden Fasten an – keine Kalorienaufnahme zwischen 18 Uhr und 6 Uhr – und arbeiten Sie sich an mindestens drei Tagen pro Woche durch das Weglassen des Frühstücks auf bis zu 18 Stunden Fastenzeit vor – keine Kalorienzufuhr zwischen 18 Uhr und 12 Uhr mittags.

- Aktivieren Sie Autophagie durch Proteincycling. Wählen Sie drei nicht aufeinanderfolgende Tage, an denen Sie wenig Proteine essen, zum Beispiel Montag, Mittwoch, Freitag, fasten Sie nachts und bis in den nächsten Tag hinein, idealerweise insgesamt 18 Stunden lang, und essen Sie dann für den Rest des Tages nicht mehr als 25 Gramm Eiweiß. Das entspricht acht mittelgroßen Shrimps, 125 Gramm Lachs oder 85 Gramm Puten- oder Hähnchenbrust. An den restlichen vier Wochentagen können Sie eine normale Proteinmenge verzehren, grob 0,8 Gramm pro Kilo, sodass ein 68 Kilogramm schwerer Mensch 54 Gramm Eiweiß zu sich nehmen kann.

- Lernen Sie, einmal pro Monat bis einmal pro Quartal einen, dann zwei, dann drei bis fünf Tage zu fasten, je nach individueller Gesundheit und Abnehmzielen. Eine Strategie, auf die viele Menschen schwören, besteht darin, einen Monat lang in Ketose zu gelangen, gefolgt von einem fünftägigen Fasten. Für Menschen, die sowohl Gewichts- als auch Stoffwechselprobleme haben, könnte dies die Lösung gleich für beide Probleme sein.

- Richten Sie sich nach der Natur und ernähren Sie sich saisonal. Essen Sie im Spätsommer/Frühherbst mehr Kohlenhydrate, Obst und Fleisch und halten Sie sich viel im Freien auf, um Sonnenlicht (Vitamin D) abzubekommen. Legen Sie ruhig vor dem Winter ein bisschen an Gewicht zu und fasten Sie dann im

Winter öfter und/oder machen Sie in den Wintermonaten eine Ketodiät. Mehr über ketogene Ernährung folgt.

Sie haben die Wahl: die vier Ernährungsstile

Wählen Sie einen der folgenden Ernährungsstile, halten Sie sich dabei aber gleichzeitig an die genannten allgemeinen Richtlinien:

- Essen wie die Okinawer: Reduzieren Sie Ihre Kalorienzufuhr, indem Sie Ihr ideales Körpergewicht ermitteln und gerade genug Kalorien zu sich nehmen, um dieses zu halten – auf dem Weg zu diesem Idealgewicht sollten Sie versuchen, nur so viele Kalorien zu essen, wie Ihrem Grundumsatz entsprechen. Viele Websites können dies für Sie ausrechnen. Wenn Sie nicht wissen, wie viele Kalorien Sie pro Tag aufnehmen, notieren Sie alles, was Sie essen, und zählen Sie die Kalorien dann mit einem Onlinekalorienrechner zusammen. Essen Sie weit weniger tierisches Eiweiß pro Woche und legen Sie den Schwerpunkt auf pflanzliche Ernährung. Verzichten Sie ganz auf verarbeitetes Fleisch – kein Frühstücksspeck, keine Bratwürste. Essen Sie möglichst viel fetten Fisch wie Lachs, Heilbutt, Sardinen oder Kohlenfisch anstelle von Omega-6-reichem Geflügel und rotem Fleisch.
- Essen wie die Mönche vom Berg Athos: Reduzieren Sie Ihre Kalorienzufuhr und ernähren Sie sich die Hälfte des Jahres vegan und niedrigglykämisch – also 180 Tage im Jahr, was bedeuten kann: jede zweite Woche oder, idealerweise, jeden zweiten Monat. In der anderen Hälfte dürfen Sie tierische Proteine, vor allem Fisch, und mehr Kohlenhydrate essen.
- Essen wie die Loma-Linda-Veganer: Schränken Sie den Verzehr von tierischem Eiweiß stark ein, aber nehmen Sie zusätzlich B-Vitamine und pflanzliches Eiweiß wie texturiertes Pflanzenprotein (TVP) ein. TVP ist ein Fleischersatzprodukt und in vielen Naturkostläden und Supermärkten erhältlich. Gekocht hat es eine ähnliche Textur wie Hackfleisch und kann für Suppen, Eintöpfe, vegetari-

sche Tacos, Aufläufe und Veggieburger verwendet werden. Ich setze es bei vielen Gerichten ein.

- Ketogene Ernährung: Stellen Sie Ihren Körper so ein, dass er in zwei von drei Monaten vorwiegend Fett verbrennt. Der Verzicht auf Kohlenhydrate hilft, Autophagie hochzudrehen, und erleichtert auch das Fasten, weil Ihr Körper weiterhin Fett verbraucht – aber körpereigenes anstatt durch Nahrung zugeführtes – und sich kein Hungergefühl einstellt wie normalerweise, wenn man Kohlenhydrate weglässt. Die Kombination von Ketose und Autophagie ist für den gesamten Stoffwechsel von Vorteil.

Ein Beispieljahr

- **Januar:** Autophagiemonat
- **Februar:** Autophagiemonat (optional: mit Keto)
- **März:** anaboler Monat (Autophagie ausgeschaltet)
- **April:** Autophagiemonat
- **Mai:** Autophagiemonat (optional: mit Keto)
- **Juni:** anaboler Monat (Autophagie ausgeschaltet)
- **Juli:** Autophagiemonat
- **August:** Autophagiemonat (optional: mit Keto)
- **September:** anaboler Monat (Autophagie ausgeschaltet) mit mehr Flexibilität für Schlemmertage
- **Oktober:** Autophagiemonat
- **November:** Autophagiemonat (optional: mit Keto)
- **Dezember:** anaboler Monat (Autophagie ausgeschaltet)

Hinweis: Sie können Ihr Jahr individuell aufteilen. Dabei sollte Autophagie acht Monate angeschaltet sein und vier Monate ausgeschaltet, damit sich Zellen und Gewebe erneuern können. Machen Sie in einigen der Autophagiemonate die Ketodiät und gönnen Sie sich einen Monat im Herbst mehr Schlemmertage als Vorbereitung auf den Winter.

Einkaufsliste

Hinweis: Versuchen Sie, möglichst Biolebensmittel zu kaufen. Nicht vergessen: Ihr Ziel ist, jede Mahlzeit vorwiegend auf pflanzliche Produkte zu gründen. Sie werden nicht länger Gerichte aus Proteinen und Kohlenhydraten mit einem »Beilagensalat« planen, sondern pflanzliche Produkte zum Hauptbestandteil machen, den Sie gelegentlich mit tierischen Proteinen ergänzen – bis zu 225 Gramm pro Woche. Die tierischen Proteine werden während der Autophagiemonate für zwei Mahlzeiten pro Woche zur »Beilage«. Einmal im Monat dürfen Sie aber einen Schlemmertag einlegen, an dem Sie essen können, was Sie wollen. Auch in den Autophagiemonaten wird ein Tag nicht das ganze Programm zerstören.

- Niedrigglykämische pflanzliche Produkte, zum Beispiel Kopfsalat, Pilze, Blumenkohl, Gurken, grüne Bohnen, Rosenkohl, Mangold, Zwiebeln, Kohl, Lauch, Frühlingszwiebeln, Artischocken, Radieschen, Spargel, Zucchini, Sommerkürbis, Knoblauch, Ingwer, Tomaten, Avocados, Blaubeeren, Himbeeren, Brombeeren, Grünkohl, Yamswurzeln, Zitronen
- Kräuter und Gewürze, zum Beispiel Oregano, Petersilie, Thymian, Minze, Basilikum, Kurkuma, Zimt
- Macadamianüsse und Macadamianussbutter
- Mit Omega-3-Fettsäure angereicherte Eier von Weidehühnern
- Fette Kaltwasserfische, zum Beispiel Lachs, Heilbutt, Sardinen, Makrelen, Sardellen
- Dosenthunfisch aus nachhaltiger Fischerei
- Garnelen
- Hanfsamen
- Leinsamen
- Chiasamen
- Lupinenflocken oder -mehl
- Natives Olivenöl extra
- Kokos- oder MTC-Öl
- Avocadoöl und Mayonnaise
- Dijonsenf
- Tapenade (Olivenpaste) ohne Zuckerzusatz
- Salsa ohne Zuckerzusatz
- Schafsjoghurt, Vollfettstufe Natur

- Hummus
- Linsen
  Kichererbsen
- Schwarze Bohnen
- Meersalz oder Himalajasalz
- Balsamicoessig
- Dunkle Schokolade (mindestens 70 % Kakaoanteil)
- Stevia oder Mönchsfrucht zum Süßen
- Kaffee, Tee

So funktioniert keto

Die wichtigste Strategie bei der ketogenen Ernährung besteht in der drastischen Reduktion des Kohlenhydratkonsums. Für die meisten Menschen bedeutet das, weniger als 50 Gramm und idealerweise weniger als 20 Gramm Nettokohlenhydrate – Gesamtkohlenhydratmenge abzüglich Ballaststoffe – pro Tag zu sich zu nehmen. Sie können sich das anhand der Nährstoffliste auf verpackten Lebensmitteln selber ausrechnen; bei unverpackten Lebensmitteln hilft das Internet. Je weniger Kohlenhydrate, desto besser. Sie werden die Kohlenhydratkalorien durch gesunde Fette und Proteine ersetzen, die Fette bilden aber den Schwerpunkt, aber: keine verarbeiteten Fleischvarianten wie Speck oder Wurst – viele Ketodiäten erlauben diese zwar, aber das sind keine gesunden Nahrungsmittel. Denken Sie daran, dass Protein im Körper in Blutzucker verwandelt werden kann und zu viel Protein nicht gut für Sie ist. Die wenigen Kohlenhydrate, die Sie essen, sollten von über der Erde wachsendem Gemüse wie Salat, Gurken, Pilzen, Blumenkohl, grünem Spargel und Kohl kommen – keine Kartoffeln, Süßkartoffeln, Möhren oder Yamswurzeln. Vermeiden Sie auch kohlenhydratreiche Hülsenfrüchte wie Erbsen, Linsen und Bohnen. Obst ist aufgrund seines Zuckergehalts bei der ketogenen Ernährung schwierig; ein einziges Stück einer süßen Frucht kann über

20 Gramm Kohlenhydrate enthalten. Sie können gelegentlich Beeren essen, aber keine Bananen, Pfirsiche oder Ananas.

Ich verwende MyFitnessPal, aber es gibt unzählige Onlineressourcen und Apps, die Ihnen im Anfang helfen, Kalorien zu zählen und Ihren Protein- und Fettkonsum zu überwachen, damit Sie lernen, innerhalb der Parameter für eine gesunde Ketoernährung zu bleiben. Mit der App MyFitnessPal können Sie Barcodes einscannen, die Ihnen verraten, welche Nährstoffe in welchen Mengen in den Lebensmitteln stecken, und Ihnen helfen, Kalorien zu zählen. Sie werden zwar nicht mehr viele verpackte Produkte kaufen, aber die App ist zum Beispiel für Tiefkühl- oder Dosengemüse sehr praktisch. MyFitnessPal hat auch eine Website, über die man erfährt, was in Mahlzeiten inklusive Restaurantgerichten enthalten ist. Solange Sie die Ketodiät machen, sollten Sie zusätzlich B-Vitamine und Fischöl einnehmen.

Milchprodukte: Schaf oder Kuh?

Kuhmilch dominiert die Ernährung vieler Menschen. Milchprodukte sind in unserer Kultur allgegenwärtig – vom Frühstück über die Hauptmahlzeit bis hin zu Snacks. Wir trinken unseren Kaffee mit Milch und essen jede Menge Eiscreme, Joghurt und Käse. Eine bessere Alternative ist Schafsmilch. Sie ist für das menschliche Verdauungssystem verträglicher als Kuhmilch und wird sogar noch besser als Ziegenmilch verdaut. Darüber hinaus hat Schafsmilch keinen so strengen Geruch und Geschmack wie Ziegenmilch. Im Rahmen Ihres neuen Ernährungsprogramms können Sie Schafsmilch und Schafskäse zu sich nehmen. Schafsmilch ist tatsächlich ideal für die Käseproduktion, da sie doppelt so viele feste Bestandteile enthält wie Kuh- oder Ziegenmilch. Im Hinblick auf Autophagie enthält Schafsmilch viel weniger Leucin als Kuhmilch, doch Sie sollten sie trotzdem nicht innerhalb der achtmonatigen katabolen Phase zu sich nehmen, sondern nur in der anabolen Phase. Vermeiden Sie aber auf jeden Fall – mit Ausnahme von wenigen besonderen Anlässen pro Jahr – Kuh- und Ziegenmilch.

Mit gesunden Ölen kochen

Ich koche gern mit Kokos-, Avocado und nativem Olivenöl extra. Bei hoher Temperatur verwende ich auch ein hochwertiges Rapsöl aus der Sprühflasche. Olivenöl setze ich wegen seines hohen Gehalts an gesunden Omega-3-Fettsäuren großzügig ein – zum Braten, für Dressings und zum Besprenkeln von Rohkost oder gegartem Essen.

Viel trinken

Beschränken Sie sich möglichst auf Wasser und trinken Sie täglich circa 30 Milliliter pro Kilogramm Körpergewicht. Wenn Sie also 68 Kilogramm wiegen, sollten Sie mindestens zwei Liter pro Tag trinken. Wenn Sie Kaffeetrinker sind, empfehle ich, morgens Kaffee zu trinken, aber bitte ohne Zucker oder Milch. Sie können auch Tee trinken. Zu besonderen Anlässen, zum Beispiel an Feiertagen und zu Festen, also etwa einmal im Monat, können Sie sich zum Essen ein Glas Wein gönnen. Vermeiden Sie Alkohol, wenn Sie in Ketose sind.

Zwischenmahlzeiten

Vermutlich haben Sie zwischen den Mahlzeiten keinen Hunger, aber falls doch, essen Sie eine Handvoll Macadamianüsse oder klein geschnittenes, niedrigglykämisches Gemüse wie Sellerie und Radieschen mit Tapenade (Olivenpaste), selbstgemachter Salsasoße, Hummus oder Guacamole als Dip. Probieren Sie auch eine mit Salz und Pfeffer bestreute und mit Olivenöl beträufelte Avocadohälfte. Oder Sie kochen eine Artischocke und tunken die Blätter in Avocadomayonnaise.

Auswärts essen

Ich empfehle Ihnen, während der ersten Wochen Ihrer Ernährungsumstellung möglichst nicht auswärts zu essen, denn dort lauern einfach zu viele Versuchungen. Allmählich werden Sie aber herausfinden müssen, wie Sie Ihrem Programm treu bleiben können, auch wenn Sie nicht zu Hause sind. Mir ist bewusst, dass es praktisch unmöglich ist, jede einzelne Mahlzeit und Zwischenmahlzeit zu planen und vorzubereiten, und wahrscheinlich gibt es regelmäßig Herausforderungen wie Büfetts, geschäftliche Lunchmeetings, Geburtstagsfeiern, Weihnachten. Überlegen Sie, wie Sie weiterhin Ihre Lieblingsrestaurants besuchen und trotzdem an Ihrem Programm festhalten können. Sobald Sie sich etwas an diese Ernährungsweise gewöhnt haben, können Sie auch zu Ihren alten Rezepten zurückkehren und diese anhand meiner Richtlinien modifizieren. Eigentlich kommt man mit jeder Speisekarte und jedem Rezept zurecht, wenn man klug auswählt. Im Zweifelsfall wähle ich einen Rucolasalat mit Avocado, angemacht mit Öl und Essig. Wenn ich mich ketogen ernähre, kann ich eine kleine Menge Meeresfrüchte (nicht frittiert) hinzufügen.

Auf einen Blick

Die folgende Tabelle gibt Ihnen einen Überblick über das gesamte Programm. Ich erwarte nicht, dass Sie sich haargenau daran halten, aber tun Sie Ihr Bestes. Beachten Sie, dass Macadamianüsse sowohl gesundes Fett als auch Protein enthalten, weshalb ich sie besonders schätze.

Der Gesundschalter-Ernährungsplan

(nach Anteil an der Gesamtkalorienmenge geordnet)

Gesunde Fette: 7 Tage pro Woche (65–75 % der Kalorien; Macadamianüsse, Avocado, MCT-, Oliven- oder Rapsöl)		
Niedrigglykämisches Gemüse: 7 Tage pro Woche (10–25 % der Kalorien; Rosenkohl, Blumenkohl, Spinat, Brokkoli, Grünkohl, Sommerkürbis, Zwiebeln)		
Gemüseproteine (außer Soja): 7 Tage pro Woche (nicht über 10 % der Kalorien; Hanfprotein, Erbsenprotein, Macadamianüsse)		
Rein vegan: **3–7 Tage pro Woche** (obige Nahrungsmittel)	**Fetter Fisch:** **0–3 Tage pro Woche** (Lachs, Sardinen, Garnelen)	**Milchprodukte und Fleisch:** **0–1 Tag pro Woche** (bevorzugt Weidetiere und in Maßen)
Süßigkeiten, Getreide, Hülsenfrüchte, Stärken, Nüsse (nur im Herbst – August bis September – oder an Feiertagen, unter 25 % der Kalorien)		
Alkohol: 1–2 Portionen pro Tag, nur zu besonderen Anlässen (bevorzugt Rotwein, aber jeder Alkohol ist erlaubt; kein Zusatz von Obst oder Zucker bei Keto)		
Fasten (3 Tage hintereinander, vierteljährlich)		

Ergänzungsmittel

Wenn Sie verschreibungspflichtige Medikamente einnehmen, sollten Sie Ihren Arzt konsultieren, bevor Sie regelmäßig Ergänzungsmittel in Ihre Ernährung einbauen. Besprechen Sie die Risiken und Vorteile der im Folgenden genannten Ergänzungsmittel im Hinblick auf Ihre Beschwerden und berücksichtigen Sie auch nicht verschreibungspflichtige Medikamente.

Zunächst eine Liste mit den vier Medikamenten und Nahrungsergänzungsmitteln, die ich als Ergänzung zu Ihrem Ernährungsprogramm empfehle. Sie haben eine direkte Auswirkung auf Autophagie.

- **Acetylsalicylsäure:** Dieses beliebte Analgetikum hat eine starke entzündungshemmende Wirkung. Die »Wunderdroge« kurbelt auch Autophagie an, weil ihr aktives Metabolit – Salicylsäure – mTOR unterdrückt, weshalb es auch als Imitator der Kalorienrestriktion bezeichnet wird. Die Entscheidung, täglich eine niedrige Dosis (81 mg) einzunehmen, sollten Sie mit Ihrem Arzt im Hinblick auf Ihr Alter und Ihre individuellen Gesundheitsrisiken besprechen. Acetylsalicylsäure kann zu spontanen Blutungen führen und die Blutgerinnung verhindern. Es ist nicht für jeden geeignet.

- **Vitamin D:** Eigentlich ist Vitamin D gar kein Vitamin, sondern ein fettlösliches Steroidhormon und wir besitzen eine körpereigene Technologie, um es herzustellen. Unser Körper produziert Vitamin D aus Cholesterin in der Haut, wenn diese den UV-Strahlen der Sonne ausgesetzt ist. Die meisten Menschen verbinden Vitamin D mit Knochengesundheit und Kalzium – daher werden viele Lebensmittel und Getränke damit angereichert –, doch es hat weiterreichende Auswirkungen auf den Körper und regt Autophagie an. Tatsächlich ist Autophagie eine Grundlage für die gesundheitsfördernden Wirkungen von Vitamin D – unser Körper braucht Vitamin D, um seine Autophagiepflichten zu erfüllen –, vielleicht gibt es deshalb im ganzen Körper Rezeptoren für Vitamin D. Vitamin-D-Mangel kann zu vielen Beschwerden führen, von schwachen, weichen Knochen bis hin zu Osteoporose und Rachitis sowie Diabetes, Depression, Demenz und Herz-Kreislauf-Erkrankungen. Vielen von uns mangelt es an Vitamin D, weil wir nicht in die Sonne gehen oder in nördlichen Breitengraden leben, wo die Sonne nicht besonders oft scheint. Es kann nicht schaden, wenn Sie Ihren Vitamin-D-Spiegel mit 2000 IE (IE = internationale Einheiten) täglich etwas erhöhen. Eine Überdosis brauchen Sie damit nicht zu fürchten, auch wenn Sie genug Sonnenstrahlen ohne Sonnencreme abbekommen.

- **Fischöl (DHA und EPA):** Diese beiden Omega-3-Stars gehen oft Hand in Hand. Wenn Sie sich vegan ernähren sind, können Sie auch aus Meeresalgen gewonnenes Öl kaufen – der Grund, warum Fischöl so viel Omega-3 enthält, liegt darin, dass Fische hauptsächlich Algen fressen.
- **Glukosamin:** Dieses Nahrungsergänzungsmittel, das in der Regel bei Gelenkproblemen wie Osteoarthritis eingesetzt wird, ist ein starker Autophagieauslöser, der unabhängig vom mTOR-Signalweg ist, was bedeutet, dass er unabhängig von anderen mTOR-hemmenden Prozessen wirkt und in der katabolen Phase zur Autophagieaktivierung eingesetzt werden kann.

Nun folgt eine Liste mit anderen Autophagie auslösenden Nutrazeutika, die Sie einnehmen könnten, aber nur während der katabolen Phase. Halten Sie sich an die auf der Packung empfohlenen Dosierungen.

- *Astragalus membranaceus* (Tragantwurzel, Bärenschote, Huang Qi)
- **Ashwagandha**, ein Wasserextrakt aus Ashwagandha-Blättern
- **Koffein**, in Form von zusätzlichem Kaffee, aber nicht so viel, dass Sie nicht schlafen können
- **Carnosol** und **Carnosolsäure** (Polyphenole aus Rosmarin)
- **Kurkuma**
- **Epigallocatechingallat** (EGCG), ein Hauptbestandteil von grünem Tee
- **Fisetin**, ein natürlicher Farbstoff, der in mehreren Obst- und Gemüsesorten vorkommt
- **Ingwer**, in Scheiben oder gemahlen (nicht kandiert)
- **Indol-3-Carbinol**, ein Extrakt aus Kreuzblütlergemüse wie Brokkoli, Kohl, Blumenkohl, Rosenkohl, Blattgemüse und Grünkohl
- **Melatonin**, ein Hormon, das vom Körper produziert wird, aber auch als Nahrungsergänzungsmittel erhältlich ist
- **Nikotinsäure** (auch Niazin), Vitamin B_3
- **Pterostilben**, ein Pflanzenstilbenoid, das mit Resveratrol verwandt, aber wirkungsvoller ist

- **Pycnogenol** (Seekieferrindenextrakt), ein standardisiertes Extrakt aus Baumrinde
- **Quercetin**, ein Pflanzenfarbstoff aus der Flavonoidgruppe der Polyphenole, der in vielen Obst- und Gemüsesorten, Blättern, Getreide, roten Zwiebeln und Grünkohl vorkommt
- **Resveratrol**, ein Stilbenoid (eine Art natürliches Phenol), das von verschiedenen Pflanzen als Reaktion auf Verletzungen produziert wird oder wenn die Pflanze von Pathogenen wie Bakterien oder Pilzen angegriffen wird

Zu den Autophagie auslösenden Arzneimitteln zählen:

- **Metformin**: ein Arzneimittel, das den Elektronentransport der Mitochondrien stört, um die Menge an produzierter zellularer Energie (ATP) zu reduzieren, die AMPK (siehe Kapitel 3) das Signal gibt, die Zellteilung und Proteinproduktion durch mTOR-Drosselung zu stoppen. Nehmen Sie es nur unter ärztlicher Aufsicht und nur in der katabolen Phase ein.
- **Rapamycin**: Diese Arzneimittel stammt von den Bakterien, die wir im ersten Teil dieses Buchs besprochen haben und die zur Entdeckung von mTOR führten. Es wird verschrieben, um das Immunsystem nach bestimmten Transplantationen zu unterdrücken. Es schränkt mTOR erheblich ein. Nehmen Sie es nur unter ärztlicher Aufsicht und nur in der katabolen Phase ein.

Autophagie mit Sport ankurbeln

Wir wissen alle, dass Sport uns guttut, auch wenn viele von uns sich nicht genug bewegen. Aber könnte der Hauptgrund für die positive Wirkung des Sports darin liegen, dass er Autophagie auslöst? Es ist bekannt, dass Sport Autophagie sowohl im Muskelgewebe als auch im Gehirn anregt. In einer besonders aufschlussreichen Studie aus dem Jahr 2012 am University of Texas Southwestern Medical Center verpassten Forscher Mäusen leuchtend grüne Autophagosomen – die Strukturen, die sich um die Zellstücke bilden, die der Körper recyceln will.[1] Die Rate, mit der die Mäuse gesund ihre eigenen Zellen zerstörten, erhöhte sich drastisch, nachdem sie 30 Minuten in einem Laufrad gelaufen waren. 30 Minuten Rennen erhöhte die Autophagie um 40 bis 50 Prozent. Und die Rate stieg weiter, bis sie 80 Minuten gelaufen und die Autophagie um 100 Prozent gestiegen war. Keine Panik! Sie müssen nicht 80 Minuten täglich Sport machen. Diese in der renommierten Fachzeitschrift *Nature* veröffentlichte Studie wurde von Dr. Beth Levine geleitet, die sich bereits in der Autophagieforschung einen Namen gemacht hatte. 1999 fand sie das erste Autophagiegen in Säugetieren und entdeckte eine Verbindung zwischen einem Defekt in diesem Gen und Brustkrebs.[2] Sie war auch an Versuchen am Fadenwurm *Caenorhabditis elegans* beteiligt, die zeigten, dass Autophagie bei der Verlängerung der Lebensdauer eine Rolle spielt.[3]

Vor Levines Artikel in *Nature* bestand die bekannteste Art, Autophagie in Mäusen auszulösen, darin, die Tiere durch 48 Stunden langes Aushungern zu stressen. Sport ist ebenfalls eine Form von Stress, die Autophagie auslöst, und zwar noch schneller als Hungern. Besonders interessant an der Studie ist, dass Levine und ihre Kollegen die Mäuse zuerst mit fettreicher Nahrung fütterten, um mit Adipositas verbundenen Diabetes auszulösen, und die Mäuse anschließend acht Wochen lang täglich im Laufrad laufen ließen. Zur Erklärung: Eine fettreiche Ernährung ist für Mäuse niemals ketogen und hat genug Kohlenhydrate, dass der Körper nur Glukose verbrennt und das zusätzliche Fett, das die Mäuse fressen, einlagert. Das Resultat? Im Gegensatz zu mutierten Mäusen, die durch Bewegung kein höheres Autophagieniveau erreichen konnten, machten die normalen Mäuse ihren Diabetes rückgängig. Die Resultate waren so überzeugend, dass Levine sich daraufhin ein Laufband kaufte.

Studien mit Menschen laufen derzeit noch, und wir kennen noch nicht die ideale Art oder Intensität der Bewegung, die Autophagie auslöst. Aber ich glaube, man kann guten Gewissens behaupten, dass ein regelmäßiges Training für den Erhalt der Gesundheit unabdingbar ist. Und ich weiß, dass ich nicht der Erste bin, der Ihnen das sagt. Sport übt eine synergetische Wirkung auf den Körper aus. Er macht den Weg für Autophagie frei, indem er den Blutzuckerspiegel ausgleicht,

Entzündungen eindämmt und Energie verbrennt, sodass Ihr Körper gezwungen ist, Fett als Treibstoff zu benutzen. Im Gegensatz zu so vielen anderen Trends und Heilmitteln im Gesundheitsbereich ist Sport keine Quacksalberei.

Versuchen Sie, mindestens 20 Minuten pro Tag einer aeroben sportlichen Aktivität nachzugehen. Ihr Puls sollte dabei um mindestens 50 Prozent höher sein als im Ruhezustand. Haben Sie keine Angst zu schwitzen. Zwingen Sie Lungen und Herz, härter zu arbeiten. Wenn Sie sich bisher kaum bewegt haben, machen Sie einfach täglich einen 20-minütigen Spaziergang und verlängern Sie ihn allmählich, während Sie fitter werden. Sie können den Spaziergang intensivieren, indem Sie schneller gehen und eine Strecke mit Steigungen wählen. Oder Sie nehmen eine Zwei-Kilo-Hantel in jede Hand und trainieren beim Gehen Ihren Bizeps.

Wenn Sie bereits Sport machen, erhöhen Sie das Training an mindestens fünf Tagen die Woche auf mindestens 30 Minuten pro Tag. Wenn es Ihnen schwerfällt, sich zu motivieren, überreden Sie einen Freund oder eine Freundin mitzumachen oder schließen Sie sich einer Gruppe an. Sie müssen nicht unbedingt Mitglied in einem Fitnessstudio werden; heutzutage gibt es überall auch preiswerte Möglichkeiten, sich sportlich zu betätigen. Sie können sogar anhand von Videos bequem zu Hause trainieren.

Ein umfassendes Training sollte idealerweise eine ausgewogene Mischung aus Herz-Kreislauf-Training, Kraftübungen und Stretching enthalten. Falls Sie bei null anfangen, schaffen Sie zuerst eine Kardiogrundlage und fügen Sie erst nach einer Weile das Krafttraining und Stretching hinzu. Sobald Sie sich an ein regelmäßiges Workout gewöhnt haben, können Sie das Training an Ihren Tagesablauf anpassen. Planen Sie das Training im Voraus, so wie Sie es auch mit anderen Verpflichtungen tun. Wenn Sie wissen, dass Ihnen eine anstrengende Woche bevorsteht, in der Sie keine Zeit für ein normales Training haben, überlegen Sie, wie Sie im Laufe des Tages mehr Minuten an Bewegung einbauen können. Untersuchungen lassen den Schluss zu, dass drei mal zehn Minuten Sport genauso wirksam sind wie einmal 30 Minuten. Sie können Bewegung auch mit anderen Aufgaben kombinieren, zum Beispiel telefonieren, während Sie draußen spazieren gehen, oder ferngucken, während Sie stretchen. Versuchen Sie, so wenig wie irgend möglich zu sitzen. Das ist das wichtigste Fazit aus den neuesten Untersuchungen über Sport und Bewegung. Der Begriff »Sitzkrankheit« ist leider kein Witz.

Schlaf und Stressminderung

Ich werde hier nicht viel über Schlaf schreiben, weil man mit dem Thema ein ganzes Buch füllen könnte. Doch dank eines explosionsartigen Anstiegs an wissenschaftlichen Untersuchungen, die sich mit den erheblichen – physischen, mentalen und emotionalen – Auswirkungen des Schlafs auf unseren Körper beschäftigen, steht dieser nun endlich im Fokus der Medizin. Wir brauchen Schlaf, um zu überleben, Punkt. Und wir brauchen ihn auch für Autophagie. Schlafmangel schädigt unseren Stoffwechsel und damit auch unsere Fähigkeit, Autophagie zu fördern. Untersuchungen zeigen, dass ein unterbrochener, nicht erholsamer Schlaf verhindert, dass der Autophagieschalter angestellt wird.[4] Tatsächlich kann Autophagie auch während des Schlafs stattfinden. Aber wenn wir regelmäßig unter Schlafstörungen leiden, gerät unser Biorhythmus aus dem Takt – das Tag-Nacht-Zeitempfinden unseres Körpers, das wichtige biologische Funktionen und Hormone reguliert. Das Entscheidende dabei: Unser Biorhythmus trägt nicht nur dazu bei, den Schlafzyklus zu kontrollieren, sondern hängt auch mit Autophagie zusammen. Unsere biologische Uhr beeinflusst den Autophagierhythmus und ein gesunder Schlaf sorgt dafür, dass Autophagie zur richtigen Zeit anspringt. 2016 fanden Forscher heraus, dass Schlafunterbrechungen sich bei Mäusen negativ auf die Autophagie auswirkten.

Ein Drittel aller US-amerikanischen Erwachsenen schläft weniger als die empfohlenen sieben Stunden pro Nacht. Ihnen ist vielleicht gar nicht bewusst, dass Sie schlecht schlafen.[5] Wenn Sie sich am Tag müde fühlen, obwohl Sie lang genug geschlafen haben, vor allem wenn Sie männlich sind, Übergewicht und einen hohen Blutdruck haben oder schnarchen, sprechen Sie Ihren Hausarzt darauf an. Der kann dann bestimmte Probleme ausschließen. Schlafapnoe ist zum Beispiel ein häufiges, aber behandelbares Leiden, bei dem nachts immer wieder für kurze Zeit die Atmung aussetzt, was den Schlafzyklus stört.

Hier sind einige Tipps, um sicherzustellen, dass Sie alles für einen guten, erholsamen Schlaf tun:

- **Halten Sie feste Zeiten ein.** Schlafforscher sprechen von »Schlafhygiene« und meinen damit die Art und Weise, wie wir Nacht für Nacht einen erholsamen Schlaf gewährleisten. Eine der wichtigsten Regeln dabei lautet, dass man jeden Tag, sieben Tage die Woche, 365 Tage im Jahr zur selben Zeit ins Bett gehen und wieder aufstehen sollte.
- **Senden Sie Schlafenszeitsignale an Ihren Körper.** Kommen Sie mindestens eine Stunde vor dem Schlafengehen zur Ruhe und tun Sie etwas Entspannendes. Vermeiden Sie elektronische Geräte und Bildschirme, die stimulierendes blaues Licht aussenden, oder verwenden Sie eine Brille, die dieses Licht teilweise filtert. Nehmen Sie ein Bad, trinken Sie Kräutertee oder lesen Sie etwas.
- **Schaffen Sie sich ein Refugium.** Machen Sie Ihr Schlafzimmer zu einem ruhigen, aufgeräumten Ort ohne stimulierende Hardware wie Fernseher, Computer, Telefon etc. und ohne viel Durcheinander. Leisten Sie sich ein bequemes Bett und angenehme Bettwäsche. Dimmen Sie das Licht.

Stress kann generell enorm schädlich für unseren Körper sein. Ein erholsamer Schlaf senkt Ihren Stresslevel und hilft Ihnen, besser mit Herausforderungen umzugehen. Finden Sie aber auch darüber hinaus Wege, um Stress zu kontrollieren. Diese könnten zum Beispiel darin bestehen, mehr bewusste Zeit mit Ihren Freunden zu verbringen, Yoga zu machen oder ein Dankbarkeitstagebuch zu führen. Es gibt unzählige stressreduzierende Aktivitäten; Sie müssen nur das finden, was am besten zu Ihnen passt, und dann mehr davon machen.

Sie treffen jeden Tag Tausende von Entscheidungen, viele davon unbewusst und auf alten Gewohnheiten basierend. Haben Sie auf dem Weg in Ihr neues Leben mit sich selbst Geduld. Ich will Sie mit diesem Buch inspirieren, bessere Entscheidungen zu treffen, die letztlich dazu führen, dass Sie lang und gesund leben. Bei meiner Arbeit und der Zusammenarbeit mit Menschen auf der ganzen Welt sehe ich jeden Tag, wie viel es wert ist, gesund zu sein. Und ich sehe, was eine plötzliche Erkrankung und chronische Krankheiten anrichten. Ohne Gesundheit hat nichts wirklich Sinn. Aber wenn man gesund ist und sich in seiner Haut wohlfühlt, ist alles möglich.

SCHLUSSWORT

EINE GESUNDE LIEBE ZUM LEBEN

Persönliche Tipps von Supercentenarians

Wer Gehirn und Körper beschäftigt hält, lebt lange.

Morgenspaziergänge und Schokolade.

Rohe Eier und kein Ehemann.

Shakespeare lesen und rezitieren.

Jeden Nachmittag das Kreuzworträtsel in der
Londoner Times *lösen.*

Tägliche Fitnessübungen und Zigarren.

Ein Kilo Schokolade pro Woche.

Ich trinke jeden Tag ein Gläschen Whiskey.

Freunde, viel gutes Wasser trinken, positiv bleiben
und viel singen.

Diese Ratschläge stammen von Menschen, die ich traf, während ich in der ganzen Welt herumreiste, um Blutproben von Supercentenarians zu sammeln. Offensichtlich haben viele die Regeln gebrochen, von denen wir meinen, sie würden zu einem guten, langen Leben beitragen. Aber sie hatten eines gemeinsam, das wir alle beherzigen sollten: Sie kosteten ihr Leben voll aus und machten nichts allzu Extremes. Sie hatten definitiv einige genetische Vorteile – einige davon haben wir aufgezeigt –, aber sie haben uns auch neue Hinweise darauf gegeben, wie man gut altert, unabhängig davon, wie viele Tage man auf dieser Erde hat. Sie können Ferrari-Gene haben, aber wenn Sie sich im übertragenen Sinne nicht gut warten und regelmäßig einen Ölwechsel vornehmen, werden Sie nicht so lange laufen oder so gut aussehen/sich so gut fühlen wie ein sorgfältig gepflegter Ferrari.

Ich habe keine Aversion gegen den Tod. Ich sage gern, dass ich eine gesunde Liebe zum Leben habe. Und ich bin der festen Überzeugung, dass ein längeres Leben Menschen menschlicher machen würde – etwas, das die Welt heute mehr denn je braucht. In meiner gemeinnützigen Forschungseinrichtung Betterhumans suchen wir nach Wegen, wie Menschen, solange sie möchten, so gesund wie möglich bleiben können – sogar auf unbegrenzte Zeit. Dr. Thomas Perls ist ein Altersforscher an der Boston University, der auch »Superager« erforscht hat. Er ist der Gründer und Leiter der New England Centenarian Study. Ich finde, dass er 1999 in einem Artikel in *The Lancet* mit folgender Aussage den Nagel auf den Kopf traf: »Nicht der Spruch ›Je älter man wird, desto kränker wird man‹ trifft zu, sondern ›Je älter man wird, desto gesünder war man‹.« Das ist genau die richtige Einstellung.

Der menschliche Körper ist ein unglaubliches Produkt aus natürlicher Selektion und Evolution. Aber die Evolution geht für den Menschen des 21. Jahrhunderts zu langsam voran. Mein Ziel ist es, die menschlichen Fähigkeiten über das hinaus zu entwickeln, was die Natur bisher zustande gebracht hat. Wäre es nicht wunderbar, wenn wir Krankheiten abschaffen und unsere Gehirnleistung und unser Wohlbefinden steigern könnten und die Fähigkeit hätten, diejenigen biologischen Merkmale zu verbessern, die uns wichtig sind?

Seit ich anfing, dieses Buch zu schreiben, sind bereits wieder Tausende von Studien mit neuen Erkenntnissen über Gesundheit und Krankheit veröffentlicht worden. Es gibt neue Theorien über das Altern, von denen einige vielleicht alles infrage stellen, was wir bisher über einen bestimmten medizinischen Fachbereich zu wissen glaubten. Dogmen sind manchmal schwer zu erschüttern, aber das Aufregende an der Wissenschaft ist, dass sie ständig nach der Wahrheit sucht. Wenn ein neuer Fakt oder eine neue Entdeckung uns zwingt, noch mal hinzusehen und zuzuhören, dann tun wir dies. Ich zweifle nicht daran, dass wir in Zukunft viel mehr als bloß grundlegende Lifestylemaßnahmen zur Verfügung haben werden, um Krankheiten zu vermeiden und unser Leben zu verlängern. Zurzeit laufen zum Beispiel Studien über den therapeutischen Einsatz diverser Entalterungsmedikamente sowie zur Stammzellentechnologie. Vor 20 Jahren wussten wir noch nichts über das menschliche Makrobiom – die Mikroben, die in und auf uns leben und zu unserer Gesundheit beitragen. In 20 Jahren gibt es wahrscheinlich einen neuen Medizinbereich, der heute noch nicht existiert. Wir leben in aufregenden Zeiten. Die Geschwindigkeit des derzeitigen wissenschaftlichen Fortschritts ist bisher einmalig in der Menschheitsgeschichte.

Die Erforschung von Autophagie fängt in wissenschaftlichen Kreisen zwar gerade erst an, aber der Vorgang selbst existiert schon seit Milliarden von Jahren – viel länger, als wir Menschen auf der Erde weilen. Ihre wissenschaftliche Gültigkeit wurde bereits an bestimmten Bevölkerungsgruppen und Tieren bewiesen, auf die ich in diesem Buch eingegangen bin. Zukünftige Forschung wird dieses wichtige Feld, das in alle Gebiete der Medizin ausstrahlt, weiter beleuchten. Autophagie diskriminiert nicht. In jedem von uns steckt dieser lebenswichtige Prozess, ganz gleich, wer wir sind oder mit welchen Genen wir geboren werden. Es befindet sich in diesem Moment auch in Ihnen, bereit, aktiviert zu werden. Aber Autophagie erkennt den Unterschied zwischen einem Körper, der sie anschalten will, und einem, der den Schalter auf Aus lässt. Die in diesem Buch beschriebenen Strategien stehen Ihnen zur Verfügung; Sie müssen nur bereit sein, sie in Ihr Leben einzuführen. Ich rate Ihnen, genau dies zu tun. Unter betterhumans.org können Sie sich über meine Arbeit informieren. Der Link zu meiner Supercentenarian Study zeigt Ihnen einige der erstaunlichen Menschen, die ich kennenlernen durfte und denen ich auf der Suche nach dem Geheimnis ewiger Jugend Blut abgenommen habe. Ihr größtes Vermächtnis sind möglicherweise die Erkenntnisse, die wir durch sie gewonnen haben und von denen die gesamte Menschheit profitiert.

Der vielleicht beste Geheimtipp von allen stammt vom verstorbenen Clarence Matthews, den ich kurz nach seinem 110. Geburtstag kennenlernte. Er wird seine Gültigkeit nie verlieren: *Immer schön weiteratmen.*

DANK

Dieses Buch hat eine lange und komplexe Entstehungsgeschichte, und viele kluge und begeisterungsfähige Menschen haben daran Anteil. Als Erstes möchte ich Paul Carpenter für seine Ermutigung und Unterstützung danken, wozu auch gehörte, dass er mich in den zwölf Monaten, in denen ich dieses Buch schrieb und dafür recherchierte, in seinem Ferienhaus am See wohnen ließ. Und meiner Freundin und Kollegin Parijata Mackey, die mich drängte, Dogmen über Bord zu werfen und alles in der Zellbiologie und Medizin infrage zu stellen.

Jeder, der schon mal ein Buch geschrieben hat, weiß, wie viele Menschen daran beteiligt sind – von den ersten Gesprächen bis hin zum fertigen Buch. Kristin Loberg und ich sind uns wahrscheinlich vor über zwei Jahrzehnten unbewusst unzählige Male über den Weg gelaufen, als ich in Ithaca, New York einen beliebten Brauereipub betrieb und sie an der Cornell University Medizin studierte. Aber es sollte noch eine ganze Weile dauern, bis wir eine Unterhaltung über dieses Buch führten – Jahre, nachdem wir beide Ithaca verlassen hatten und etwas ganz anderes machten –, ein Konzept erstellten, ein Exposé verfassten und schließlich das Manuskript schrieben. Danke, dass du meine Mitstreiterin warst und mich Bonnie Solow vorgestellt hast, meiner außergewöhnlichen Agentin, deren Geduld, Humor und Weisheit in Verlagsfragen mir half, diesen ganzen Prozess heil zu überstehen. Ohne deine kreative und editorische Genialität und deine Führung wäre dieses Buch nicht dasselbe.

Ich danke meinem Lektor Jeremie Ruby-Strauss und seiner immer aufmerksamen Assistentin Brita Lundberg: Vom ersten Tag an, als wir über das Buch sprachen und ihr meine Begeisterung teiltet, wusste ich, dass ihr die perfekten Partner sein würdet, um diese wichtige Botschaft auf dem Papier zum Leben zu erwecken.

Es war ein großes Vergnügen, mit euch zu arbeiten. Ich bedanke mich auch beim restlichen Team von Simon & Schuster: Carolyn Reidy, Jon Karp, Jen Bergstrom, Aimée Bell, Jen Long, Eliza Hanson, Sally Marvin, Abby Zidle, Anne Jaconette, Anabel Jimenez, Lisa Litwack, John Vairo, Davina Mock, Caroline Pallotta, Allison Green, Christine Masters und Kaitlyn Snowden. Vielen Dank auch an Celeste Phillips, die mir riet, an bestimmten Stellen meine Sprache etwas zu zügeln, damit mich keine verrückten Rinder oder Menschen verfolgen.

Und schließlich ein ganz besonderer Dank an meine Mentoren und Freunde George Church und David Sinclair – zwei Giganten im Fachbereich Genetik der Harvard Medical School –, die mich dazu überredeten, dieses Buch zu schreiben, um das, was ich gelernt habe, mit anderen zu teilen. Und jetzt lasst uns auch unsere Freunde, Familien und die Menschen in den Gesundheitsberufen davon überzeugen, dass wir gesund 100 Jahre alt werden können, wenn wir es nur wollen!

QUELLENVERZEICHNIS

Im Folgenden finden Sie einige Fachartikel und andere Quellen, die Ihnen nützlich sein können, wenn Sie mehr über die in diesem Buch vorgestellten Ideen und Konzepte erfahren möchten. Am liebsten würde ich jeden Artikel auflisten, den ich über Autophagie und Lebensverlängerung gelesen habe, aber das ist unmöglich, weil die Liste Tausende von Einträgen umfassen würde. Die hier genannte Fachliteratur öffnet aber zumindest die Türen zu weiteren Studien und Forschungen.

Einleitung – Der Gesundschalter

1   GBD 2017 Diet Collaborators, *Health Effects of Dietary Risks in 195 Countries, 1990–2017: A Systematic Analysis for the Global Burden of Disease Study 2017*, The Lancet, 393, Nr. 10184 (3. April 2019): S. 1958–1972

2   Joana Araújo, Jianwen Cai, June Stevens. *Prevalence of Optimal Metabolic Health in American Adults: Health and Nutrition Examination Survey 2009–2016*, Metabolic Syndrome and Related Disorders 17, Nr. 1 (Februar 2019): S. 46–52

3   J. Graham Ruby, Kevin M. Wright, Kristin A. Rand et al., *Estimates of the Heritability of Human Longevity Are Substantially Inflated Due to Assortative Mating*, Genetics 210, Nr. 1 (November 2018): S. 1109–1124

Kapitel 1 – Die Osterinsel und Transplantationspatienten

1   Shelley X. Cao, Joseph M. Dhahbi, Patricia L. Mote, Stephen R. Spindler, *Genomic Profiling of Short- and Long-Term Caloric Restriction Effects in the Liver of Aging Mice*, Proceedings of the National Academy of Sciences of the United States of America 98, Nr. 19 (2001). Sie können Spindlers gesamte Untersuchungen auf der Website seines Labors unter biochemistry.ucr.edu/faculty/spindler/spindler_research_group.html einsehen.

2   Für einen Überblick über die Entdeckung von Rapamycin siehe: V. Koneti Rao, *Serendipity in Splendid Isolation: Rapamycin*, Blood 127 (7. Januar 2016): S. 5–6

3   David M. Sabatini, Hediye Erdjument-Bromage, Mary Lui et al., *RAFT1: A Mammalian Protein That Binds to FKBP12 in a Rapamycin-Dependent Fashion and Is Homologous to Yeast TORs*, Cell 78, Nr. 1 (15. Juli 1994): S. 35–43

4   Anne N. Conner: *Could Rapamycin Help Humans Live Longer?*, The Scientist, 1. März 2018

5   Nicholas C. Barbet, Ulrich F. Schneider, Stephen B. Halliwell et al.: *TOR Controls Translation Initiation and Early G1 Progression in Yeast*, Molecular Biology of the Cell 7, Nr. 1 (Januar 2017): S. 25–42

6   Für eine Rezension siehe Charlotte Harrison, *Secrets of a Long Life*, Nature Reviews Drug Discovery 8 (September 2009): S. 698–699

7   David E. Harrison, Randy Strong, Zelton Dave Sharp et al., *Rapamycin Fed Late in Life Extends Lifespan in Genetically Heterogeneous Mice,* Nature 460, Nr. 7253 (16. Juli 2009): S. 392–395

8   Lan Ye, Anne L. Widlund, Carrie A. Sims et al., *Rapamycin Doses Sufficient to Extend Lifespan Do Not Compromise Muscle Mitochondrial Content or Endurance*, Aging 5, Nr. 7 (Juli 2013): S. 539–550

9   John E. Wilkinson, Lisa Burmeister, Susan V. Brooks et al., *Rapamycin Slows Aging in Mice*, Aging Cell 11, Nr. 4 (August 2012): S. 675–682

10   Chong Chen, Yu Liu, Yang Liu, Pan Zheng, *mTOR Regulation and Therapeutic Rejuvenation of Aging Hematopoietic Stem Cells*, Science Signaling 2, Nr. 98 (November 24, 2009): S. ra75

11   Richard A. Miller, David E. Harrison, Clinton M. Astle et al., *Rapamycin-Mediated Lifespan Increase in Mice Is Dose and Sex Dependent and Metabolically Distinct from Dietary Restriction*, Aging Cell 13, Nr. 3 (Juni 2014): S. 468–477

12   Für eine Rezension einiger dieser Hundestudien siehe Neil Savage, *New Tricks from Old Dogs Join the Fight Against Ageing*, Nature 552 (13. December 2017): S. 57–59

13   Mehr über das Dog Aging Project erfahren Sie unter www.dogagingproject.org.

14   Mikhail V. Blagosklonny, *Aging and Immortality: Quasi-programmed Senescence and its Pharmacologic Inhibition*, Cell Cycle 5, Nr. 18 (5. September 2006): S. 2087–2102

Kapitel 2 – Müllautos und Recyclingstationen

1   Vivien Marx, *Autophagy: Eat Thyself, Sustain Thyself*, Nature Methods 12, Nr. 12 (Dezember 2015): S. 1121–1125

2   Xiao Huan Liang, Saadiya Jackson, Matthew Seaman et al., *Induction of Autophagy and Inhibition of Tumorigenesis by Beclin 1,* Nature 402, Nr. 6762 (9. Dezember 1999): S. 672–676

3   Robin Mathew, Vassiliki Karantza-Wadsworth, Eileen White, *Role of Autophagy in Cancer,* Nature Reviews Cancer 7, Nr. 12 (Dezember 2007): S. 961–967

Kapitel 3 – Zwerge und Mutanten

1   J. Graham Ruby, Kevin M. Wright, Kristin A. Rand et al., *Estimates of the Heritability of Human Longevity Are Substantially Inflated Due to Assortative Mating*, Genetics 210, Nr. 3 (November 2018): S. 1109–1124

2   Z. Laron, A. Pertzelan, S. Mannheimer, *Genetic Pituitary Dwarfism with High Serum Concentration of Growth Hormone – A New Inborn Error of Metabolism?,* Israel Journal of Medical Sciences 2, Nr. 2 (März–April 1966): S. 152–155. Siehe auch Zvi Laron, *Lessons from 50 Years of Study of Laron Syndrome*, Endocrine Practice 21, Nr. 12

(Dezember 2015): S. 1395–1402

3   Fernanda T. Gonçalves, Cintia Fridman, Emilia M. Pinto et al., *The E180splice Mutation in the GHR Gene Causing Laron Syndrome: Witness of a Sephardic Jewish Exodus from the Iberian Peninsula to the New World?*, American Journal of Medical Genetics Part A 164A, Nr. 5 (Mai 2014): S. 1204–1208

4   Jaime Guevara-Aguirre, Priya Balasubramanian, Marco Guevara-Aguirre et al., *Growth Hormone Receptor Deficiency Is Associated with a Major Reduction in Pro-Aging Signaling, Cancer, and Diabetes in Humans,* Science Translational Medicine 16, Nr. 3 (Februar 16, 2011): S. 70ra13

5   O. Shevah, Z. Laron, *Patients with Congenital Deficiency of IGF-I Seem Protected from the Development of Malignancies: A Preliminary Report*, Growth Hormone & IGF Research 17, Nr. 1 (Februar 2007): S. 54–57

6   Kevin Flurkey, John Papacostantinou, Richard A. Miller, David E. Harrison, *Lifespan Extension and Delayed Immune and Collagen Aging in Mutant Mice with Defects in Growth Hormone Production*, Proceedings of the National Academy of Sciences of the United States of America 98, Nr. 12 (Juni 5, 2001): S. 6736–6741

7   Julie A. Mattison, Caradee Yael Wright, Roderick Terry Bronson et al., *Studies of Aging in Ames Dwarf Mice: Effects of Caloric Restriction*, Journal of the American Aging Association 23, Nr. 1 (Januar 2000): S. 9–16. Siehe auch Andrzej Bartke und Reyhan Westbrook, *Metabolic Characteristics of Long-Lived Mice*, Frontiers in Genetics 3 (Dezember 13, 2012): S. 288

8   Adam Gesing, Denise Wiesenborn, Andrew Do et al., *A Long-Lived Mouse Lacking Both Growth Hormone and Growth Hormone Receptor: A New Animal Model for Aging Studies*, The Journals of Gerontology, Series A 72, Nr. 8 (August 2017): S. 1054–1061

9   Gráinne S. Gorman, Patrick F. Chinnery, Salvatore DiMauro et al., *Mitochondrial Diseases,* Nature Reviews Disease Primers 2, Artikel Nr. 16081 (Oktober 20, 2016)

10 Alessandro Bitto, Chad Lerner, Claudio Torres et al., *Long-Term IGF-1 Exposure Decreases Autophagy and Cell Viability*, PLoS ONE 5, Nr. 9 (September 2010): S. e12592

Kapitel 4 – Okiwaner, Mönche und Adventisten

1   Donald Craig Willcox, Bradley J. Willcox, Hidemi Todoriki, Makoto Suzuki, *The Okinawan Diet: Health Implications of a Low-Calorie, Nutrient-Dense, Antioxidant-Rich Dietary Pattern Low in Glycemic Load*, Journal of the American College of Clinical Nutrition 28 (suppl.) (August 2009): S: 500S–516S

2   Mehr über die Okinawa Centenarian Study erfahren Sie bei: Okinawa Research Center for Longevity Science, www.orcls .org.

3   C. M. McKay, Mary F. Crowell, L. A. Maynard, *The Effect of Retarded Growth upon the Length of Life Span and upon the Ultimate Body Size: One Figure*, The Journal of Nutrition 10, Nr. 1 (Juli 1935): S. 63–79

4   Richard Weindruch, Roy L. Walford, Suzanne Fligiel, Donald Guthrie, *The Retardation of Aging in Mice by Dietary Restriction: Longevity, Cancer, Immunity, and Lifetime Energy Intake*, The Journal of Nutrition 116, Nr. 4 (April 1986): S. 641–54

5   Julie A. Mattison, Ricki J. Colman, T. Mark Beasley et al., *Caloric Restriction Improves Health and Survival of Rhesus Monkeys*, Nature Communications 8, Artikel Nr. 14063 (17. Januar 2017). Siehe auch Richard Conniff, *The Hunger Gains: Extreme Calorie-Restriction Diet Shows Anti-Aging Results*, Scientific American (16. Februar 2017), www.scientificamerican.com/article/the-hunger-gains-extreme-calorie-restriction-diet-shows-anti-aging-results/

6   Min Wei, Sebastian Brandhorst, Mahshid Shelehchi et al., *Fasting-mimicking Diet and Markers /Risk Factors for Aging, Diabetes, Cancer, and Cardiovascular Disease*, Science Translational Medicine 9, Nr. 377 (15. Februar 2017): S. 9

7   Siehe Calerie, calerie.duke.edu.

8   Emilie Leclerc, Allison Paulino Trevizol, Ruth B. Grigolon et al., *The Effect of Caloric Restriction on Working Memory in Healthy Non-obese Adults*, CNS Spectrums 10 (April 2017): S. 1–7

9   James Rochon, Connie W. Bales, Eric Ravussin et al., *Design and Conduct of the CALERIE Study: Comprehensive Assessment of the Long-Term Effects of Reducing Intake of Energy*, The Journals of Gerontology, Series A 66 (Januar 2011): S. 97–108. Siehe auch Robert Roy Britt, *Live Longer: The One Anti-Aging Trick That Works,* Live Science, 8. Juli 2008, www.livescience.com/2666-live-longer-anti -aging-trick-works.html

10   Edward P. Weiss, Dennis T. Villareal, Susan B. Racette et al., *Caloric Restriction but Not Exercise-Induced Reductions in Fat Mass Decrease Plasma Triiodothyronine Concentrations: A Randomized Controlled Trial*, Rejuvenation Research 11, Nr. 3 (Juni 2011): S. 605–609

11   Edward P. Weiss, Stewart G. Albert, Dominic N. Reeds et al., *Calorie Restriction and Matched Weight Loss from Exercise: Independent and Additive Effects on Glucoregulation and the Incretin System in Overweight Women and Men*, Diabetes Care 38, Nr. 7 (Juli 2015): S. 1253–1262

12   Ana M. Andrade, Geoffrey W. Greene, Kathleen J. Melanson, *Eating Slowly Led to Decreases in Energy Intake WithincMeals in Healthy Women*, Journal of the American Dietetic Association 108, Nr. 7 (Juli 2008): S. 1186–1191

13   Kaito Iwayama, Reiko Kurihara, Yoshiharu Nabekura et al., *Exercise Increases 24-H Fat Oxidation Only When It Is Performed Before Breakfast*, EBioMedicine 2, Nr. 12 (Dezember 2012): S. 2003–2009

14   James D. LeCheminant, Ed Christenson, Bruce W. Bailey, Larry A. Tucker, *Restricting Night-time Eating Reduces Daily Energy Intake in Healthy Young Men: A Short-Term Cross-over Study*, British Journal of Nutrition 110, Nr. 11 (14. Dezember 2013): S. 2108–2113

15   Eric Robinson, Paul Aveyard, Amanda Daley et al., *Eating Attentively: A Systematic Review and Meta-analysis of the Effect of Food Intake Memory and Awareness on Eating*, The American Journal of Clinical Nutrition 97, Nr. 4 (April 2013): S. 728–742

16   Katerina O. Sarri, Nikolaos E. Tzanakis, Manolis K. Linardakis et al., *Effects of Greek Orthodox Christian Church Fasting on Serum Lipids and Obesity*, BMC Public Health 3, (16. Mai 2003): S. 16

17   Valter D. Longo, Mark P. Mattson, *Fasting: Molecular Mechanisms and Clinical Applications*, Cell Metabolism 19, Nr. 2 (4. Februar 2014): S. 181–192

18   Siehe Mark Mattson, *STEM-Talk Episode 7: Mark Mattson Talks About Benefits of Intermittent Fasting*, Florida Institute for Human & Machine Cognition, 12. April 2016, www.ihmc.us/stemtalk/episode007/

19   Für mehr Infos über Dr. Mattsons Arbeit siehe seine akademische Website: neuroscience.jhu.edu /research /faculty /57

20   Stephen D. Anton, Keelin Moehl, William T. Donahoo et al., *Flipping the Metabolic Switch: Understanding and Applying the Health Benefits of Fasting*, Obesity 26, Nr. 2 (Februar 2016): S. 254–268

21   Kelsey Gabel, Kristin K. Hoddy, Nicole Haggerty et al., *Effects of 8-Hour Time Restricted Feeding on Body Weight and Metabolic Disease Risk Factors in Obese Adults: A Pilot Study*, Nutrition and Healthy Aging, 4, Nr. 4 (15. Juni 2018): S. 345–353

22   Humaira Jamshed, Robbie A. Beyl, Deborah L. Della Manna et al., *Early Time-Restricted Feeding Improves 24-Hour Glucose Levels and Affects Markers of the Circadian Clock, Aging, and Autophagy in Humans*, Nutrients 11, Nr. 6 (Juni 2019): S. 1234

23   Für einen allgemeinen Überblick siehe Ioannis Delimaris, *Adverse Effects Associated with Protein Intake Above the Recommended Dietary Allowance for Adults*, ISRN Nutrition (Juli 2013), Artikel ID 126929

24   Zeneng Wang, Nathalie Bergeron, Bruce S. Levison et al., *Impact of Chronic Dietary Red Meat, White Meat, or Nonmeat Protein on Trimethylamine N-Oxide Metabolism and Renal Excretion in Healthy Men and Women*, European Heart Journal 40, Nr. 7 (14. Februar 2019): S. 583–94

25   Morgan E. Levine, Jorge A. Suarez, Sebastian Brandhorst et al., *Low Protein Intake Is Associated with a Major Reduction in IGF-1, Cancer, and Overall Mortality in the 65 and Younger but Not Older Population*, Cell Metabolism 19, Nr. 3 (4. März 2014): S. 407–417

26   Renata Micha, Jose E. Peñalvo, Frederick Cudhea et al., *Association Between Dietary Factors and Mortality from Heart Disease, Stroke, and Type 2 Diabetes in the United S tates*, The Journal of the American Medical Association 317, Nr. 9 (7. März 2017): S. 912–924

27   Yan Zheng, Yanping Li, Ambika Satija et al., *Association of Changes in Red Meat Consumption with Total and Cause Specific Mortality Among US Women and Men: Two Prospective Cohort Studies*, The British Medical Journal 365 (12. Juni 2019), I2110. Siehe auch An Pan, Qi Sun, Adam M. Bernstein et al., *Red Meat Consumption and Mortality: Results from 2 Prospective Cohort Studies*, Archives of Internal Medicine 172, Nr. 7 (9. April 2012): S. 555–563

28   Heli E. K. Virtanen, Timo T. Koskinen, Sari Voutilainen et al., *Intake of Different Dietary Proteins and Risk of Type 2 Diabetes in Men: The Kuopio Ischaemic Heart Disease Risk Factor Study*, British Journal of Nutrition 117, Nr. 6 (März 2017): S. 882–893

29   Alicja Wolk, Christos S. Mantzoros, Swen-Olof Andersson et al., *Insulin-like Growth Factor 1 and Prostate Cancer Risk: A Population-Based, Case-Control Study*, Journal of the National Cancer Institute 90, Nr. 12 (17. Juni 1998): S. 911–915

30   Simon Brooke-Taylor, Karen Dwyer, Keith Woodford, Natalya Kost, *Systematic Review of the Gastrointestinal Effects of A1 Compared with A2 β-Casein*, Advances in Nutrition 8, Nr. 5 (15. September 2017): S. 739–748

31   Yasuhiro Saito, Lewyn Li, Etienne Coyaud et al., *LLGL2 Rescues Nutrient Stress by Promoting Leucine Uptake in ER+ Breast Cancer*, Nature 569, Nr. 7775 (Mai 2019): S. 275–279

Kapitel 5 – Kinder mit Epilepsie und Weltklasseradfahrer

1   Emory University Health Sciences Center, *Ketogenic Diet Prevents Seizures by Enhancing Brain Energy Production, Increasing Neuron Stability,* ScienceDaily, 15. November 2005, www.sciencedaily.com/releases/2005/11/051114220938.htm

2   Abbi R. Hernandez, Caesar M. Hernandez, Haila Campos et al., *A Ketogenic Diet Improves Cognition and Has Biochemical Effects in Prefrontal Cortex That Are Dissociable from Hippocampus*, Frontiers in Aging Neuroscience 10 (3. Dezember 2018): S. 391

3   S. D. Phinney, B. R. Bistrian, W. J. Evans et al., *The Human Metabolic Response to Chronic Ketosis without Caloric Restriction: Preservation of Submaximal Exercise Capability with Reduced Carbohydrate Oxidation*, Metabolism 32, Nr. 8 (August 1983): S. 769–776

4   Brent C. Creighton, Parker Neil Hyde, Carl M. Maresh et al., Paradox of Hypercholesterolaemia in Highly Trained, Keto-Adapted Athletes, BMJ Open Sport & Exercise Medicine 4, Nr. 1 (Oktober 2018)

5   Eric C. Westman, Justin Tondt, Emily Maguire, William S. Yancy, Jr., *Implementing a Low-Carbohydrate, Ketogenic Diet to Manage Type 2 Diabetes Mellitus*, Expert Review of Endocrinology & Metabolism 13, Nr. 5 (September 2018): S. 263–272. Siehe auch L. R. Saslow, S. Kim, J. J. Daubenmier et al., *A Randomized Pilot Trial of a Moderate Carbohydrate Diet Compared to a Very Low Carbohydrate Diet in Overweight or Obese Individuals with Type 2 Diabetes Mellitus or Prediabetes*, PLoS ONE 9, Nr. 4 (April 2014): S. e91027

6   Gary Taubes, Why We Get Fat: And What to Do About It (New York: Knopf, 2010), S. 178. Auf Deutsch erschienen unter dem Titel Warum wir dick werden. Und was wir dagegen tun können. Unimedica im Narayana Verlag (Mai 2018)

7   Mahshid Dehghan, Andrew Mente, Xiaohe Zhang et al., *Associations of Fats and Carbohydrate Intake with Cardiovascular Disease and Mortality in 18 Countries from Five Continents (PURE): A Prospective Cohort Study*, The Lancet 390, Nr. 10107 (4. November 2017): S. 2050–2062

8   Sarah J. Hallberg, Amy L. McKenzie, Paul T. Williams et al., *Effectiveness and Safety of a Novel Care Model for the Management of Type 2 Diabetes at 1 Year: An Open-Label, Non-randomized, Controlled Study,* Diabetes Therapy 9, Nr. 2 (April 2018): S. 583–612

9   Dieses Zitat wird Eric Verdin zugeschrieben, Präsident und CEO des Buck Institute for Research on Aging und Coautor eines bekannten Aufsatzes über die Keto-Diät: John C. Newman, Anthony J. Covarrubias, Minghao Zhao et al., *Ketogenic Diet Reduces Midlife Mortality and Improves Memory in Aging Mice*, Cell Metabolism 26, Nr. 3 (5. September 2017): S. 547–557

10   Matthew K. Taylor, Debra K. Sullivan, Jonathan D. Mahnken et al., *Feasibility and Efficacy Data from a Ketogenic Diet Intervention in Alzheimer's Disease*, Alzheimer's & Dementia 4 (6. Dezember 2018): S. 28–36

11   Michele G. Sullivan, *Fueling the Alzheimer's Brain with Fat*, Clinical Neurology News, 23. August 2017, www.mdedge.com/clinicalneurologynews/article/145220/alzheimers-cognition/fueling-alzheimers-brain-fat

12   Cinta Valls-Pedret, Aleix Sala-Vila, Mercè Serra-Mir et al., *Mediterranean Diet and Age-Related Cognitive Decline: A Randomized Clinical Trial*, JAMA Internal Medicine 175, Nr. 7 (Juli 2015): S. 1094–1103

13   John C. Newman, Anthony J. Covarrubias, Minghao Zhao et al., *Ketogenic Diet Reduces Midlife Mortality and Improves Memory in Aging Mice*, Cell Metabolism 26, Nr. 3 (5. September 2017): S. 547–557. Siehe auch Megan N. Roberts, Marita A. Wallace, Alexey A. Tomilov et al., A Ketogenic Diet Extends Longevity and Healthspan in Adult Mice, Cell Metabolism 26, Nr. 3 (5. September 2017): S. 539–546

14   Roberts et al., *A Ketogenic Diet Extends Longevity and Healthspan in Adult Mice*

15   John C. Newman und Eric Verdin, β-*Hydroxybutyrate: A Signaling Metabolite*, Annual Review of Nutrition 37 (August 2017): S. 51–76

Kapitel 6 – Höhlenbewohner und industrialisierte Menschen

1   James V. Neel, Alan B. Weder, Stevo Julius, *Type II Diabetes, Essential Hypertension, and Obesity as 'Syndromes of Impaired Genetic Homeostasis': The 'Thrifty Genotype' Hypothesis Enters the 21st Century*, Perspectives in Biology and Medicine 42, Nr. 1 (Herbst 1998): S. 44–74

2   Diese Zeitachse ist übernommen aus: John Pickrell, *Timeline: Human Evolution*, New Scientist, 4. September 2006, www.newscientist.com/article/dn9989-timeline-human-evolution/

3   Vincent Balter, José Braga, Philippe Télouk, J. Francis Thackeray, *Evidence for Dietary Change but Not Landscape Use in South African Early Hominins*, Nature 489, Nr. 7417 (27. September 2012): S. 558–560

4   Laure Schnabel, Emmanuelle Kesse-Guyot, Benjamin Allès et al., *Association Between Ultraprocessed Food Consumption and Risk of Mortality Among Middle-Aged Adults in France*, JAMA Internal Medicine 179, Nr. 4 (11. Februar 2019): S. 490–498

5   GBD 2017 Diet Collaborators, *Health Effects of Dietary Risks in 195 Countries, 1990–2017: A Systematic Analysis for the Global Burden of Disease Study 2017*, The Lancet 393, Nr. 10184 (11. Mai 2019): S. 1958–1972

6   Wolfgang Haak, Peter Forster, Barbara Bramanti, et al. *Ancient DNA from the first European Farmers in 7500-Year-Old Neolithic Sites*, Science 310, Nr. 5750 (11. November 2005): S. 1016–1018

7   Michael Gurven, Hillard Kaplan, *Longevity Among Hunter-Gatherers: A Cross-Cultural Examination*, Population and Development Review 33, Nr. 2 (Juni 2007): S. 321–365

8   Michael P. Richards, Erik Trinkaus, *Isotopic Evidence for the Diets of European Neanderthals and Early Modern Humans*, Proceedings of the National Academy of Sciences of the United States of America 106, Nr. 38 (22. September 2009): S. 16034–16039

9   S. Boyd Eaton, Melvin Konner, *Paleolithic Nutrition – A Consideration of Its Nature and Current Implications*, The New England Journal of Medicine 213, Nr. 5 (31. Januar 1985): S. 283–289

10   Siehe *The Sugar Timeline*, Hippocrates Health Institute, 9. September 2016, hippocratesinst.org /the-sugartimeline. Siehe auch T. L. Cleave, The Saccharine Disease: Conditions Caused by the Taking of Refined Carbohydrates, Such as Sugar and White Flour (Bristol: John Wright & Sons, 1974)

11   Siehe alle Artikel von Loren Cordain auf thepaleodiet.com. Siehe auch Loren Cordain, S. Boyd Eaton, Anthony Sebastian et al., *Origins and Evolution of the Western Diet: Health Implications for the 21st Century*, The American Journal of Clinical Nutrition 81, Nr. 2 (Februar 2005): S. 341–354

12   Da Li, Wu-Ping Sun, Shi-Sheng Zhou et al., *Chronic Niacin Overload May Be Involved in the Increased Prevalence of Obesity in US Children*, World Journal of Gastroenterology 16, Nr. 19 (21. Mai 2010): S. 2378–2387. Siehe auch Shi-Sheng Zhou, Da Li, Wu-Ping Sun et al., *Nicotinamide Overload May Play a Role in the Development of Type 2 Diabetes*, World Journal of Gastroenterology 15, Nr. 45 (7. Dezember 2009): S. 5674–5684

13   ebd.

14   Jared Diamond, *The Worst Mistake in the History of the Human Race*, Discover, 1. Mai 1987, S. 64–66

15   ebd.

16   Yuval Noah Harari, Sapiens: *A Brief History of Humankind* (New York: Harper, 2015), S. 91–92

17   Yujin Lee, Dariush Mozaffarian, Stephen Sy et al., *Cost-Effectiveness of Financial Incentives for Improving Diet and Health Through Medicare and Medicaid: A Microsimulation Study*, PLOS Medicine 16, Nr. 3 (19. März 2019): S. e1002761

18   Gary Taubes, *Is Sugar Toxic?*, New York Times, 13. April 2011

19   Gary Taubes, *The Case Against Sugar* (New York: Knopf, 2016), deutsche Ausgabe Der süße Tod (München: riva Verlag, 2019)

20   Robert Lustig, *Die bittere Wahrheit über Zucker* (München: riva Verlag, 2016)

21   United States Department of Agriculture Economic Research Service, *Food Availability and Consumption*, www.ers.usda.gov/data-products/ag-and-food-statistics-charting-the-essentials /food-availability-and-consumption/

22   Emily E. Ventura, Jaimie N. Davis und Michael I. Goran, Sugar Content of Popular Sweetened Beverages Based on Objective Laboratory Analysis: Focus on Fructose Content, Obesity 19, Nr. 4 (April 2011): S. 868–874

23   Für eine beeindruckende Übersicht über Chemikalien, die Fettleibigkeit verursachen können, siehe Bruce Blumberg, *The Obesogen Effect: Why We Eat Less and Exercise More but Still Struggle to Lose Weight* (New York: Grand Central, 2018)

Kapitel 7 – Walnüsse und mit Mais gefütterte Kühe

1   Penny M. Kris-Etherton, Thomas A. Pearson, Ying Wan et al., *High-Monounsaturated Fatty Acid Diets Lower Both Plasma Cholesterol and Triacylglycerol Concentrations*, The American Journal of Clinical Nutrition 70, Nr. 6 (Dezember 1999): S. 1009–1015

2   Fumiaki Imamura, Renata Micha, Jason H. Y. Yu et al., *Effects of Saturated Fat, Polyunsaturated Fat, Monounsaturated Fat, and Carbohydrate on Glucose-Insulin Homeostasis: A Systematic Review and Meta-analysis of Randomised Controlled Feeding Trials*, PLOS Medicine 13, Nr. 7 (19. Juli 2016): S. e1002087

3   Maria Luz Fernandez, Kristy L. West, *Mechanisms by Which Dietary Fatty Acids Modulate Plasma Lipids*, The Journal of Nutrition 135, Nr. 9 (September 2005): S. 2075–2078. Siehe auch Olivia Gonçalves Leão Coelho, Bárbara Pereira da Silva, Daniela Mayumi Usuda Prado Rocha et al., *Polyunsaturated Fatty Acids and Type 2 Diabetes: Impact on the Glycemic Control Mechanism*, Critical Reviews in Food Science and Nutrition 57, Nr. 17 (22. November 2017): S. 3614–3619

4   James V. Pottala, Kristine Yaffe, Jennifer G. Robinson et al., *Higher RBC EPA + DHA Corresponds with Larger Total Brain and Hippocampal Volumes*, Neurology 82, Nr. 5 (4. Februar 2014): S. 435–442

5   Z. S. Tan, W. S. Harris, A. S. Beiser et al., *Red Blood Cell ω-3 Fatty Acid Levels and Markers of Accelerated Brain Aging*, Neurology 78, Nr. 9 (28. Februar 2012): S. 658–664

6   Siehe Framingham Heart Study, www.framinghamheartstudy.org

7   Éric Dewailly, Carole Blanchet, Simone Lemieux et al., *n-3 Fatty Acids and Cardiovascular Disease Risk Factors among the Inuit of Nunavik*, The American Journal of Clinical Nutrition 74, Nr. 4 (Oktober 2001): S. 464–473

8   Siehe Patricia Gadsby, Leon Steele, *The Inuit Paradox*, Discover, 1. Oktober 2004

9   Cynthia A. Daley, Amber Abbott, Patrick S. Doyle et al., *A Review of Fatty Acid Profiles and Antioxidant Content in Grass-Fed and Grain-Fed Beef*, Nutrition Journal 9, Nr. 10 (März 2010)

10   Éric Dewailly war ein kanadischer Epidemiologe, der das Inuit-Paradoxon sowie die Auswirkungen von Schadstoffen auf die Umwelt der Arktis erforschte. Er bezeichnete mehrfach ungesättigte Omega-3-Fette als »natürliches Aspirin«, das Entzündungsprozesse hemmt.

11   Siehe Bodil Schmidt-Nielsen, August, Marie Krogh: Lives in Science (New York: Springer, 1995)

12   Hans Olaf Bang, Jørn Dyerberg, *Lipid Metabolism and Ischemic Heart Disease in Greenland Eskimos*, in Advances in Nutritional Research, Hrsg.: H. H. Draper (New York: Springer Science+Business Media, 1980): S. 1–22

13   Cynthia A. Daley, Amber Abbott, Patrick S. Doyle et al., *A Review of Fatty Acid Profiles and Antioxidant Content in Grass-Fed and Grain-Fed Beef*, Nutrition Journal 9, Nr. 10 (März 2010)

14   Christopher E. Ramsden, Daisy Zamora, Boonseng Leelarthaepin et al., *Use of Dietary Linoleic Acid for Secondary Prevention of Coronary Heart Disease and Death: Evaluation of Recovered Data from the Sydney Diet Heart Study and Updated Meta-analysis*, The British Medical Journal 346 (4. Februar 2013): S. e8707

15   Michel de Lorgeril, Patricia Salen, Jean-Louis Martin et al., *Mediterranean Diet, Traditional Risk Factors, and the Rate of Cardiovascular Complications After Myocardial Infarction: Final Report of the Lyon Diet Heart Study*, Circulation 99, Nr. 6 (16. Februar 1999): S. 779–785

16   Frank M. Sacks, Alice H. Lichtenstein, Jason H. Y. Yu et al., *Dietary Fats and Cardiovascular Disease: A Presidential Advisory from the American Heart Association,*

Circulation 136, Nr. 3 (2017): S. e1–e23

17 Artemis P. Simopoulos, *The Mediterranean Diets: What Is So Special About the Diet of Greece? The Scientific Evidence*, The Journal of Nutrition 131, Nr. 11 (suppl.) (November 2001): S. 3065S–3073S

18 Ramón Estruch, Emilio Ros, Jordi Salas-Salvadó et al., *Primary Prevention of Cardiovascular Disease with a Mediterranean Diet*, The New England Journal of Medicine 368, Nr. 14 (4. April 2013): S. 1279–1290

19 Ramón Estruch, Emilio Ros, Jordi Salas-Salvadó et al., *Primary Prevention of Cardiovascular Disease with a Mediterranean Diet Supplemented with Extra-Virgin Olive Oil or Nuts*, The New England Journal of Medicine 378, Nr. 25 (21. Juni 2018): S. e34

20 Michelle Luciano, Janie Corley, Simon R. Cox, et al., *Mediterranean-Type Diet and Brain Structural Change from 73 to 76 Years in a Scottish Cohort*, Neurology 88, Nr. 5 (31. Januar 2017): S. 449–455

21 Gretchen Benson, Raquel Franzini Pereira, Jackie L. Boucher, *Rationale for the Use of a Mediterranean Diet in Diabetes Management*, Diabetes Spectrum 24, Nr. 1 (Februar 2011): S. 36–40

22 Shusuke Yagi, Daiju Fukuda, Ken-ichi Aihara et al., *n-3 Polyunsaturated Fatty Acids: Promising Nutrients for Preventing Cardiovascular Disease*, Journal of Atherosclerosis and Thrombosis 24, Nr. 10 (1. Oktober 2017): S. 999–1010

23 Narinder Kaur, Vishal Chugh, Anil K. Gupta, *Essential Fatty Acids as Functional Components of Foods – A Review*, Journal of Food Science and Technology 51, Nr. 10 (Oktober 2014): S. 2289–2303

24 Asmaa S. Abdelhamid, Tracey J. Brown, Julii S. Brainard et al., *Omega-3 Fatty Acids for the Primary and Secondary Prevention of Cardiovascular Disease*, Cochran Database of Systematic Reviews, 30. November 2018

Kapitel 8 – Wale, Nager und leichte Raucher

1 Für mehr Informationen siehe www.afsc.noaa.gov/nmml/library/

2 John C. George, Jeffrey Bada, Judith Zeh et al., *Age and Growth Estimates of Bowhead Whales (Balaena mysticetus) via Aspartic Acid Racemization*, Canadian Journal of Zoology 77, Nr. 4 (September 1999): S. 571–580. Siehe auch Cheryl Rosa, J. Craig George, Judith Zeh et al., Update on Age Estimation of Bowhead Whales (Balaena mysticetus) Using Aspartic Acid Racemization, n.d., www.north-slope.org/assets/images/uploads/SC-56-BRG6 ROSA.pdf

3 Arkadi F. Prokopov, *Theoretical Paper: Exploring Overlooked Natural Mitochondria-Rejuvenative Intervention: The Puzzle of Bowhead Whales and Naked Mole Rats*, Rejuvenation Research 10, Nr. 4 (Dezember 2007): S. 543–560. Siehe auch L. Michael Philo, Emmett B. Shotts Jr. und John C. George, Morbidity and Mortality, in The Bowhead Whale, Hrsg.: John J. Burns, J. Jerome Montague und Cleveland J. Cowles (Lawrence, KS: Society for Marine Mammalogy, 1993), S. 275–312

4 Siehe J. Graham Ruby, Megan Smith, Rochelle Buffenstein, *Naked Mole-Rat Mortality Rates Defy Gompertzian Laws by Not Increasing with Age*, eLife 7 (24. Januar 2018): S. e31157

5   S. Zhao, L. Lin, G. Kan et al., *High Autophagy in the Naked Mole Rat May Play a Significant Role in Maintaining Good Health*, Cellular Physiology and Biochemistry 33, Nr. 2 (2014): S. 321–332

6   Edward J. Calabrese, Linda A. Baldwin, *Hormesis: U-shaped Dose Responses and Their Centrality in Toxicology*, Trends in Pharmacological Science 22, Nr. 6 (Juni 2001): S. 285–291

7   Michael Roerecke und Jürgen Rehm, *The Cardioprotective Association of Average Alcohol Consumption and Ischaemic Heart Disease: A Systematic Review and Meta-analysis*, Addiction 107, Nr. 7 (Juli 2012): S. 1246–1260

8   Edward J. Calabrese, Mark P. Mattson, *How Does Hormesis Impact Biology, Toxicology, and Medicine?*, NPJ Aging and Mechanisms of Disease 3, Artikel Nr. 13 (2017)

9   Edward J. Calabrese, Linda A. Baldwin, *Hormesis as a Biological Hypothesis*, Environmental Health Perspectives 106 (suppl. 1) (Februar 1998): S. 357–362

10   Gary E. Goodman, Mark D. Thornquist, John Balmes et al., *The Beta-Carotene and Retinol Efficacy Trial: Incidence of Lung Cancer and Cardiovascular Disease Mortality During 6-year Follow-up After Stopping β-carotene and Retinol Supplements*, Journal of the National Cancer Institute 96, Nr. 23 (Dezember 2004): S. 1743–1750

11   Siehe *Welcome to the ATBA Study Web Site*, National Cancer Institute, atbcstudy.cancer.gov

12   Scott M. Lippman, Eric A. Klein, Phyllis J. Goodman et al., *Effect of Selenium and Vitamin E on Risk of Prostate Cancer and Other Cancers: The Selenium and Vitamin E Cancer Prevention Trial (SELECT)*, The Journal of the American Medical Association 30, Nr. 1 (7. Januar 2009): S. 39–51

13   Eric A. Klein, Ian M. Thompson, Catherine M. Tangen et al., *Vitamin E and the Risk of Prostate Cancer: The Selenium and Vitamin E Cancer Prevention Trial (SELECT),* The Journal of the American Medical Association 306, Nr. 14 (12. Oktober 2011): S. 1549–1556

14   Volkan I. Sayin, Mohamed X. Ibraham, Erik Larsson et al., Antioxidants Accelerate Lung Cancer Progression in Mice, Science Translational Medicine 6, Nr. 221 (29. January 2014): S. 221ra15

15   Kristell Le Gal, Mohamed X. Ibrahim, Clotilde Wiel et al., *Antioxidants Can Increase Melanoma Metastasis in Mice*, Science Translational Medicine 7, Nr. 308 (7. Oktober 2015): S. 308re8.

16   Ewen Callaway, *How Elephants Avoid Cancer*, Nature, 8. Oktober 2015, www.nature.com/news/how-elephants-avoid-cancer-1.18534. Siehe auch Lisa M. Abegglen, Aleah F. Caulin, Ashley Chan et al., Potential Mechanisms for Cancer Resistance in Elephants and Comparative Cellular Response to DNA Damage in Humans, The Journal of the American Medical Association 314, Nr. 17 (3. November 2015): S. 1850–1860

Kapitel 9 – Fingerpieksen und Einkaufslisten

1   Congcong He, Michael E. Bassik, Viviana Moresi et al., *Exercise-Induced BCL2-Regulated Autophagy Is Required for Muscle Glucose Homeostasis*, Nature 481, Nr. 7382 (26. Januar 2012): S. 511–515

2   Xiao Huan Liang, Saadiya Jackson, Matthew Seaman et al., *Induction of Autophagy and Inhibition of Tumorigenesis by Beclin 1*, Nature 402, Nr. 6762 (9. Dezember 1999): S. 672–676

3   Alicia Meléndez, Beth Levine, A. Meléndez, *Autophagy in C. elegans*, WormBook, 24. August 2009, www.wormbook.org/chapters/www autophagy/autophagy.html

4   Y. He, Germaine G. Cornelissen-Guillaume, Junyun He, et al., *Circadian Rhythm of Autophagy Proteins in Hippocampus Is Blunted by Sleep Fragmentation*, Chronobiology International 33, Nr. 5 (2016): S. 553–560

5   Siehe National Sleep Foundation, www.sleepfoundation.org

BILDNACHWEIS

Seite 28: Wikimedia Commons (creativecommons.org/licenses/by/4.0), Ian Sewell

Seite 41: Wikimedia Commons (creativecommons.org/licenses/by/4.0), Emma Farmer

Seite 44: Dazert, Eva; Hall, Michael N. mTOR signaling in disease. Derzeitige Meinung in Cell Biology 23.6 (2011): S. 746

Seite 54: mit freundlicher Genehmigung des National Human Genome Research Institute, genome.gov

Seite 56: Wikimedia Commons (creativecommons.org/licenses/by/4.0), Kashmiri, basierend auf einem Werk von Domaina

Seite 64: iStock.com/Eriklam

Seite 118: CartoonStock.com/Baloo, Rex May

Seite 131: Wikimedia Commons (creativecommons.org/licenses/by/4.0), Radiogenic

Seite 170: Wikimedia Commons (creativecommons.org/licenses/by/4.0), Chris huh

Seite 173: James Clement privat

Seite 180: Wikimedia Commons (creativecommons.org/licenses/by/4.0), Eric Gaba

STICHWORTVERZEICHNIS